科学出版社"十四五"普通高等教育研究生规划教材

循 证 医 学

商洪才 主 编

科学出版社
北 京

内 容 简 介

本教材为科学出版社"十四五"普通高等教育研究生规划教材，系统介绍了循证医学的基本理论与方法，全书共分九章，概括了循证医学和循证中医药学的起源及发展，详细阐述了循证医学问题构建，证据收集、评价、应用和后效评价的基本方法，并以药物类和非药物类干预措施为主题，举例说明中医药预防、治疗、康复证据的评价与应用情况，通过临床案例指引，促进循证实践技能提升。此外，还包括中医药系统评价和 Meta 分析的基本概念与制作流程，中医临床实践指南与临床路径的制定、评价和应用，中医临床研究注册机制与报告规范的背景、内容及发展，古籍文献证据评价、中医临床研究核心指标集、中医叙事、数智中医等循证中医药的前沿领域最新进展。本教材理论与实践相结合，重点突出，详略得当，由浅入深，以便读者能掌握循证中医药理论，熟悉循证中医药方法，从而更好地应用于临床实践中。

本教材适用于医药院校尤其是中医药院校的研究生阅读使用，也可供医学类科研人员阅读参考。

图书在版编目（CIP）数据

循证医学 / 商洪才主编. —北京：科学出版社，2024.1
科学出版社"十四五"普通高等教育研究生规划教材
ISBN 978-7-03-076650-2

Ⅰ.①循…　Ⅱ.①商…　Ⅲ.①循证医学－研究生－教材　Ⅳ.①R499
中国国家版本馆 CIP 数据核字(2023)第 194340 号

责任编辑：刘　亚 / 责任校对：刘　芳
责任印制：徐晓晨 / 封面设计：陈　敬

科 学 出 版 社 出版
北京东黄城根北街 16 号
邮政编码：100717
http://www.sciencep.com

北京虎彩文化传播有限公司 印刷
科学出版社发行　各地新华书店经销
*

2024 年 1 月第 一 版　开本：787×1092　1/16
2024 年 1 月第一次印刷　印张：11
字数：293 000
定价：68.00 元
（如有印装质量问题，我社负责调换）

编 委 会

主　编　商洪才

副主编（按姓氏笔画排列）

孙　鑫　杨克虎　吴大嵘　郑景辉　赵　凌　靳英辉

编　委（按姓氏笔画排列）

王　萍　北京中医药大学

石兆峰　上海中医药大学附属曙光医院

代倩倩　北京中医药大学东直门医院

刘　岩　北京中医药大学东直门医院

刘少南　广东省中医院

刘佳利　四川大学华西医院

牟　玮　天津中医药大学第二附属医院

孙　杨　北京中医药大学东直门医院

孙　鑫　四川大学华西医院

杜　元　首都医科大学附属北京中医医院

杨克虎　兰州大学基础医学院

李　江　中国医学科学院附属肿瘤医院

李　玲　四川大学华西医院

李　艳　天津中医药大学

李　博　首都医科大学附属北京中医医院

李秀霞　甘肃中医药大学

吴大嵘　广州中医药大学第二附属医院

邱瑞瑾　北京中医药大学东直门医院

张　弛　北京中医药大学东直门医院

张晓雨　中国中医科学院中医临床基础医学研究所

陈　炜　广西中医药大学

陈　昭　中国中医科学院中医临床基础医学研究所

前　言

本教材系科学出版社"十四五"普通高等教育研究生规划教材,由全国 20 多家中医药院校或医疗单位的多位专家学者共同参与编写而成,供相关专业研究生教学使用。

十八大以来,党中央高度重视中医药工作,中医药事业和产业发展不断取得新的突破。党的二十大报告明确提出要促进中医药传承创新发展,推进健康中国建设,进一步坚定了我们在新时代发展中医药的信心和决心,这也为新时期循证医学学科建设提出了新的要求。科学运用循证医学的基本理论与方法,充分挖掘传统中医药宝库,才能让中医药这一中华文明的瑰宝为建设健康中国提供更高质量的保障。

循证医学在我国历经了 20 余年的发展,以其先进的理念、科学的方法和高质量的临床证据深刻地影响着我国的卫生决策和医疗实践。近年来,循证医学逐渐成为医学教育改革的重点,多所院校在本科和研究生阶段均开设了循证医学课程,培养适应未来医学发展需要的专业人才。循证医学从临床问题出发,强调将医生的技能经验与当前可得的最佳证据相结合,同时充分考虑患者的意愿和价值,从而做出最佳决策,对临床医学的发展具有纲领性的指导作用。在教学工作当中,应重视塑造学生的循证医学理念,增强其对循证医学理论、方法和实践的学习与应用,形成科学、严谨、全面的循证知识方法体系,从而生产出更多高质量研究证据,提高临床诊疗水平。

本教材共分为九章,介绍了循证医学和循证中医药学的起源及发展,循证医学实践的基本方法,中医药预防、治疗和康复证据的评价与应用。此外,还包括中医药系统评价和 Meta 分析、中医临床实践指南与临床路径、中医临床研究注册机制与报告规范以及古籍文献证据评价、中医临床研究核心指标集、中医叙事、数智中医等循证中医药的前沿领域最新进展。教材系统阐述了循证医学的基本理论与方法,并以临床案例为指引,将理论与实践相结合,由浅入深,详略得当,以便学生能掌握循证中医药理论,熟悉循证中医药研究方法,从而促进循证实践技能的提升。

第一章由北京中医药大学东直门医院商洪才、孙杨、代倩倩和北京中医药大学王萍以及中国中医科学院中医临床基础医学研究所张晓雨编写,第二章由四川大学华西医院孙鑫、李玲、刘佳利、姚明宏和天津中医药大学思金华编写,第三章由首都医科大学附属北京中医医院李博、杜元、周峰和中国中医科学院中医临床基础医学研究所赵晨编写,第四章由成都中医药大学赵凌、陈姣和天津中医药大学翟静波以及北京中医药大学东直门医院郑蕊、北京大学第三医院陶立元编写,第五章由北京中医药大学东直门医院张弛、刘岩、康婧和江西中医药大学熊俊编写,第六章由兰州大学基础医学院杨克虎和甘肃中医药大学李秀霞、樊景春编写,第七章由广州中医药大学第二附属医院吴大嵘和武汉大学中南医院靳英辉以及广东省中医院刘少南编写，第八章由上海中医药大学附属曙光医院石兆峰、中国医学科学院附属肿瘤医院李江、首都医科大学附属北京中医医院胡嘉元以及广西中医药大学郑景辉、陈炜编写，第九章由北京中医药大学东直门医院邱瑞瑾、天津中医药大学第二附属医院牟玮、天津中医药大学李艳、中国中医科学院中医临床基础医学研究所陈昭以及北京市中医药研究所胡晶编写。

本教材是由多所机构的多位权威专家学者反复讨论、几经易稿、倾力编著而成，但由于时间、水平有限，难免存在不足之处，敬请广大专家与读者们提出宝贵意见和建议，以期进一步完善，我们不胜感激。

编 者

2023 年 1 月

目　录

第一章　绪论 ⋯⋯⋯⋯⋯⋯⋯⋯⋯⋯⋯⋯⋯⋯⋯⋯⋯⋯⋯⋯⋯⋯⋯⋯⋯⋯⋯⋯⋯⋯ 1
　　第一节　循证医学的起源与发展 ⋯⋯⋯⋯⋯⋯⋯⋯⋯⋯⋯⋯⋯⋯⋯⋯⋯⋯⋯ 1
　　第二节　循证医学的概念与基本原则 ⋯⋯⋯⋯⋯⋯⋯⋯⋯⋯⋯⋯⋯⋯⋯⋯ 4
　　第三节　循证医学与中医药学 ⋯⋯⋯⋯⋯⋯⋯⋯⋯⋯⋯⋯⋯⋯⋯⋯⋯⋯⋯ 5
第二章　循证医学实践的基本方法 ⋯⋯⋯⋯⋯⋯⋯⋯⋯⋯⋯⋯⋯⋯⋯⋯⋯⋯⋯⋯ 12
　　第一节　问题的构建 ⋯⋯⋯⋯⋯⋯⋯⋯⋯⋯⋯⋯⋯⋯⋯⋯⋯⋯⋯⋯⋯⋯⋯ 12
　　第二节　证据的收集 ⋯⋯⋯⋯⋯⋯⋯⋯⋯⋯⋯⋯⋯⋯⋯⋯⋯⋯⋯⋯⋯⋯⋯ 17
　　第三节　证据的评价 ⋯⋯⋯⋯⋯⋯⋯⋯⋯⋯⋯⋯⋯⋯⋯⋯⋯⋯⋯⋯⋯⋯⋯ 21
　　第四节　证据的应用 ⋯⋯⋯⋯⋯⋯⋯⋯⋯⋯⋯⋯⋯⋯⋯⋯⋯⋯⋯⋯⋯⋯⋯ 26
　　第五节　循证实践的后效评价 ⋯⋯⋯⋯⋯⋯⋯⋯⋯⋯⋯⋯⋯⋯⋯⋯⋯⋯⋯ 27
第三章　中医药预防证据的评价与应用 ⋯⋯⋯⋯⋯⋯⋯⋯⋯⋯⋯⋯⋯⋯⋯⋯⋯⋯ 30
　　第一节　以针灸推拿为例 ⋯⋯⋯⋯⋯⋯⋯⋯⋯⋯⋯⋯⋯⋯⋯⋯⋯⋯⋯⋯⋯ 30
　　第二节　以三伏贴为例 ⋯⋯⋯⋯⋯⋯⋯⋯⋯⋯⋯⋯⋯⋯⋯⋯⋯⋯⋯⋯⋯⋯ 35
第四章　中医药治疗证据的评价与应用 ⋯⋯⋯⋯⋯⋯⋯⋯⋯⋯⋯⋯⋯⋯⋯⋯⋯⋯ 39
　　第一节　药物干预类 ⋯⋯⋯⋯⋯⋯⋯⋯⋯⋯⋯⋯⋯⋯⋯⋯⋯⋯⋯⋯⋯⋯⋯ 39
　　第二节　非药物干预类 ⋯⋯⋯⋯⋯⋯⋯⋯⋯⋯⋯⋯⋯⋯⋯⋯⋯⋯⋯⋯⋯⋯ 43
　　第三节　中医药安全性 ⋯⋯⋯⋯⋯⋯⋯⋯⋯⋯⋯⋯⋯⋯⋯⋯⋯⋯⋯⋯⋯⋯ 46
第五章　中医药康复证据的评价与应用 ⋯⋯⋯⋯⋯⋯⋯⋯⋯⋯⋯⋯⋯⋯⋯⋯⋯⋯ 50
　　第一节　药物干预类 ⋯⋯⋯⋯⋯⋯⋯⋯⋯⋯⋯⋯⋯⋯⋯⋯⋯⋯⋯⋯⋯⋯⋯ 50
　　第二节　非药物干预类 ⋯⋯⋯⋯⋯⋯⋯⋯⋯⋯⋯⋯⋯⋯⋯⋯⋯⋯⋯⋯⋯⋯ 54
第六章　中医药系统评价和 Meta 分析 ⋯⋯⋯⋯⋯⋯⋯⋯⋯⋯⋯⋯⋯⋯⋯⋯⋯⋯ 61
　　第一节　系统评价和 Meta 分析的基本概念 ⋯⋯⋯⋯⋯⋯⋯⋯⋯⋯⋯⋯ 61
　　第二节　系统评价和 Meta 分析的过程与方法 ⋯⋯⋯⋯⋯⋯⋯⋯⋯⋯⋯ 63
　　第三节　系统评价和 Meta 分析的优势与挑战 ⋯⋯⋯⋯⋯⋯⋯⋯⋯⋯⋯ 76
第七章　中医临床实践指南与临床路径 ⋯⋯⋯⋯⋯⋯⋯⋯⋯⋯⋯⋯⋯⋯⋯⋯⋯⋯ 78
　　第一节　中医临床实践指南的制定、评价及临床应用 ⋯⋯⋯⋯⋯⋯⋯⋯ 78
　　第二节　中医临床路径的构建、实施与评价 ⋯⋯⋯⋯⋯⋯⋯⋯⋯⋯⋯⋯ 91

第八章 中医临床研究注册机制与报告规范……………………………………………… 100

第一节 中医临床研究注册机制概述 ………………………………………………… 100

第二节 报告规范体系的产生及发展 ………………………………………………… 103

第三节 中医药不同类型的报告规范 ………………………………………………… 124

第九章 循证中医药的挑战与前沿………………………………………………………… 136

第一节 古籍文献证据评价 …………………………………………………………… 136

第二节 中医临床研究核心指标集 …………………………………………………… 140

第三节 中医叙事医学 ………………………………………………………………… 144

第四节 数智中医 ……………………………………………………………………… 149

第五节 中医卫生经济 ………………………………………………………………… 154

第六节 中医调摄护理 ………………………………………………………………… 158

第七节 中医临床真实世界研究 ……………………………………………………… 161

参考文献 …………………………………………………………………………………… 164

第一章　绪　　论

第一节　循证医学的起源与发展

一、循证医学的起源

（一）循证医学的产生背景

循证医学思想发展由来已久，公元前 431 年"医学之父"希波克拉底首次将观察性研究引入医学领域，提出医学成果不仅源于理论，也源于医学实践中的发现与综合推理的经验。阿拉伯医生阿维森纳考虑到动物实验结果与人体试验结果的差异性，提出应当补充两种情况的比较与可重复性评价，为循证思维的形成拓展了思路。1978 年，法国数学家皮埃尔·路易斯首次以"数值方法"将统计学运用于临床医学研究中。1816 年，法国医生亚历山大·汉密尔顿的博士论文中记录了最早以交替方法分组的对照试验。1948 年，英国医学研究会开展实施全球首例临床随机对照试验，以评价链霉素治疗肺结核的有效性。自此，循证医学证据来源初步形成，临床医学研究也迈入新纪元。

20 世纪后半叶，严重危害人类健康的主要疾病从传染病和营养不良等单因性疾病，转变为心脑血管疾病及自身免疫性疾病等多因性疾病，医疗模式从"以疾病为中心"的传统生物医学模式向"以病人为中心"的现代生物-心理-社会医学模式转变。不论是政府部门、医疗单位、医护人员、制药公司、保险机构，还是患者、社会公众都亟须能获得科学决策、合理配置和高效使用有限资源的证据。

（二）循证医学的提出

20 世纪七八十年代，大卫·萨基特、大卫·艾迪、阿奇·科克伦等专家意识到需要提升医学的经验性实践（empirical practice），初步提出了指导临床决策的证据规则。1981 年，大卫·萨基特等人发表了系列指导临床医生怎样阅读临床研究的文章，提出严格评价（critical appraisal）的方法学。1990 年，*JAMA* 开辟了"临床决策——从理论到实践"专栏，大卫·艾迪首次提出"evidence-based"一词，并指出"医疗决策要以证据为基础，且要对相关证据进行甄别、描述和分析"。同年，戈登·盖亚特在大卫·萨基特的指导下，将经严格评价后的文献知识用于帮助医生做出临床决策的新模式称为"evidence-based medicine"。该词 1991 年正式发表于 *ACP Journal Club*，并沿用至今。1992 年，加拿大 McMaster 大学循证医学工作组成立，并发表了宣言文章"Evidence-based medicine：A new approach to teaching the practice of medicine"，正式提出"循证医学"概念，定义循证医学是系统检索、评价和使用当前可得到的研究发现，将其作为临床决策依据的过程，标志着循证医学的正式诞生。

（三）循证医学概念的演进

考虑到证据从产生到使用均与医、患关系密切，不能忽略传统医学中的医生经验与现实中的患者意愿，1996 年萨基特带领循证医学团队在 *BMJ* 发表文章，第一次更新循证医学概念为"Evidence based medicine is the conscientious explicit and judicious use of current best evidence in making decisions about the care of individual patients"，即"循证医学是谨慎、明确和明智地应用当前最佳证据就如何确定患者的治疗措施做出决策"。此概念进一步将医、患关系与循证医学相结合，强调循证医学充分承认医生对社会的责任和对患者的深刻理解及同情，并优先考虑医疗决策中患者的意愿和社会的价值取向，形成人性化的临床实践方法。

围绕实践中如何应用证据的问题，即循证医学的决策背景，循证医学迎来了第二次演进。2000 年，萨基特教授在《怎样实践和讲授循证医学》中补充循证医学定义"慎重、准确和明智地应用当前所能获得的最佳研究依据，同时结合医生的个人专业技能和多年临床经验，考虑患者的价值和愿望，将三者完美地结合制定出患者的治疗措施"。简言之，循证医学就是最佳外部证据、医生自身经验和患者意图的完美结合，并且这三者同等重要。强调外部临床证据是医生做出医疗决策的关键，但排除临床专业经验与技能的临床实践仍存在风险。"最好的证据来自医学基础科学和以患者为中心的临床研究"，即最佳证据不一定适合每一位患者，医生在诊疗患者时，应当将个人临床实践中得来的专业技能和经验与来自系统研究的科学证据相结合。随后在 2014 年举办的第 22 届 Cochrane 年会中，戈登·盖亚特将循证医学定义完善为"临床实践需结合临床医生个人经验、患者意愿和来自系统化评价和合成的研究证据"。

另外，还有许多学者和机构也提出了循证医学的定义，例如，布莱恩·海恩斯认为"循证医学是一整套检索当前可得最佳证据并用于患者个体卫生服务的工具和资源"。美国循证医学工作组定义循证医学为"一种医学实践方法，这种方法要求临床医生清楚地了解支持临床实践的证据并能把握证据的强度"。这一定义主要强调证据级别不同，有强弱之分，临床医生需要对证据强度有较好的把握。以上循证医学定义分别从实际实施角度与证据等级角度完善了循证医学概念体系。

二、循证医学的发展

随着循证医学理论与方法的日臻成熟（包括如何综合最佳证据，如何评价证据可信度，以及如何应用证据辅助临床决策），循证理念不仅在医疗卫生各领域，而且在管理、教育、经济、法律等其他领域也得到了广泛应用。

（一）证据综合

探求真理最好的方法是审视所有证据，而不是选择性支持某一方面的证据，这就意味着首先要获取全面证据。需要从数量庞大而繁杂的研究文献中，采用系统检索策略，经过严格筛选，合成既真实可靠又有临床价值的信息，这形成了系统评价和 Meta 分析方法。1992 年，Cochrane 协作网的成立极大推动了系统评价方法的运用。最新数据显示，Cochrane 协作网成员遍布全球 190 多个国家，已有超过 7500 个 Cochrane 系统评价在 Cochrane 图书馆发表。系统评价对制定临床实践指南、避免重复性研究及指导新研究开展具有重要价值，也是申报基金、撰写文章及设计原始研究前的基础性工作。

（二）证据评价

并非所有证据都同样可信，需要进行评价和判别，因此证据是分等级的。1979 年，加拿大定期体检特别工作组（Canadian Task Force on the Periodic Health Examination，CTFPHE）首先明确提出要对医学研究进行质量和推荐分级。1986 年大卫·萨基特等在该标准基础上提出了证据的五分法（即老五级标准）。但最初的证据分级标准相对简单，仅考虑临床研究设计类型，以随机对照试验（randomized controlled trial，RCT）作为最高质量证据。1992 年，美国卫生保健政策研究所（现名 Agency for Health Care Research and Quality，AHRQ）将 RCT 的 Meta 分析作为干预措施有效性评价的最高级别证据。1996 年，英格兰北部循证指南制定项目组（North of England Evidence-Based Guidelines Development Project，NEEBGDP）将 RCT 及其系统评价或 Meta 分析均作为最高级别证据。2001 年，英国牛津循证医学中心（Oxford Center for Evidence-Based Medicine，OCEBM）首次引入分类概念，将证据分为治疗、预防、病因、危害、预后、诊断和经济学分析 7 类，提高了证据分级的针对性和适用性（即新五级标准）。同年，美国纽约州立大学推出证据金字塔，首次将动物研究和体外研究纳入证据分级系统，拓展了证据范畴。但没有考虑研究的不一致性和间接性等影响因素，此证据金字塔实际应用中仍存在诸多问题。2004 年，包括世界卫生组织（WHO）在内的 19 个国家和国际组织的 67 名专家组成工作组，正式推出了国际统一的推荐分级的评价、制定与评估系统（Grading of Recommendations，Assessment，Development and Evaluation，GRADE）。GRADE 系统更加科学合理、过程透明和适用性强，并于 2011 年进行了更新。

证据评价标准的制定同时又推动了研究规范及注册制度的建立，以提升整体证据质量。2008 年，提高卫生研究质量和透明度协作网（Enhancing the Quality and Transparency of Health Research，EQUATOR）正式成立。包括随机对照试验、观察性研究、诊断性研究、预后研究、病案报告、临床前动物研究、定性研究、经济性评价、研究方案、系统评价、临床实践指南等针对不同研究类型的规范化清单和声明，陆续发布于 EQUATOR 网站。

大量的研究结果未能公布，造成信息不透明，容易形成误导。2000 年，美国建立临床试验登记平台——临床研究注册中心（ClinicalTrials.gov）以向公众开放试验设计等信息。2004 年，国际医学期刊编辑委员会（International Committee of Medical Journal Editors，ICMJE）发表声明，要求成员杂志只发表已在公共临床试验注册机构注册的临床试验结果。2006 年，WHO 牵头正式启动国际临床试验注册平台（International Clinical Trials Registry Platform，ICTRP）。目前不只干预性临床试验需要注册，越来越多的医学期刊扩大了注册研究的范围，要求与人相关的临床试验都要进行注册。研究方案注册已成为当今临床研究发展的主流趋势。

（三）证据应用

实现对高质量证据的快速获取是应用的关键，因此，面对信息爆炸时代与人脑处理局限，需要相应平台和工具辅助临床决策。如临床决策支持系统 UpToDate，提供了基于循证医学原则且不断更新的医学证据，同时在整合研究证据基础上，给出分级推荐意见。然而面对复杂的临床应用场景及患者的个体化需求，我们需要更加快捷和实用的医患共享决策辅助工具。人工智能、云计算等新技术手段的应用，成为循证医学未来发展的前沿。

第二节 循证医学的概念与基本原则

一、循证医学的概念

"当前可得最佳证据""患者意愿和价值""临床医生技能与经验"是贯穿循证医学与循证中医药学决策始终的三要素。证据，是支持某种观点或信念的依据，是解决问题和做出决策的理论基础。循证医学对于"证据"的定义是宽泛的，任何对患者躯体症状或精神状态的经验性观察均构成潜在证据，包括临床试验和基础研究的结果，都可作为证据的来源。需要系统搜集证据并严格评价证据的可信度。除证据外，还需要医生根据专业技能与临床经验，结合患者的价值观和偏好进行决策。以上为循证医学的核心认识，其目的在于寻找最佳证据并应用于临床实践。

二、循证医学的基本原则和操作步骤

在循证研究过程中需遵循四个原则：①基于问题的研究；②遵循证据的决策；③关注实践的结果；④重视证据的更新。具体操作流程有以下五个步骤：①评价问题的构建；②研究证据的检索；③证据质量评价；④证据的应用转化；⑤后效评价。

（一）评价问题的构建

明确需要解决的问题是循证医学实践的起点，只有把问题阐述清楚，才能保证后续工作方向正确，提高工作效率，避免不必要的时间和资源浪费。循证评价涉及的问题包括临床问题和政策问题两个层次，前者主要是回答干预措施的临床价值及安全性，后者主要是评估某种干预是否物有所值。循证评价问题的构建按照 PICO 原则进行。

（二）研究证据的检索

循证实践的重要基础是系统全面获取关于某一个健康问题的研究资料。信息技术和文献数据库的快速发展完善，大大缩短了研究者收集资料的时间，提高了研究效率和质量，使循证实践成为现实。

按照研究问题的不同，证据检索包括查证用证和创证用证两类。查证用证的目的是通过检索证据库找到支撑决策的最佳证据，从 6S 模型的顶端开始检索；创证用证是根据研究目的生产研究证据，要尽可能全面系统地检索相关文献资料。证据检索遵循以下基本原则。

1. 系统性

要从研究类型、文献类型和干预措施等方面系统考虑。为了获取更多有价值信息，除了检索随机对照试验，有时也考虑非随机对照试验、队列研究、病例对照研究等文献。

2. 全面性

为了提高文献收集的全面性，需要考虑文献数据的覆盖范围，包括文摘和全文数据库，也包括中文、英文及其他语种的数据库资源。文献来源不局限于已经发表的文献资料，也可以从企业或相关研究者获取未发表的灰色文献。干预措施的检索，不仅仅局限在药名或方名，还要考虑到药方成分相关药理学研究背景的检索。

3. 规范性

为保障资料检索的全面性和可溯源，需要制定规范的检索策略。根据不同数据库的特点，采用主题词检索、关键词检索、题名检索、缺省检索、著者检索、引文检索等综合方法，不断修订完善，并保存检索策略和检索历史。

（三）证据质量评价

证据质量评价按照临床流行病学和循证医学的规范和标准，不同研究类型其证据强度不同，评价的方法和工具也有不同。证据评价重点围绕证据的真实性、重要性和实用性三个方面展开。真实性是证据评价的核心，主要评价研究方案设计的科学性及实施过程偏倚的控制；重要性主要关注临床问题和评价指标是否满足实际需求；实用性重点评价研究对象的异质性和应用环境的差异性，同时考虑具体应用的经济性和可及性。

（四）证据的应用转化

经过评价的证据可以运用到临床诊疗实践中，或写入临床指南、临床路径，或指导医保目录、基本药物目录的修订。临床诊疗实践中，在证据的基础上，需要结合医生的经验以及患者的特征和意愿，同时考虑医疗环境的可行性，做出循证临床决策。

（五）后效评价

循证实践的效果需要进行检验以评估决策是否正确合理，这是循证医学实践与经验医学模式的重要差异。通过对循证临床实践的效果进行具体的分析和评价，认真总结经验和教训，可以进一步提高循证决策的科学性。

第三节　循证医学与中医药学

循证医学的产生打破了传统经验医学的诊疗模式，强调临床决策应基于最佳临床证据，并结合医生临床经验与患者意愿，最大程度保证医疗决策的科学性，使患者取得最好的诊治效果。中医药学是我国本土的传统经验医学，在漫长的医疗实践中积累了丰富的临床经验，对中华民族及周边国家的生存繁衍产生了积极深远的影响。但中医药学不全然是经验医学，"遵循证据"的理念也是中医药发展数千年来秉承的诊疗原则，"四大经典"及历朝经典医籍医案亦是当时最高等级的证据。临床试验的思想在古代典籍中也有体现，宋代的《本草图经》中有采用临床对照研究的方法对人参进行疗效评价的记录，与现代循证医学有相通之处。

传统中医学临床实践主要体现了辨证论治、整体观等经典哲学思维，且医家往往通过考经据典学习诊疗方法，很少使用数学的统计方法进行证据合成。在循证医学的形成与发展中，以统计学为基础的临床流行病学起了重要作用，中医药学的思维特点导致其未能产生结合中医学的临床流行病学和循证医学模式。在中医药学看来，经典中医古籍有着崇高的学术地位，而在循证医学看来这属于个人经验或专家意见之类，为低质量证据。由于传统研究方法的局限性，目前与中医药相关的国际认可的高质量疗效证据还不足，影响了中医药的国际化进程。

20世纪末 WHO 传统医学大会指出："世界要以开放的头脑接受传统医药，而传统医药要被广泛接受依赖于疗效的肯定，其中的关键环节在于研究方法的科学性。"循证医学严谨的研究方法可以客观评价中医药学的有效性和安全性，推动了中医药临床研究的发展，循证医学引入中医药领域势在必行。通过20年的努力学习和认真实践，符合中医药理论和实践特点的循证评价技术方法不断发展，循证中医药学逐步形成，已成为循证医学的重要分支。循证医学理念也必将成为中医药传承与创新发展的重要方法学支撑。

一、传统中医药学的证据及临床评价

（一）中医药之"证据"

证据是循证医学的核心，循证医学强调证据源于临床研究及经过系统评价后的信息，但以此评价中医临床证据是局限的。中医药学已有两千多年的历史，古籍医著及名家医案是中医药知识的重要载体，承载着历代医家宝贵的学术思想与临床经验。如果抛弃数千年的经验积累，而仅以数十年的临床研究结果为主要依据，将无异于舍本求末。

1. 中医药证据的来源

（1）经典医著及名家医案"证据"　中医经典医著是中国历代医家智慧的结晶，承载着历代医家学术之精粹，经过了千百年的反复实践验证，是中医药的核心和精华。名家医案是古今众多名医名家学术理念和诊疗经验的展现，是中医临床实践证据的载体。相较于现代临床研究文献，中医经典医著及名家医案作为临床证据的来源，更符合中医临床的决策特点。中医临床路径与西医不同，经典医著对于中医临床实践具有指导作用，医生的临床决策主要来自于对经典古籍的体悟及临床经验两方面，而临床经验中的一部分通过著作的形式再次进行记载与传承。中医学的理论奠基之作《黄帝内经》以及《伤寒杂病论》《神农本草经》等古代经典医著言简意赅、内涵深刻、自成体系，为中医学精髓之所在。上述医书在相当长的历史时期内是医家行医的经典"证据"，是一种特殊意义上的"循证医学"。随着历史的进步和医学的发展，中医药部分内容已经被校正完善，但是以《神农本草经》为代表的经典医著在相当长的历史时期作为"证据"的地位是不容忽视的。

中医的发展是建立在传承基础上的，通过整理经典医著及名家医案，对病证分类、治则治法、遣方用药等进行系统总结，将"理法方药"融为一体，形成完整的中医证据体系，以更好地指导中医师的临床决策。在循证医学框架下，任何证据的使用都必须先通过评价。中医古籍作为证据的一种，也需要对其进行评价。现代临床研究证据在循证医学的指导下具有较为成熟的评价体系，中医古籍证据的书写体例与内容均不同于现代临床证据，如何在庞杂的古籍证据中筛选出质量好、疗效显著的证据一直是中医研究者关注的问题，目前针对中医古籍证据的评价与分级尚未形成完善的体系。

（2）中医临床研究证据　临床研究是现代医学证据体系中的主要部分。虽然中医药临床研究证据对中医诊疗的指导作用不像西医学中那么有力，但设计合理、方法严谨的临床研究具有较高的科学性、客观性。因此，临床研究证据也是中医药证据的一个重要来源。为验证中医药的疗效，早在新中国成立初期，中医学者就积极推动开展了一系列规模较小的中医药临床观察试验，开启了以临床研究检验中医药疗效的先河。20世纪80年代，我国第一个中医药随机对照试验结果发表。20世纪90年代，循证医学的概念引入我国，带来了证据制作的方法学，中医学界开始尝试将循证医学用于中医药研究，以期促进中医药从"经验"到"证据"的转化。此后直至20世纪末，中医药临床研究数量激增，但研究质量普遍不高。虽在小范围内证实了一些中医药疗法的效果，但缺乏系统性的指导和规范，既不能作为临床决策的依据，也难以全面推动中医药产业发展。随着循证医学的推广以及临床研究体系的建设，中医药临床研究质量得到提升，由最初的数量增多开始向质量提升转变，产出了一批高质量的证据，彰显了中医药的疗效优势，产生了广泛的国际学术影响。

2. 中医药证据分级

科学合理的证据分级标准能够为中医实践者进行快速决策提供有效参考，鉴于中医学"整体观"

和"辨证论治"的特殊性，西医证据分级体系并不完全适合中医药的临床评价。建立中医药领域的证据分级和推荐体系，需重视现代临床研究与古籍文献等具有中医特色的证据。针对中医证据的独特性，国内众多学者将循证医学理念与中医实践特点结合，以期形成具有中医特色、科学实用的中医药临床证据分级体系。2007 年，刘建平教授提出传统医学证据体的构成及证据分级建议，此建议中最早提出中医证据评价中"证据体"的概念，并确定最高级别证据由随机对照试验、队列研究、病例-对照研究、病例系列这 4 种研究中至少 2 种不同类型研究构成的证据体组成。2019 年，陈薇等进一步完善了 2007 年的分级建议，认为中医药临床研究的"证据体"应该针对临床研究的核心结局指标，核心结局指标的证据级别可以分为高级证据、中级证据及低级证据 3 个级别。李慧在其研究中推荐中医/中西医结合指南选用 GRADE 方法进行证据质量分级与推荐意见的制定，但GRADE 方法在中西医结合指南中使用仍存在诸多挑战，特别是现代医学证据不足时和古籍文献证据较充分时。因此，针对特定的指南，研究者还需要综合考虑证据来源、文献数量和证据质量等多个因素。众多的证据分级体系有着不同的产生背景及各自适用的范围或情境，或多或少有各自的局限性，但传统中医学与现代循证医学的融合，科学的中医证据评价和推荐体系，也必将推动中医国际化发展。

（二）中医药临床评价

中医药临床评价是指在中医理论指导下验证中医诊断和治疗的临床有效性和安全性。中医药重视临床评价由来已久。相当长一段时间，中医医师以个体患者症状体征的改变评价临床治疗效果，体现的是前后对照的思想，缺乏对患者群体的研究。循证医学的引入带来了临床疗效评价的方法。评价中医药疗效，既要重视临床症状的改善，亦要规范统一量化标准，注重定量评价与定性评价相结合。

1. 传统中医药临床评价

中医作为一门经验性及实践性极强的医学体系，临床疗效评价历来备受重视。周朝即有"十全为上"的记述，是指以评价治疗结局决定医生的考核。西汉淳于意创"诊籍"，开创了记录患者诊疗经过和转归结果的医学文体。东汉末年成书的《伤寒论》将"证"的变化作为"方药"是否得效的评价内容。《金匮要略》有关大承气汤的描述有"上四味，以水一斗，先煮二物，取五升，去滓，内大黄，煮取二升，去滓，内芒硝，更上微火一二沸，分温再服，得下，余勿服"，可见大承气汤方在治疗"胸满口噤，卧不着席，脚挛急，必齘齿"的太阳病（刚）痉病时，其用药后希望得到的临床效果为"得下"，此亦为停用大承气汤的指征。宋代《伤寒补亡论》中记载凡"发汗用温暖汤药，其方虽言日三服，若病剧不解，当促其间，可半日尽三服，若与病相阻，即便有所觉。病重者，一日一夜当时观之，如服一剂，病证犹在，当复作本汤治之，至有不肯汗出，服三剂乃解，若汗不出者，死病也"。此段主要论述了服药后临床观察到不同种症状，作为评价用药是否有效的方式，来指导下一步服药方法。由此可见，中医自古即有疗效评价方法，主要依据中医治疗前后证候的变化对比判断，并结合归纳和推理，从而评价疗效。传统中医药的临床评价反映的是个体现象，缺乏严格设计的前瞻性试验研究，其偏倚难以控制，使临床经验难以提高和升华，有效疗法得不到推广应用。

2. 循证中医药临床评价

传统的中医药要在现代社会获得民众认可，甚至走向世界，成为科学前沿，其关键是取得"共识疗效"。共识疗效要求评价反映临床疗效的真实性，达到国内外一致认可，其途径是严格的循证评价。循证医学提倡的疗效评价证据是指前瞻性的随机对照试验所获得的结果，是针对某一疾病或病症采用某一干预措施对随机选择的病例进行试验干预后所观察到的客观效应。随机对照试验是目前国际上公认的评价干预措施效果的金标准。而循证医学另一种级别更高的证据则是对单个随机对照试验结果的综合，即系统性评价。近年来，中医药临床研究数量激增，研究水平也得以提高，产出了一批高质量的证据，得到了国际的认可。然而，中医药强调"辨证论治"和"整体观"，传统大样本、群体化随机对照试验难以体现中医药疗效特色。因此，循证医学要解决中医药的疗效评价问题，仍有很长的路要走，未来还需解决中医证候评价方法，建立适用于中医药的包括证候和生存质量评价在内的临床疗效评价方法。

二、循证中医药学的概念及特点

WHO 倡导循证的传统医学，强调从基本药物目录制定到临床研究与实践都应当按照循证医学的方法来进行，以便为传统医疗卫生服务实践提供科学的证据。循证医学的引进和普及，推动了中医药临床研究的进步，循证中医药学逐步形成。

（一）循证中医药学的概念

循证中医药学（evidence-based Chinese medicine）是将循证医学的理念与方法应用于中医药临床研究与实践的学科。通过借鉴、应用现代医学理念与研究方法，结合中医药自身特点，寻求与问题相关的当前最佳证据并恰当运用，从而指导中医临床实践、科学决策和医学教育。循证中医药学植根于中医药学的深厚基础上，不仅是循证医学的分支，更是中医药学顺应时代发展的产物。因此，学科发展应以促进中医药学的发展为最终目标，努力继承、发扬中医药的特点与优势。

（二）循证中医药学的特点

中医药学有独特的理论体系、诊疗方法和临床思维模式，在进行循证中医药研究时，必须充分尊重中医药临床治疗的基本特点和优势。循证中医药学的特点体现在以下几个方面。

1. 重视整体观念

整体观念是中医药的主要特点，也是中医药的核心理论之一。中医学治疗疾病强调对脏腑、经络、气血整体功能的调节，关注机体内部及与周围环境间的多维、动态联系，维持机体气机升降出入、功能活动的有序性。运用复方或综合干预，并及时调整治疗方案，是中医学的特点和优势，也是临床疗效评价中的难点，但这不应该成为中医药临床评价研究的障碍。中医学自《黄帝内经》就强调"天人合一"的健康观，现代医学也正兴起整体医学体系。美国国立卫生研究院的报告指出："复杂的补充医学体系可以当成完全形态来研究，或者看成综合的整体"。因此，评价干预措施有效性时，要注重把握整体性原则，选择包括重要临床事件、功能状态、证候相关症状和体征、受试者对治疗效果的总体满意度和生存质量在内的多维结局指标。通过现代生物医学、信息技术手段，充分收集患者有效信息，探究人体自身及与外部环境间的相关性，研究疾病不同阶段证候动态演变规律，关注中医复杂干预对疾病防治的效果等。

2. 强调辨证论治

辨证论治是中医诊疗精髓，其中"证"是对疾病过程中所处的一定阶段的病位、病性等所作的病理性概括，"证候"则是这种表象及其动态变化的综合表述。"辨证"是"论治"的前提，因此在进行中医药临床疗效评价时，证候的确立是很重要的研究内容。目前中医辨证主观性强，中医师间的辨证标准存在差异。因此，中医辨证的标准化是学界努力的方向。

3. 关注人文理念

循证医学把患者的价值观和意愿作为三要素之一，重视个体对临床决策的影响。中医学理论更加强调针对个体特征的临床诊断及与之相应的符合患者意愿的个性化治疗，并且非常关注治疗后的差异性反应，关注患者的生存质量。为了能够更完整地反映出患者治疗结局，在结局测量方面，患者自我报告结局（patient-reported outcome，PRO）越来越受到中医研究者的重视，包括与健康相关的生活质量，如患者感受、心理状态、生活满意度等；或者使用个体自定义的预期治疗目标，将目标获取度进行量化测量。另外，将叙事医学这种有效的人文医学研究方法贯穿于循证中医药研究之中，尊重患者，聆听患者的痛苦，以同理心、责任归属感做好人文关怀，并记入平行病历，关注个体对临床决策的影响，体现中医学"以人为本"的哲学思想。

三、循证中医药学的内容与现状

在循证医学方法的指导下，中医药循证评价研究快速发展，积累了大量研究证据，建立了相应的规范或标准，提高了中医临床诊疗水平，推动了中医药的国际化进程，循证中医药理念深入人心。围绕证据的生产、评价和应用，循证中医药学发展取得了阶段性成绩，产生了广泛的学术影响。在临床原始研究方面，以临床随机对照试验为主的有效性研究快速增长，以真实世界研究为主的安全性评价得到开展，高质量成果陆续发表于 *JAMA*、*Ann Intern Med*、*JACC* 等国际顶级医学期刊，提升了中医药研究的国内外学术影响力；在系统评价研究方面，中医药二次研究数量日益增多，论文发表快速增长，系统地对原始临床研究证据进行了整体性评价和整合分析；在证据转化研究方面，循证中医药临床指南研制方法和流程逐步规范，数量快速增长，质量也有所提升，促进了中医药临床科研成果的转化；在方法学研究方面，循证中医药学结合中医药的特点，改进创新研究方法与思路，制定了草药、中药复方、针灸等中医药随机对照试验报告规范，发挥了引领作用。高质量有效性和安全性证据是明确中医药优势和价值的必要条件，循证中医药学的快速发展对中医药的传承创新产生了积极影响。

（一）临床原始研究

1. 随机对照试验

随机对照试验是目前国际上公认的评价临床疗效的金标准。20 世纪 80 年代，中医药临床研究开始采用随机对照设计方法。随着循证医学的发展，中医药随机对照试验数量快速增长。同时，中医药临床研究质量得到提升，从单中心研究转向多中心研究；从小样本探索性研究转向大样本确证性研究；从注重主观、中间指标到重视客观、终点指标；从重视研究结果到重视研究设计和过程质量控制。其中一批高质量随机对照试验研究发表在国际高影响力期刊，为其疗效提供了明确证据。如芪参益气滴丸对心肌梗死二级预防的临床研究，开创了中医药大规模循证评价的范例，成果获得国家科技进步二等奖；针刺治疗女性压力性尿失禁、偏头痛、功能性便秘的研究均采用了严谨的随机对照试验方法，有效验证了针刺的疗效；麻杏石甘汤联合银翘散治疗 H1N1 型流感的临床研究展现了中医药在治疗传染性疾病方面的优势；多个中药复方的高质量临床研究有力地支持了中医药对慢病或重症的远、近期治疗效果。

目前，中医药随机对照试验在顶层设计、实施和报告方面仍有较大提升空间。一项中医药防治心力衰竭证据图显示，研究纳入发表于 2000 年 1 月至 2020 年 1 月的临床研究论文 8580 篇，其中随机对照试验 6821 篇，但方法学质量高的研究较少。另外 2 项关于穴位按摩、中医药治疗高血压性脑出血的研究结果均提示，当前中医药随机对照试验的结局指标不明确、指标特色不突出。对大量中医药随机对照试验进行方法学评价，发现在随机对照试验研究设计尤其是随机序列的产生、分配隐藏、盲法、样本量估算、结局指标的选择等方面仍存在较多问题，降低了研究结果的可信度。同时，中医药辨证论治与整体观的诊疗模式决定了直接套用西医随机对照试验设计方法不尽合理和可行。证候诊断与疗效评价难以做到客观、定量，难以体现中医整体、个性与动态调整的特点。

2. 真实世界研究

不同于传统的随机对照试验，真实世界研究不人为地对患者入组条件以及用药方案等进行限制，而是在真实世界环境下收集与患者有关的数据，得出的结果更符合临床实际情况。在实际临床实践中，中医药随证加减，并且采用中西医结合的治疗方式，用药情况更加复杂。传统的随机对照试验难以反映临床实际环境下的诊疗结果，而真实世界研究弥补了传统随机对照试验的不足，更契合中医药辨证论治的特点。随着大数据时代的到来，中医药复杂干预、动态干预、安全性评价的循证研究备受关注和应用，将真实世界研究中所产生的信息通过数据挖掘、机器学习等技术进行高维分析以探索其深层关系已经成为一种现实。但是中医药领域开展的真实世界研究仍缺乏系统性的方法学指导，甚至存在概念的误解和方法学上的误用。刘建平教授团队牵头完成了《中医临床真实世界研究方法》专著的编写，对真实世界研究的概念、原理、方法、开展的条件和基础，以及在中医药领域实际应用的分析，进行了全面、系统的介绍，该书的出版将为中医临床真实世界研究的开展提供方法学指导。

（二）系统评价研究

循证医学强调综合、全面地对当前所有的临床证据进行系统化的整体评价分析，而非只关注单一、片面的临床研究证据。系统评价是对现有临床证据的整合，通过全面收集以往发表过的临床原始研究，对其中同质性较高的临床研究进行统计学分析和合并，综合评价干预的有效性、安全性及适用性。因此，系统评价是对临床证据进行整体性评价和整合分析的有效工具。高质量的系统评价结果可为决策者或临床一线工作者提供最佳决策或实践证据。随着系统评价/Meta 分析方法学的普及，1999 年第 1 篇中文中医药 Meta 分析在《中医杂志》发表，此后中医药临床研究系统评价的数量逐年增加。刘建平团队通过对 666 篇中医药系统评价/Meta 分析文献进行分析发现，文献数量呈逐年上升趋势，但多数文献方法学质量不高，2007 年以后发表的论文与以往相比，在研究过程、文献检索、纳入文献质量评价等方面有所改进，但仍存在研究方案缺乏、利益冲突未说明、结局指标不恰当等问题。系统评价/Meta 分析研究对纳入试验的质量评价和数据合并分析也存在较多问题，影响系统评价结果的客观性和可靠性。

（三）证据转化研究

中医药临床研究结果要成为指导中医药临床决策的证据，必须开展证据转化研究，临床实践指南与临床路径的制定是产证用证的重要转化阶段，可直接用于指导临床决策。经过多年研究，中医药相关临床实践指南已见雏形，如《中国循证临床实践指南》先后推出了针灸、中医内科及专科专病分册等指南，涉及多系统疾病，编制规程也有所完善。但中医临床实践指南实际应用不是十分广泛，可能与临床实际情况复杂、辨证标准不统一、中医药个体化诊治特点等原因有关。为解决以上问题，许多学者提出以下建议：①建立适合中医药诊治特点的证据及推荐意见分级标准，提高古今中医专家共识的证据级别；②后效评价已制定指南的临床应用情况；③及时更新、修订指南，努力提高指南的普适性。

（四）方法学研究

高质量证据的产生，需要有方法学保障。结合中医药的特点，开展循证中医药学方法学研究，建立相应的规范或标准，是开展高质量中医药循证实践的基础。中医药临床试验质量较差是循证中医药学发展中的一个突出问题。临床研究报告的规范化有利于筛选出高质量的临床证据，促进高质量临床研究的设计和实施。目前国际上已有成熟的临床研究报告体系，包括随机对照试验报告规范 CONSORT、观察性研究报告规范 STROBE 等。然而西医临床研究报告规范很难完全适用于中医药临床研究，因此必须制定能体现中医药研究特色的中医药临床研究报告规范。相关领域学者主持并制定了一系列中医药临床研究报告规范。如中药复方临床随机对照试验报告规范（CONSORT CHM

Formula)、扩展版针刺临床研究报告规范（CONSORT STRICTA）、中医药干预性试验方案标准（SPIRIT for TCM）及中医病案报告标准（CARC）等。这标志着中医药临床试验报告相关标准制定工作逐步实现了与国际接轨。

四、循证中医药学的机遇与挑战

中医药作为我国独特的卫生资源和优秀的文化资源，潜力巨大，具有原创优势，在经济社会发展的全局中处于重要地位。随着健康中国战略推进，高质量中医药服务需求持续增长，这成为推动中医药发展的内生动力。特别是党的十八大以来，党和政府高度重视中医药发展，出台了一系列利好政策。党的二十大报告对"推进健康中国"作出战略部署，专门强调"促进中医药传承创新发展"，中医药发展迎来了"天时、地利、人和"的大好机遇。在中医药人的同心协力下，循证中医药学发展取得了阶段性成绩，在高质量证据产出、中医药临床指南制定、中医药临床评价方法学探索、人才队伍培养等方面发挥了重要作用。但循证中医药学还处于起步阶段，相关理论、方法还不完善，甚至有些研究还在探索之中，因此需要在实践中进一步发展和完善。

中医药研究基础薄弱，证据欠佳。循证医学引入中医药临床研究近 20 年，发表学术论文数量呈增长趋势，但研究内容和证据质量远远不能满足当前需求。对中医药随机对照试验的文献质量进行抽样分析发现，大部分研究的报告质量有所提高，但在方法学设计和实施方面仍存在较多问题，影响研究结果的可靠性，导致证据质量偏低。主要原因是大量研究是医生自发行为，缺乏系统的顶层设计和方法学指导，导致研究价值不高，研究资源浪费问题突出。另外，在以西医为主体的临床诊疗模式下，许多疾病需要常规使用西药，因而评价中药疗效多采用加载设计，往往需要更大的样本、更复杂的试验设计和更多的投入，增加了研究难度。

中医辨证论治未被充分考虑进临床研究中。中医以辨证论治为核心，即便是同一种疾病，治疗亦不尽相同。传统大样本、群体化随机对照试验难以体现中医辨证论治的诊疗特点，使不少研究证据陷入"源于临床，低于临床"的尴尬境地，对临床实践无法起到提升作用。中医辨证的标准化是学界努力的方向，如运用现代技术促进中医辨证的客观化。同时，在中医药临床研究的顶层设计及实施过程中，重视疾病的证候变化。另外，中医药研究成果要扩大国际影响力，还需要明确西医的病，运用辨病与辨证相结合的模式，为中医临床干预措施选择提供依据。但如何在强调标准化的现代临床评价体系的基础上，体现中医辨证论治的个体化特点，还需要努力探寻新的研究方案。

（商洪才　张晓雨　孙　杨　王　萍）

第二章　循证医学实践的基本方法

利用循证医学的原理和方法来指导中医临床研究和实践，有助于提高中医药循证临床实践水平。循证医学实践包括五个基本步骤：构建临床问题、全面查询证据、严格评价证据、应用最佳证据、后效评价循证实践的结果。每一步骤都有相应的科学方法，共同构成一个完整的循证医学实践系统，缺一不可。

第一节　问题的构建

一、问题的提出

（一）提出问题的重要意义

创造始于问题，有问题才会有思考，才会有解决问题的办法。提出一个好的临床问题，并用准确可靠的方法来回答这个问题，是中医临床医疗决策的关键，也是中医循证临床实践的第一步。提出一个良好的问题可以帮助临床医生：①强化研究证据的价值，注重对证据的查询、评价和应用；②进一步明确研究或临床实践目的，使目标更清晰，内容更有针对性；③帮助形成一种有用的、回答问题时可采用的模式；④便于掌握临床诊治中疑难问题的重点，易于医生间的交流和讨论；⑤教学时可使学生更容易理解教学内容和要点，并形成终生学习的模式；⑥提高循证决策水平。为了更加适应重要而复杂的临床工作，临床医生应该有意识地培养自己在复杂的临床环境中发现问题和提出问题的能力。

基于提出问题的重要意义，选择问题的基本标准可概括为：①重要性，即从研究的需求大小（如研究疾病是否为罕见病或多发病）、研究结果可能带来的变化或效益等方面衡量问题的重要性；②创新性，即提出的研究问题或采用的研究方法应具有原创性、独特性和争议性；③可行性，即具备完成拟开展研究项目所需要的条件，包括经费、技术、周围条件以及时间安排等可行；④符合医学伦理标准，即任何临床研究问题，只要是以人为对象的研究和观察（试验性和非试验性），涉及受试对象的信息分析、样品采集和检测使用等都应遵守医学伦理标准如《赫尔辛基宣言》和《药物临床试验质量管理规范（GCP）》等，并保证整个研究过程都符合要求。

（二）中医临床问题的来源

中医临床问题常源于临床实践，主要包括与疾病病因、诊断、预防、治疗、康复及预后相关的问题。临床医生应时刻保持好奇心理，在临床实践中认真观察、发现并提出问题（表 2-1）。

表 2-1　中医临床问题的主要来源

来源	问题
病因相关问题	正确识别疾病病因
诊断相关问题	确定不同中医诊断设备或仪器的价值
	探索人工智能技术在中医诊断中的应用
	了解中医诊断标准的变化
预防相关问题	将中医药预防措施用于传染病、慢性病等疾病预防
治疗相关问题	评价新的中医药治疗方法
	选择最佳治疗措施（选择最新优质证据指导患者的治疗决策）
	制定与实施中医临床实践（治疗）指南
	探索用于治疗措施疗效评价的新研究方法和领域
康复相关问题	重视康复手段对患者生活质量的改善
预后相关问题	了解疾病自然史和临床过程
	明确影响疾病预后的因素
	建立疾病预后的预测模型

1. 病因相关的问题

病因不仅与诊断相关，还直接关系到疾病的治疗和预防。中医病因又称为致病因素、病源、病邪等，包括六淫、疠气、七情、饮食、劳逸、外伤等。在疾病发展过程中，病因与结果可能是相互作用的。如"瘀血"在某一阶段可能是病因，在另一阶段是结果。因此，中医除认识某些直接致病的病因外，还可根据各种病证的临床表现来推求病因。正确识别疾病病因并提出问题，更有利于疾病的治疗和预防。

2. 诊断相关的问题

（1）确定不同中医诊断设备或仪器的价值　中医临床诊断通过四诊（望闻问切）合参、辨证论治，针对一类证而非某一特定的病。但四诊和辨证具有很强的主观性，易受到医生本身的影响。随着临床医学的发展，一些新型中医诊疗设备仪器如中医四诊综合设备，已逐渐进入临床、科研和教学领域，使诊断手段得以客观化。临床诊断工作者首先要考虑的问题是这些诊断设备能否满足诊断要求，诊断的准确性如何，以及其应用价值如何。

（2）探索人工智能技术在中医诊断中的应用　随着人工智能技术的不断进步及应用范围的不断扩大，人工智能也开始用于辅助医学诊断。目前已有研究从"望闻问切"入手，将人工智能融入到中医中来，搭建中医专家诊断系统。但国内外真正能够投入临床使用的中医学专家系统少之又少，人工智能辅助中医诊断技术不仅仅是一项技术，也是一项巨大的工程，需要多个研究领域的专业人员共同完成，且需要不断创新的人工智能技术来一步步解决应用中遇到的问题。因此，不断探索人工智能技术在中医诊断中的应用是当前中医诊断领域的主要任务之一。

（3）了解中医诊断标准的变化　诊断标准是中医学"证"研究的主要内容，但目前某些证的诊断标准多种多样，如脾气虚证的规划教材标准与卫生部门、行业协会的诊断标准侧重点并不一致。了解中医诊断标准的变化，建立统一、规范的诊断标准，并在临床中推广应用，应成为今后中医诊断领域的重点研究问题。

3. 预防相关的问题

《黄帝内经》提出"上医治未病，中医治欲病，下医治已病"，中医有着先进的防病理念。由于病毒变异、环境影响等多种原因，新发传染病难以避免，应急防控是关键。临床医生应时刻关注并提出针对新发传染病防控措施的相关问题。慢性非传染性疾病如心脑血管疾病等已成为影响人群健康的主要疾病，临床医生参与预防工作是必然趋势。如何提出中医药预防传染病、慢性病等重大疾病的临床问题，发挥中医药作用是今后临床医生必须面对的一项重要工作任务。

4. 治疗相关的问题

（1）评价新的中医药治疗方法 新中医药疗法不断产生，包括新中成药、新仪器（如针刀、电针设备）等，这些新疗法的有效性和安全性通常尚无科学研究证据，应对其采用可靠的研究方法进行评价，如采用随机对照试验评价其疗效和安全性；也可以开展观察性研究评价其长期安全性。因此，评价新的中医药治疗方法是临床工作者的长期任务。

（2）选择最佳治疗措施 同一种疾病或证候可能存在多种治疗方法和手段，但证据来源复杂且质量良莠不齐，严重影响疾病的治疗结果。因此，临床医生应尽量获取并选择当前最佳的证据（治疗措施），结合患者的实际情况和具体的医疗环境，做出科学的循证治疗决策。在临床实践中，如何选择最新最佳证据来指导患者的治疗决策，将是广大中医临床工作者长期面临的重要任务。

（3）制定与实施中医临床实践（治疗）指南 中医临床实践指南是指针对某一具体中医临床问题，分析评价最新证据后所提出的具体推荐意见，以指导临床医生的诊疗行为，而非根据以往经验产生的专家共识。但目前有些疾病没有相关指南指导，或指南质量较低。因此，在临床实践中不断研究并产生/更新指南、提高指南的质量是未来临床医生一项重要的任务。此外，临床医生应在今后的临床实践中推广和应用指南，坚持以循证指南为基础，建立规范治疗的评价体系，促进临床治疗的最优化和规范化。

（4）探索用于治疗措施疗效评价的新研究方法和领域 近年来，关于中医药治疗措施疗效评价研究的方法在不断拓展，如真实世界研究、实效性随机对照试验等。这些研究方法有别于传统随机对照试验，更注重于真实的临床实践场景。此外，利用医院、医保资源的大数据分析越来越受到重视和推广。药物遗传学、药物基因组学等方法的应用使中成药的作用机制更加清晰。这些新的研究方法和领域可为中医药临床疗效研究和评价提供新思路、新方法。

5. 康复相关的问题

随着各种疾病发病率的日益提高以及人口老龄化的加剧，康复需求明显增大。中医药康复技术强调整体康复与辨证康复相结合，借助相关药物或者中医操作帮助患者改善内在因素，最大程度提高患者自理能力。因此，临床医生需了解病、伤、残者对中医药康复相关技术的需求情况，重视中医康复手段对患者生活质量的改善情况，并不断探索新的康复技术和手段用于临床实践。

6. 预后相关的问题

（1）了解疾病自然史和临床过程 并非每种疾病的自然史都清楚明了，例如恶性肿瘤自然史的主要环节仍模糊不清，一些新发传染病的自然史和临床过程也需要足够的时间去了解，因此对其预后的判断可能不够准确。疾病自然史和临床过程的研究涉及临床医学、流行病学、社会学和地理学等方面，是一项长期而复杂的工作，需要临床医生不断提出新的问题并努力解决，并根据疾病的自然史特点指导临床预后。

（2）明确影响疾病预后的因素 疾病的预后受到各种因素影响，改善预后的前提是了解每种预后的影响因素及其对预后的影响程度。如乳腺癌术后患者，其生存率各不相同，主要是因为影响患者个体预后的因素不同，如术前中医辨证分型、年龄、病理组织学分级、TNM 分期、淋巴结有无转移及转移的程度等。因此，明确影响疾病预后因素的种类及各自影响作用大小，以判断患者预后结果，也是未来临床医生的重要工作任务。

（3）建立疾病预后的预测模型 预测模型是临床医生判断患者预后的方法和手段，模型的建立主要根据患者中医分型、中医治则、中医药治疗时间、临床特征等因素。预测模型建立过程较复杂，已建立的模型也可能会随着方法学和临床的发展而变化。因此，临床医生应时刻关注此方面的发展变化，倡导在临床实践中学习研究新的临床预测模型，并将其用于临床实践。

预防、治疗、康复相关的防治性问题是中医循证临床实践中最常见的问题来源。此外，有不少临床问题来源于患者。如临床医生常常会遇到如下问题："医生，我得了什么疾病？"（与诊断有关的问题）；"我听说某药对我有好处，是不？"（与治疗或预防有关的问题）；"我后期如何进行康复治疗？"（与康复有关的问题）；"我这病什么时候能好？"（与预后有关的问题）。

（三）提出问题过程中的注意事项

1. 选择优先回答的问题

临床医生在临床实践中会遇到许多问题。当遇到并发现临床问题时，要及时记录，再根据专业知识和自己的临床经验进行初步整理分析，不要试图一次性解决所有的临床问题，而应该选择疑难、重要和亟待解决的问题。通过长时间的积累，临床医生才能在临床实践中不断提出问题并解决问题，从而不断提高循证决策能力。

2. 从患者角度考虑问题

提出临床问题时需重视患者所关注的问题，即从患者角度考虑问题。如接诊患者时可以提出如下问题："你有什么不舒服的地方？""你想要什么治疗方式？""你希望得到什么治疗效果？"等。这些从患者角度考虑的问题与疾病的治疗效果和预后有明显关系。只有从医患双方考虑问题，才可以建立良好的医患关系，提高患者的依从性，使治疗措施的效果最大化。

3. 确定问题的范围

提出临床问题时应根据自己的资源、可行性、临床意义等因素综合考虑，选择范围合适的临床问题。提出问题的范围过于宽泛可能对患者的处理没有帮助。如"中医药辅助治疗可以提高或改善癌症患者的生活质量吗？"就属于范围过宽。因为中医药种类多，癌症类型不清楚，且不同的中医药治疗效果不同，不同类型的癌症对中医药的反应也不同。但提出问题的范围也不能过于局限，否则待收集的资料可能较少且容易出现偶然因素的作用，增加假阳性或假阴性结果出现的概率。

二、问题的类型与构建

（一）临床问题的类型

临床实践遇到的问题大致可分为一般性问题（背景问题）和特殊性问题（前景问题）两种类型。

1. 一般性问题（背景问题）

主要包括两个方面：①关于患者的一般性问题，如性别、年龄等；②关于所患疾病的基本问题，涉及疾病的生物、心理及社会因素等，如疾病临床表现、在什么环境下发病、何时发病、既往病史、影响疾病发生的因素等。

2. 特殊性问题（前景问题）

涉及疾病病因、诊断、预防、治疗、康复及预后等各环节，以及与治疗有关的患者的生物、心理及社会因素等。如不同诊断设备的应用条件，最佳证据的选择和应用，治疗措施的疗效与安全性评价，诊治过程中患者的心理状态、期望值、依从性及结局指标判定，影响疾病预后的因素等。

（二）临床问题的构建

1. 临床问题构建方式

（1）一般性问题（背景问题）　问题构成方式由"问题词根+动词"和"疾病或者疾病的某个

方面"两部分构成：①"问题词根+动词"，问题词根主要包括：谁、什么、何处、何时、怎样、为什么，一般在临床医生询问患者病史和体格检查时获得，如"咯血"是一个动词，需要明确谁（患者的性别、年龄特征），咯血的性质（量、次数），何时、何处以及因为什么原因引起咯血等；②"疾病或者疾病的某个方面"，指具体的疾病名称或某一方面，如"我的咯血是不是肺结核？"。

（2）**特殊性问题（前景问题）**　临床医生针对疾病的病因、诊断、预防、治疗、康复及预后等各个环节提出需要解决的临床问题：①病因，主要围绕病因病机识别方面提出问题，如"高脂血症的中医病因病机是什么？"；②诊断，主要围绕某项检查的准确性（灵敏度、特异度、似然比等）、可靠性、安全性、可接受性及费用等方面提出问题，如"中医四诊仪对发热患者检查和诊断的灵敏度和特异度如何？"；③防治措施，主要围绕预防、治疗或康复措施的有效性、安全性、依从性、临床经济学评价等方面提出问题，如对脑卒中患者的治疗可以提出"丹红注射液与疏血通注射液两种疗法的有效性和安全性差别有多大？""针刺对脑卒中后认知障碍康复有何影响？"；④预后，主要围绕疾病的进程、结局的预测及预后因素的评价提出问题，如对脑卒中偏瘫患者可提出"哪种药物最有利于改善此类患者的病情？""哪些因素会影响患者的生活质量？"。

2. 临床问题构建原则

采用国际常用的 PICO 原则将临床问题转化为可回答的临床循证问题：

（1）**P（patient/population）**　指特定的患者或患病人群。

（2）**I/E（intervention/exposure）**　指干预措施/暴露因素，包括临床上应用的各种诊断或防治措施、暴露或危险因素。

（3）**C（comparison/control）**　指对照措施，即与干预措施进行对比的措施，如安慰剂或其他治疗、诊断的金标准等。

（4）**O（outcome）**　指结局，即由干预措施导致的临床结局，包括各种率、生活质量、经济学指标等。不同类型临床问题的构建举例见表 2-2。

表 2-2　不同类型临床问题的构建

类型	临床问题	P	I	C	O
病因问题	一名 35 岁女性患者（初产妇），妊娠 13 周，空腹血糖 7.9mmol/L，经询问孕前未诊断糖尿病 患者问："我有可能得妊娠期糖尿病吗？"	高龄初产妇	空腹血糖较高		妊娠期糖尿病
诊断问题	一名 65 岁男性患者来院体检，血红蛋白值 98g/L，平均红细胞容积 80fL；既往检查结果显示 6 个月前其血红蛋白值为 101g/L，未发现明显贫血症状；铁蛋白检测值为 42μg/L 患者问："铁蛋白检查结果能否诊断贫血？"	老年男性贫血患者	铁蛋白		缺铁性贫血
预防问题	一名 43 岁女性冬季型银屑病患者，夏季皮损减轻，仍来院就诊；就诊后医生给予穴位贴敷（三伏贴） 患者问："用了三伏贴后，冬天时，我这病是不是就不会复发了？"	中年女性冬季型银屑病患者	三伏贴	未给予三伏贴	银屑病面积和严重性指数
治疗问题	一名 60 岁男性患者突发中风，经检查，拟诊急性缺血性脑卒中；入院后医生给予如下治疗：①常规治疗（如静脉溶栓、降压药物、脱水利尿、抗生素处理等）；②考虑患者自身情况给予丹红注射液 患者问："加用丹红注射液后是不是能更好改善急性脑卒中症状？"	老年男性急性缺血性脑卒中患者	丹红注射液+常规治疗	常规治疗	神经功能缺损与生活活动能力

续表

类型	临床问题	P	I	C	O
康复问题	一名67岁男性中风下肢偏瘫患者，来康复科寻求治疗，医生给予一般康复训练，并在此基础上给予针刺治疗 患者问："这套康复治疗方法能否让我恢复下肢活动？"	老年男性中风下肢偏瘫患者	康复训练+针刺	未行康复训练+针刺	下肢功能运动与神经功能缺损
预后问题	一名40岁女性患者，左侧乳房肿块；经检查，肿块质地较硬，比较固定；行左侧乳腺癌根治术；术后常规治疗+中药汤剂调理 患者问："术后两年内复发的机会有多大？还能活多久？"	中年女性乳腺癌患者	行左侧乳腺癌根治术	未行乳腺癌根治术	复发时间/生存时间

第二节 证据的收集

一、证据检索步骤

证据检索根据检索目的不同分为"用证"检索与"创证"检索。因为目的不同，对检索要求也不同，所以首先需明确检索目的，再实施检索。

（1）以"用证"为目的的检索 其目的是循证临床实践或者证据转化需要，检索、评价和使用现有循证医学证据来解决具体临床问题。强调查准率，以便在短时间检索到最佳证据。

（2）以"创证"为目的的检索 通常指采用系统评价/Meta分析等方法，为制作高质量的循证医学证据而进行的检索。强调查全率，尽可能全面检索当前已发表（甚至未正式发表）的所有可能符合纳入标准的文献。

不论是"用证"检索还是"创证"检索，基本步骤和方法大同小异，主要在数据库资源的选择和检索词的确定方面各有特点。如基本的检索步骤都是明确临床问题，选择可以覆盖临床问题的数据库，确定检索词，制定检索策略并入库检索，检索结果评价（是否满足）和检索策略优化，获取全文等。必要时，还需进行手工检索补充纸质资源。

（一）明确临床问题

临床实践中提出一个具有临床意义的问题，并期望通过检索当前最佳证据帮助临床决策时，首先采用PICOS原则对临床问题进行分解，将具体临床问题转化为可以检索的概念，即明确临床问题的研究对象、干预措施、对照措施、结局指标、研究类型。

例如：与抗凝药、溶栓药物等西医常规疗法相比，中药注射剂联合西医常规疗法是否可以预防急性心肌梗死患者PCI术后无复流？要回答这一问题，需要检索相关证据，首先需要将上述问题分解为：

P：急性心肌梗死PCI术后无复流患者；

I：中药注射剂联合西医常规治疗；

C：抗凝药、溶栓药物等西医常规治疗；

O：复流率、心肌损伤指标和安全指标；

S：随机对照试验或基于随机对照试验的系统评价。

（二）选择可覆盖临床问题的数据库

"用证"检索按照循证检索资源的"6S"分类模型，优先选择检索的资源应该是最高等级"system（计算机辅助决策系统）"，其次是"summaries（循证证据整合库）"，若上述两类资源不能检索到相关证据，再依次考虑"synopses of syntheses（系统评价的精要数据库）""syntheses（系统评价数据库）""synopses of studies（原始研究的精要数据库）"，最后才考虑检索"studies（原始研究数据库）"，如果从上一级数据库检索获得的文献解决了提出的临床问题，则不需要继续检索一下级数据库，以避免不必要的时间浪费。"创证"检索的目标文献是原始研究，直接检索 Medline、Embase、中国生物医学文献服务系统、中国知网、维普、万方等中外文主要的生物医学数据库，此外，为保证查全率，还需检索临床试验注册库、会议文献库、学位论文库、引文库、灰色文献数据库等。

（三）确定检索词

选择 PICOS 中的重要特征词为检索词，由于一些检索词没有列入主题词表或者主题词标引得不够确切，为了提高检索效率和检索质量，确定检索词时，尽量收齐检索词的主题词和关键词（自由词）。若是"用证"，通常以 P 项和 I 项包含的重要特征词为检索词进行初步试检，若结果太多，再将 COS 中的重要特征词进一步组配，提高查准率。若是"创证"，制作系统评价/Meta 分析，通常是 P 项、I 项、S 项的组合进行检索，C 项和 O 项一般不作为检索词。检索词的选择需按实际临床问题，灵活组配应用，如对于中药、方剂等中医药方面的"创证"检索，可优先检索 I 项中的中药或方剂，若文献量很少，可直接从中筛选符合纳入标准的文献，不必组配 P 项和 S 项，以提高检索效率。

（四）制定检索策略并入库检索

这一步的制定检索策略就是编写检索式，根据检索目的是要查准还是查全，针对每个数据库的检索规则以及需要检索的临床问题，编写检索式。通常 PICOS 各要素之间采用逻辑"AND"连接，各要素本身的主题词和自由词采用逻辑"OR"连接，同时自由词检索时需灵活应用词组检索、字段检索、截词检索、邻近检索等各数据库支持的检索技术入库检索。

当前不少的医学库为了方便解决临床问题，提供了 PICOS 布局的检索界面（图 2-1），用户直接在检索框中输入 PICOS 对应的检索词即可浏览检索结果，无需编制复杂的检索式，非常直观便捷。

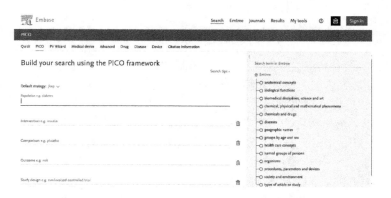

图 2-1　Embase 数据库针对临床问题的 PICOS 检索界面

（五）检索结果评价和检索策略优化

检索到文献后，可根据结果是否回答了临床问题，判断检索结果是否符合纳入标准，并应用临床流行病学、循证医学的科学评价标准，从证据的级别、真实性、适用性等方面进行评价，在此基础上选择最佳证据。

检索过程中可根据检索目的及检索结果不断调整检索策略，具体可分为两种情况：若检索结果过多，需缩小检索范围，可增加 PICOS 中的检索概念，利用"AND"运算符或者将字段限定在标题和摘要来缩小检索范围，排除不相关文献，提高查准率；若检索结果过少，需扩大检索范围，可减少 PICOS 中的检索概念，主题词选择上位词并不限定副主题词，自由词考虑同义词或近义词，以及不同拼写方式或缩写等，药物考虑化学名、商品名、拉丁名、英译等名称，疾病注意中西医不同名称及古今差别等，提高查全率。

（六）获取全文

检索最终结果可使用 NoteExpress、EndNote 等文献管理软件统一管理，阅读标题和摘要确定是否需要进一步阅读再去获取全文。中文全文获取相对容易，中国知网、维普、万方、超星期刊均是中文全文数据库，只要所在机构订阅了这些数据库，通过 NoteExpress 可自动批量下载中文全文。外文全文数据库众多，获取全文较为复杂。外文全文数据库按照与期刊版权关系可分为两类：一类是如 ScienceDirect、Wiley、Springer 等期刊出版商将属于自己版权的电子期刊做成全文数据库直接出售的数据库，不同数据库的期刊不同，彼此没有重复；另一种是如 Ebsco、Ovid、Proquest、Gale 等数据库集成商通过购买多家期刊版权在自建的检索平台上提供全文检索服务，这些全文数据库有重复，数据也往往滞后。

全文获取主要途径如下：①外文可利用 EndNote 的"查找全文"（find full text）功能，自动获取网络上的免费全文，也能自动获取 IP 范围内所在机构订阅的全文资源。②无法自动获取的全文，首先需要了解哪些全文库收录了该文献，以及相应的全文链接。一种是利用 PubMed 数据库"linkout"功能获取全文链接地址，若所在 IP 范围内机构订阅了该全文库（或 PMC 免费全文），则打开链接可下载全文，否则需要付费获取。也可利用百度学术等搜索引擎以及 JCR 获得全文出版商信息及全文链接信息。③通过大学图书馆原文传递、馆际互借服务获取全文。④通过学术论坛求助或者尝试写邮件给原作者获取。

二、常用检索方法

（一）主题词检索

主题词（subject heading），也称叙词（descriptor），是描述主题事物或内容的规范化的名词术语，能指引标引人员使用相同的标准术语描述同一主题的文献，用户检索时，用主题词可检索出相同主题的一组文献。

目前医学领域最常用的主题词表是由美国国立医学图书馆（National Library of Medicine，NLM）编制的《医学主题词表》（medical subject heading，MeSH），是用于对生物医学文献进行标引和检索的权威性主题术语控制工具。

主题词通常采用树状结构排列。上位词与下位词是隶属包含关系，通常可实现主题词检索的数据库可以同时选择扩展检索（expand search）当前主题词的下位词以提高查全率，"创证"检索原始研究需扩展检索。多数检索平台的检索式如出现"/"，表明对当前主题词进行主题词检索；如出现英文"exp"，表明对主题词及其下位词进行了扩展检索。但在 PubMed 中进行主题词检索时，系统默认扩展检索，检索式如"acupuncture therapy"［Mesh］，若仅检索当前主题词不需要扩展检索，可在检索界面勾选"Do not include MeSH terms found below this term in the MeSH hierarchy"，检索式为"acupuncture therapy"[Mesh：NoExp]。

主题词体系中，对主题词起限定、细分作用的词汇，称为副主题词（subheading）。其作用是对主题词的某一方面进行限定，增加主题词检索的专指性，提高查准率。PubMed 中，主题词与副主题词用"/"组配，如"Low Back Pain/surgery"[Mesh]，表示采用主题词检索关于下腰痛手术方面的文献。但在"创证"而进行主题词检索的建议选不限定副主题词。

主题词检索还需要注意：①不是所有的数据库都支持主题词检索，并且不同的数据库使用不同的主题词表编制索引：如 Medline、中国生物医学文献数据库（CBM）等医学数据库利用 MeSH 词表编制主题索引，Embase 使用的是 Emtree，该表收录的主题词比 MeSH 词表更多，不同词表对同一概念使用的主题词可能不同，如心肌梗死在 MeSH 词表中的主题词是"myocardial infarction"，而在 Embase 中的主题词是"heart infarction"。②数据库最新收录的文献未经主题词标引，因此，单纯使用主题词检索可能会漏检最新文献。③一些新出现的研究主题或者术语来不及收录到主题词表中，无法实现主题词检索。④主题词表收录的中医药相关的主题词少，很多中药、方剂等专有概念没有被主题词表收录，无法通过主题词途径检索到相关文献，因此，检索中医药证据，尤其是"创证"检索时，须结合自由词检索，以防漏检。如图 2-2，是在 PubMed 中检索"太极拳"相关文献，由主题词、自由词检索结果数量不同，最终主题词结合自由词的检索结果是最全面的。

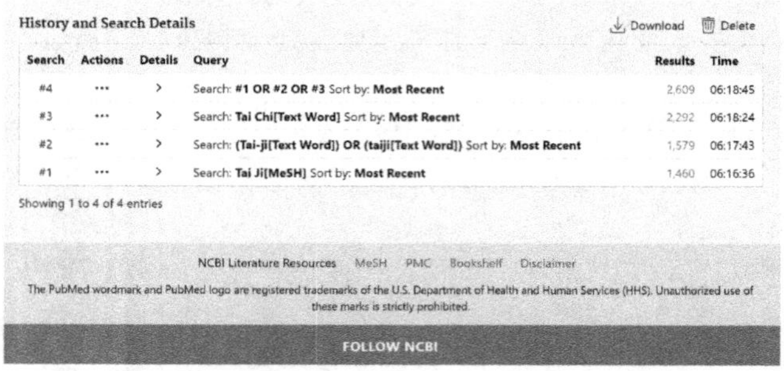

图 2-2　PubMed 中主题词结合自由词检索"太极拳"检索结果

（二）限定字段检索

限定字段检索是在指定的一个或多个字段中进行检索的方法，可以缩小检索范围，提高查准率。限定字段检索通常有两种方式：一种是利用数据库提供的字段选项，选择字段后直接在其后的检索框中输入检索词进行检索。另一种是在检索词后加字段标识符（即字段名或其缩写），检索词与字段标识符之间有特定的符号间隔，不同数据库字段标识符和间隔符号不同。例如：PubMed 字段限定符为"[字段名]"（如："insomnia"[Title/Abstract]）；Embase 采用"字段名缩写"（如："insomnia"：ti，ab）；Ovid 采用"字段名缩写"（如：insomnia.ab，ti.）。

不同数据库所包含的字段不同，如中国知网（CNKI）总库有"主题""篇关摘"等 16 个字段，而 PubMed 检索平台可检索字段达 41 个。中文库包括的"主题"字段与主题词检索是完全不同的两个概念，如万方数据库的"主题"字段实际是包含"标题""摘要""关键词"字段的复合字段，而 CNKI 的"主题"字段指的是内容包含一篇文章的所有主题特征，同时在检索过程中嵌入了专业词典、主题词表、中英对照词典、停用词表等工具，并采用关键词截断算法，将低相关或微相关文献进行截断的一个较智能的字段。

相同字段在不同数据库的字段标识符（或缩写）也不同，如副主题词字段在 PubMed 中是[sh]，在 Embase 中是 lnk，在 Ovid 中是.fs.。了解不同数据库的字段标识符，有助于编写检索式或参阅他人检索式。

（三）精确检索和模糊检索

精确检索是指检出结果与输入的检索词完全一致的匹配检索技术,在大部分数据库中用双引号来表示,如"heart attack",某些平台（如 Ovid）默认输入的词组进行精确检索,无需加双引号。模糊检索允许检索结果与输入词组之间存在一定的差异,如输入"knee osteoarthritis",可检索出"osteoarthritis of the knee"和"knee replacement for osteoarthritis"等,只要包含"knee"和"osteoarthritis"两个词的文献均能检出,并不要求严格按照输入顺序匹配检索结果。

（四）截词检索

截词检索是指把检索词从某处截断,用特定的截词符号代替被截去的一个或多个字符。不同的检索系统所用的截词符不同,支持的截词类型也不同,常用的有*、? 等。用*表示无限截词,代表0~n 个字符,用? 表示有限截词,代表 0~1 个字符,也叫通配符。截词检索按截断的位置分为三种类型：①后截词：截词符在词尾,用于检索词根相同的一组词,如"cardi*",可检出含"cardiovascular""cardioprotection""cardiovascular""cardiology"等不同词尾变化的文献。②中截词：截词符置于检索词的中间,如"wom*n",可检出含"women""woman"的文献。③前截词：词尾相同,截词符置于检索词最前端,用于检索词尾相同的一组词,如"*acupuncture",可检出含"electroacupuncture""acupuncture"等词尾相同的文献。

（五）邻近检索

邻近检索是用一些特定的算符（位置算符）来表达检索词与检索词之间位置关系的检索技术。邻近检索首先包含"AND"的含义,并且可以不依赖主题词表而直接使用自由词进行检索。常用位置算符如 NEAR、WITH、ADJ、PRE 等,是提高查准率的有效方法。外文全文数据库普遍支持邻近检索,但也有数据库不支持,如 PubMed。

不同的数据库使用的位置算符不同,含义也有差异：①NEAR/n、W/n、ADJn,表示所连接的两个检索词之间间隔的词语数小于等于 n,两个检索词出现的顺序不固定,Embase、WOS 平台支持NEAR/n,Scopus 平台支持 W/n,Ovid 平台支持 ADJn；②NEXT/n、PRE/n,表示连接的两个检索词相邻,且出现的顺序与输入的顺序一致,Embase 平台支持 NEXT/n,Ebsco、Scopus 平台支持 PRE/n。

（六）布尔逻辑检索

布尔逻辑包括逻辑与（AND）,逻辑或（OR）,逻辑非（NOT）,是绝大多数检索平台和数据库都支持的检索技术,个别数据库不支持"NOT"运算符。通常情况下,3 个逻辑算符的运算优先顺序为：NOT＞AND＞OR,如要改变运算顺序,可以给优先运算的部分加括号。

第三节　证据的评价

一、证据评价的原则

不同类型的研究在设计、实施、统计分析以及论文报告方面不一致,证据来源复杂,证据质量良莠不齐。因此,应用研究证据进行临床决策前需要进行严格的评价。循证医学实践中证据评价的基本原则包括：证据的真实性、重要性和适用性。

1. 证据的真实性

证据的真实性是评价研究证据的核心，常指内部真实性，即研究结果能否或在多大程度上反映真实状况。主要评价证据的整体设计是否科学、研究方法是否合理、统计分析是否正确、结论是否可靠、研究结果是否支持研究结论等。如果研究证据的内部真实性存在疑问，则无须考虑其他方面的价值。

2. 证据的重要性

证据的重要性指该证据研究结果是否具有临床应用价值，强调采用客观指标来评价研究结果的临床意义。临床研究问题不同，最合适的研究设计方案不同，其评价标准与指标也不同。如防治性研究的评价标准包括干预措施的效应值大小和精确性。证据的重要性需结合统计学意义和临床意义来判断。

3. 证据的适用性

证据的适用性即外部真实性，指研究结果与目标人群和临床实践的重复程度，或研究结果在不同人群和地区的推广应用价值。评价证据的外部真实性需要综合考虑研究人群与其他人群的特征差异、医院设备与医疗环境、患者的价值取向和意愿等。研究证据的适用性涉及最佳证据如何应用于循证医学实践的问题。

二、证据评价的内容和方法

（一）证据评价的基本内容

证据评价时应对研究的整个过程进行全面的评价，主要包括以下基本内容。

（1）**研究目的（假说）** 研究目的是否明确具体且清晰陈述；研究问题是否具有临床重要性。

（2）**研究设计** 是否基于研究问题的特点及研究设计方案的科学性和可行性来合理选择设计方案；所选择的设计方案是否与以往类似或比相同问题的研究设计更优。

（3）**研究对象** 目标人群定义是否明确；是否有公认的诊断标准以及合适的纳入排除标准；样本的代表性如何；样本量是否足够；研究对象分组是否保证了组间均衡可比。

（4）**观察测量** 研究变量定义是否明确；结局指标定义是否明确，是否是客观指标，测量方法是否可靠，指标的判断标准和临床意义是否明确；收集资料是否采用盲法。

（5）**结果分析** 统计分析方法是否恰当；是否考虑偏倚的处理；计算是否正确。

（6）**质量控制** 是否采取相应措施来控制可能出现的偏倚。

（7）**结果表达** 是否清晰、标准化；效力如何；不良反应如何；若为阴性结果，统计学把握度是否足够。

（8）**卫生经济** 对干预措施是否进行成本-效果分析、成本-效益分析、成本-效用分析。

（9）**研究结论** 是否回答了研究假说；是否有可靠的生物学依据；是否与同类研究结果一致；是否可以外推。

（二）证据评价的基本方法

1. 初筛研究证据的真实性和相关性

（1）初步判定研究证据的真实性

1）研究证据是否来自经同行评审（peer-reviewed）杂志，"是"则继续，"否"则停止。大部分国内外医学杂志的研究都会经过同行评审,其目的是剔除设计不合理、不重要或难以理解的研究,经过严格评审过程，以提高研究设计和统计分析方法的质量。

2）产生证据的研究场所是否与自己所在机构或医院相似，"是"则继续，"否"则停止。可通过研究证据的作者单位或研究场所来确定，若作者单位或研究场所与自己所在机构相差甚远，则需谨慎考虑该研究结果是否可以运用于自己的患者。

3）研究是否由某个组织所倡导，导致其研究设计或结果可能受到影响，"是"则停止，"否"则继续。该问题主要考虑研究资金的来源可能导致的偏倚。多数研究会说明研究资金的来源，药企资助的研究可能存在一定的商业目的，若为有药企资助的研究，则需要研究者说明研究的设计和结果是否受到其影响。

（2）初步判定研究证据的相关性

1）若研究证据提供的信息真实，是否为患者所关心的问题及对其健康有无直接影响，"是"则继续，"否"则停止。可通过研究证据摘要的结论部分初步回答此问题，即研究结论是否为所关心的问题。

2）研究证据是否为临床常见问题，自己机构/医院是否有条件实施其干预措施或方法，"是"则继续，"否"则停止。

3）若研究证据提供的信息真实，是否会改变现有的医疗实践，"是"则继续，"否"则停止。如果研究证据涉及的治疗或诊断未在类似患者中使用过，则可考虑尝试该新方法。

通过初步判断研究证据的真实性和相关性，可帮助临床医生做出更准确的医疗决策。若为专题科研或更新知识去收集相关研究证据，则可不受上述条款的约束。

2. 确定研究证据的类型

不同临床问题，其适合的研究设计方案不同。初筛研究证据的真实性和相关性后，则需要根据研究的问题和采用的研究设计方案确定其研究证据的类型。例如原始研究证据，涉及诊断性问题的诊断研究证据，涉及防治性问题（治疗、预防、康复）的防治研究证据等；二次研究证据，涉及临床实践指南的临床指南证据等。

3. 根据研究证据的类型进行评价

研究证据的评价应遵循临床流行病学、循证医学的原则和方法。不同的研究证据类型，其评价的原则和侧重点不同，应根据研究证据类型（原始研究证据与二次研究证据）采用相应的评价标准对证据进行评价。循证实践过程中，首先获取和评价论证强度最佳的证据，如果没有，则依次获取和评价下一个级别的证据。

（1）原始研究证据　类型包括病因、诊断、防治（预防、治疗、康复）和预后（表 2-3～表 2-6）。

表 2-3　病因证据评价的基本原则

评价原则	评价内容
真实性	1. 除暴露因素/干预措施不同，其他重要相关因素或环境在两组间是否可比？
	2. 暴露因素/干预措施的确定及临床结局测量方法在两组中是否一致？
	3. 随访时间是否足够长？
	4. 研究结果是否符合病因条件？
	（1）因果时相关系是否明确？
	（2）病因与疾病之间是否存在剂量-效应关系？
	（3）病因证据结果是否符合流行病学规律？
	（4）危险因素与疾病的关系是否符合生物学规律？
重要性	1. 暴露因素与结果之间的关联强度如何？
	2. 风险估计/效应量的精确度如何？
适用性	1. 当前患者是否与病因证据研究对象特征类似？
	2. 患者可能接触到的暴露因素和研究中的暴露因素是否相似？
	3. 患者发生结果事件的风险大小如何？
	4. 终止接触危险因素对患者利弊权衡如何？
	5. 患者的价值观和期望值如何？

表 2-4   诊断证据评价的基本原则

评价原则	评价内容
真实性	1. 研究对象代表性如何？即是否包括适当的疾病谱、与临床实际情况相似？
	2. 是否所有研究对象都经过金标准诊断？
	3. 诊断试验是否与金标准进行了独立、盲法对照？
重要性	1. 灵敏度、特异度、似然比如何？
	2. 试验是否有用、可行？
	3. 试验能否确诊或排除诊断？
适用性	1. 诊断试验在本地医院能否开展？准确性如何？患者能否支付？
	2. 能否准确估计验前概率？（是基于个人经验、流行病学统计，还是预试验？研究的患者与你的患者是否相似？疾病的可能性或概率是否不太可能发生变化？）
	3. 验后概率能否改变患者的治疗方案或对患者有所帮助？

表 2-5   防治证据评价的基本原则

评价原则	评价内容
真实性	一、研究开始时，研究组和对照组的受试者是否具有相同的预后？
	1. 受试者是否随机分配？
	2. 随机分配方案是否隐藏？
	3. 试验前组间基线情况是否一致？
	4. 是否根据随机分组的情况对所有受试者进行意向治疗分析？
	二、研究开始后，研究组和对照组的受试者是否具有相同的预后？
	1. 五类重要研究者（患者、医护人员、数据收集者、结果评判员和数据分析员）是否知道试验组和对照组的分组情况？
	2. 除干预措施外，所有受试者是否接受了相同的处理？
	3. 随访是否足够长和完整？
重要性	1. 治疗措施的效果有多大？相对危险度或绝对危险度降低率是多少？
	2. 治疗措施效应值的精确性如何？是否描述了置信区间或 P 值？
适用性	1. 你的患者情况是否与防治证据的患者群体相似？
	2. 是否考虑了患者的所有重要结果？
	3. 获得治疗措施效果的医疗条件如何？治疗措施在你的医院中是否可行？
	4. 治疗措施对患者的利与弊如何？
	5. 患者对欲用治疗措施的价值取向和意愿如何？

表 2-6   预后证据评价的基本原则

评价原则	评价内容
真实性	1. 代表性
	（1）是否准确详细描述了研究对象？
	（2）是否明确纳入和排除标准？
	（3）是否说明研究对象的来源？

评价原则	评价内容
真实性	2. 同质性
	（1）纳入人群是否有相同的人口学特征？
	（2）疾病分期、分型、合并症及其他混杂因素是否相似？
	（3）是否对有差异的因素进行亚组分析或多因素分析？
	3. 完整性
	（1）随访时间是否足够长？
	（2）随访是否完整？是否说明失访原因？（是：<20%，且说明了失访原因；否：>25%，或未说明失访原因）
	4. 客观性
	（1）是否采用客观指标判断结局？
	（2）是否采用盲法判断结局？
重要性	1. 是否报告了整个病程的预后结局，而不是某一时点的结局？
	2. 精确度如何？即是否报告了预后结局的置信区间？
适用性	1. 临床实际遇到的病例是否与预后证据的研究对象相似？
	2. 研究结果是否有助于患者的治疗决策和对患者及家属进行解释？

（2）**二次研究证据**　中医常见的二次研究证据包括防治性研究的系统评价或 Meta 分析与临床指南证据。相关评价标准见表 2-7、表 2-8。

表 2-7　防治性系统评价或 Meta 分析证据评价的基本原则

评价原则	评价内容
真实性	1. 是否是根据随机对照试验进行的系统评价？
	2. 是否描述了全面系统的检索策略检索相关文献？
	3. 是否评价纳入的单个研究的真实性？
	4. 分析中使用的是患者个体数据还是汇总数据？
重要性	1. 不同研究的结果是否一致？
	2. 治疗效果的大小如何？
	3. 治疗效果的精确性如何？
适用性	1. 患者情况是否与系统评价中的研究对象差异较大，以致其结果无法应用？
	2. 治疗措施在你的医院环境中是否可行？
	3. 治疗措施对患者的利与弊如何？
	4. 患者对欲用治疗措施的价值取向和意愿如何？

表 2-8　临床指南证据评价的基本原则

评价原则	评价内容
真实性	1. 指南制定者是否对过去 12 个月的文献进行全面的综述？
	2. 指南的每一条建议是否表明了应用证据的级别和引用信息？
重要性	1. 指南是否回答了临床需要解决的重要问题？
适用性	1. 疾病负担（在你社区/医院发病或患者情况）是否太低而不需要指南？
	2. 患者个人或社区/医院对指南推荐的干预措施的信任度是否与指南的建议相一致？
	3. 执行该指南的机会成本是否考虑你的精力和你社区/医院的资源情况？
	4. 执行该指南是否存在障碍，障碍是否值得努力克服？

（三）证据评价的注意事项

为确保证据评价的客观、全面及科学性，对研究证据进行评价时还应注意以下事项：①证据的方法学评价是基础，即研究设计直接决定证据的级别，正确的研究设计方案是获得真实可靠的研究结果的基本保证；②证据的真实性评价是重点，即是否利用证据进行临床决策的主要依据是证据的真实性，证据的真实性是证据评价的重点；③评价指标的选择要恰当合适，即各种研究设计方案分别有相应的评价标准或指标，指标是否合适，直接影响评价的结果；④评价力求全面系统，即证据评价时应对该研究的全过程（包括目的、设计、测量、分析、结果解释等）逐项进行评价，并完整报告评价结果；⑤评价要实事求是，由于研究证据来源于对患者或人群的观察或试验，无法严格控制各种研究条件，偏倚、混杂无法消除，因此评价研究证据时须实事求是，客观评估其优点和不足，以便于循证临床实践；⑥正确认识阴性结果，若研究设计科学、测量严谨、分析客观、结论正确，阴性结果同样有意义，因此不要忽略阴性结果的证据。

第四节　证据的应用

一、证据加工

通过对研究证据全面科学的评价，可对当前获得的证据进行整理并汇总，从而提供可用的证据概要或清单。若研究证据涉及多个临床实践指南、系统评价这类二次研究证据，可直接整理并汇总这些证据；若研究证据涉及多个原始研究（如随机对照试验、队列研究），则需要通过证据合成方法对这些研究进行二次加工。证据概要或清单的内容应围绕临床实践中的关键环节设置，主要包括患者人群（人群特征、病情严重程度等），具体的治疗措施（剂量、治疗时间等），不同治疗措施的获益及危害情况，治疗场景等。通过对研究证据的整理汇总，可提出改进研究或如何使用该证据的建议或意见，为循证决策提供简洁清晰、可读性强的外部证据。

二、循证医疗决策三要素

一个完整且合理的医疗决策必须包括：医生的专业技能、临床经验与判断，当前可获得的最佳证据，以及患者的期望与价值观三方面要素，且三要素缺一不可。

1. 医生的专业技能、临床经验与判断（内部证据）

临床实践中正确判断患者所患疾病是进行循证医疗决策的前提。由于同一种疾病在不同患者中的临床情况存在个体差异，有时更是存在多种并发症，稍有不慎，可能造成误诊、漏诊。医生依靠专业技能、临床经验，通过认真问诊、查体、实验室辅助检查收集患者具体资料，做出正确的疾病诊断，方能做出正确的循证临床决策。如对于急诊患者，病情重、变化快，非常需要医生的临床经验和直觉判断。循证临床实践将医生的专业技能、临床经验作为医疗决策的要素之一，通过循证临床实践，让更多医生更好地获取专业知识和成长机会。

2. 当前可获得的最佳证据（外部证据）

同一个临床问题，存在多种不同的研究证据，虽然期望针对每一个问题都能找到最优质的证据，但科学研究有自身的发展规律和限制，不一定能提供理论上质量最佳的证据。强调当前可获得的最佳证据是循证医疗决策的基础。那么什么是临床医生优先考虑的最佳证据呢？证据来源于原始研究证据和二次研究证据。如果有循证临床实践指南、系统评价这类二次研究证据，可以优先获取此类证据作为最佳证据；如果没有二次研究证据，则需要寻找质量最佳的原始研究证据。

3. 患者的期望与价值观

循证临床实践以患者为中心。不同国家和地区、不同宗教文化信仰的患者对同一治疗措施的价值观和选择可能存在差异。如对于偏头痛患者，部分患者由于长期受头痛困扰，且对针刺治疗有一定的了解，可能会主动要求针刺治疗；另一些对针刺不了解且可能害怕针刺的患者，会拒绝接受针刺治疗。临床医生若不考虑患者的价值取向，做出从患者自己角度看合适的医疗决策，患者则不一定满意和遵循。所以循证临床实践应从患者利益出发，充分尊重患者的期望与价值观，这样有助于帮助患者选择最佳的治疗方案、改善医患关系、提高患者的依从性。

三、循证决策分析

将医生的专业技能、临床经验与判断，当前可获得的最佳证据，以及患者的期望与价值观三要素融入具体的临床实践，做出循证决策，还需要借助科学的思维与手段。临床决策分析是用结构化的方法（决策树）构建的，通常包含一个或多个图来显示用于分析的决策树结构。决策树分析法主要包括六个步骤：①明确决策问题，确定备选方案；②列出不同治疗方案及不同病情组合的结局，即列出任一治疗方案，患者可能出现的任何结局（如治愈、功能损害、死亡等）；③明确各种结局可能出现的概率，可从文献查询或根据临床经验判断；④将最终的临床结局用适宜的效用值赋值，通常在 0~1 之间（0 表示死亡，1 表示治愈）；⑤计算每个备选方案的期望值，期望值最高的备选方案为决策方案；⑥对结论进行敏感性分析。临床实践中，针对患者的实际情况，一个完整的决策分析需要包含所有的治疗模式及可能出现的结局与其概率，从而帮助患者选择最佳的治疗方案，减少临床实践及卫生决策失误，提高疾病诊疗水平。

第五节　循证实践的后效评价

循证实践的后效评价指对应用循证医学理念从事医疗活动（如中医治疗方案或药物）后的效果评价。它是循证医学实践的最后一步，也是检验循证实践效果的关键步骤。通过对患者的循证临床实践效果进行具体的分析和评价，可以不断改善和丰富未来的临床决策，促进新证据的产生，改进临床实践，从而不断提高临床医生的诊治水平。

一、循证实践的自我评价

临床实践中，针对具体患者的实际情况进行循证实践，即提出并构建临床问题，查询证据，评价证据，应用证据，观察证据实施后效果，全面评价和总结临床实际问题解决的效果。临床医生需要对自己的循证实践能力进行评价，即对实施循证临床实践过程的各步骤进行自我评价，也是对循证实践中的设计及行为进行自我评价。

1. 评价"提出问题"的能力

"提出问题"的能力的自我评价内容主要包括：①我是否真正提出临床问题？②我提出的问题有针对性吗？问题陈述是否简洁明了，符合一定的格式（PICOS 原则）？③我是否利用绘图法来明确自己的知识缺陷，并对最初提出的问题进行修改？④在提出问题过程中若遇见困难，我能否克服？⑤我是否养成随时发现并记录问题以待今后解决的习惯？因此，临床医生在实践过程中应随时记录发现的问题，不断训练并提高提出临床问题的能力。

2. 评价"查询最佳外部证据"的能力

"查询最佳外部证据"的能力的自我评价内容包括：①我有没有去寻找（或检索）证据？②我是否了解本领域内现有的最佳证据的来源？③我能否从庞杂的信息来源中找到有用的证据？④我能否迅速找到临床实践所需的最佳证据？⑤我在寻找证据过程中是否逐步提高检索的效率？⑥我是否使用截词符、布尔语言、MeSH词、限制词及无文本智能检索等检索技巧？⑦我与专业及同行人员的检索结果相比，检索结果如何？最有效评价查询证据能力的方法是将临床医生的检索策略和结果与专业人员的检索进行比较，既做到了自我评价，也有机会学到更有效的检索技巧，从而不断提高自己查询证据的技能。

3. 评价"评价证据质量"的能力

"评价证据质量"的能力的自我评价内容主要包括：①我是否对外部证据进行了严格评估？②严格评估证据的指南对我来说是否更容易使用？③我能否做到更加准确且熟练使用某些严格评估的指标，如似然比、获得 1 例有利结果需要防治的病例数（NNT）等？④我是否创建任何严格评价证据的总结或概要？循证实践中，推荐以加入小组的方式来评价证据，如与其他做相同证据评价的人员进行比较，或采用团队方式，即一部分成员评价一项阳性结果的研究，另一部分成员评价一项同种干预措施但阴性结果的研究，最后讨论研究结果出现差异的原因。

4. 评价"运用证据"的能力

"运用证据"的能力的自我评价内容主要包括：①我是否将严格评价的证据应用到了临床实践中？②我是否变得更加准确且熟练地调整评价指标（如验前概率、NNT 等）以适应具体的病例？③我能否解释或解决将证据整合到决策过程中出现的争议？④我是否激发了患者的价值观和偏好？⑤我是否将证据与我的专业知识和患者的价值观及期望结合起来？通过评价整合证据进入临床实践的能力，将不断提高临床医生的循证决策能力。

二、循证实践的效果评价

循证实践能力的自我评价，将进一步提高临床医生的循证实践能力。除了自我评价外，还需要对循证实践的效果进行评价，即评价一项有效的防治措施是否正确用于合适的患者，临床实践质量是否得以改善，临床实践做到有证可循的实际情况。

1. 临床实践质量是否得以改善

评价循证实践效果首先需明确临床实践质量是否得以改善。临床实践质量评价涉及两方面内容：①当有新证据表明临床决策需要改变时，我能否克服障碍或以往的惯性思维做出相应的调整？②我是否已经制定了一个策略来实现这个改变？③我有没有在循证实践过程中进行任何检查？如对诊断、治疗、预后等实践方面进行分析和审计，包括证据使用及对临床结果的影响？④我是否考虑了这种变化的可持续性？对临床实践质量长期且恰当的评价，将会不断提高循证临床实践质量。

2. 临床实践做到有证可循的实际情况

评价循证实践效果的另一方面是调查有多少临床实践真正做到了有证可循。如在临床实践中，针对某一疾病患者的干预方面，调查有多少患者的干预有证可循或干预是以证据为基础的，即有多少患者所接受的干预措施得到 1 项或多项临床试验或系统评价结果的支持；或有多少患者所接受的干预措施有明显可信的、非试验性研究证据的支持；或有多少患者所接受的干预措施虽缺乏有力的证据支持，但无其他干预或其他更优的干预措施。调查临床实践有证可循的实际情况可帮助临床医生进一步提高循证实践能力，更新临床知识，从而促进越来越多的临床实践做到有证可循。

将循证医学理念与方法应用于中医临床实践，即通过提出问题、查询证据、评价证据、应用证据、后效评价五个循证实践基本步骤，有助于提高中医药临床诊疗水平，促进中医临床决策科学化。预防、治疗、康复相关临床问题是中医循证临床实践中最常见的问题来源，与其对应的研究证据是中医临床研究中最活跃的领域。我们希望临床医生在对中医药临床研究证据进行评价和应用的过程中，能够发现和提出新的临床研究证据需求，从而促进高质量中医药临床研究证据的生产和更新，最终不断提高中医药循证临床实践水平。

（孙　鑫　李　玲　思金华　刘佳利　姚明宏）

第三章 中医药预防证据的评价与应用

"治未病"是中医药临床诊疗的重要理念，系指在疾病尚未发生、发展之前，在病机病性尚不复杂、病势病位相对浅弱的阶段进行先期干预，以预防疾病的发生或后期加重，维护人体健康，减少疾病负担。在对疾病的防治理念上，重视疾病预防是中西医临床的共识，而中医药基于养生保健的理论经验，在积极的预防措施方面有更多的选择。

相比于"丸者缓也，汤者荡也，散者散也"的药物预防，中医药的非药物治疗既能起到舒活气血、扶正祛邪的保健治疗作用，还能在预防干预阶段呈现出较好的安全性、便利性、经济性，更容易获得未病或早期起病患者良好的依从意愿。包括针灸、导引在内的诸多成熟的中医药预防手段，在当下的临床操作应用中日趋规范化，并有越来越多的临床证据支持其合理应用。本章以中医药非药物干预针灸推拿和三伏贴为主题，举例介绍其预防证据的评价与应用情况。

第一节 以针灸推拿为例

一、基本概念

针灸、推拿与传统功法作为中国古代医学的重要组成部分，发挥着治疗和预防的重要作用。《黄帝内经》中有言："病已成而后药之，譬犹渴而穿井，斗而铸锥，不亦晚乎。"所以才有了后文的"不治已病治未病，不治已乱治未乱"。

疾病预防是指防止疾病在人群中发生。根据1952年美国慢性病委员会的一个工作组提出的概念，疾病预防分为一级预防、二级预防和三级预防。一级预防为在疾病生物学发病前进行的预防；二级预防为在疾病被确诊后、导致损害和残疾前进行的预防；三级预防为在患者遭受损害和出现残疾后进行的预防，以防疾病进一步恶化。

非药物类预防则是在此基础上，通过非药物疗法（针灸推拿及健身功法等）来预防疾病的发生。相比于药物预防，针灸推拿及健身功法的应用一方面可以避免因药物，特别是长期或不当使用药物而带来的毒副作用，减少了药源性疾病的产生；另一方面上述手段的应用，极大程度地调动了人体的积极抵抗，因而再次面对同类病原体时，免疫力能够大大提高，可以达到长期预防的效果。非药物类预防研究要求临床医师充分了解患者的临床指征以及现有循证医学证据，尽快地完成评价与应用。

二、提出问题

某医院推拿门诊病历如下：

患者张某，女，67 岁。

主诉：膝关节疼痛及活动受限 2 年余，加重 1 个月。

现病史：患者平地跌倒后出现膝关节痛，就诊于外院，行膝关节磁共振检查。检查结果提示：关节间隙变窄、关节软骨面磨损、周围肌肉包裹形成，考虑诊断为膝关节骨性关节炎。予患者对症治疗，具体不详，后患者疼痛未减轻，反复发作，活动受限，近 1 个月因受寒加重。现症见：咳嗽咳痰，膝关节疼痛伴屈伸不利，无胸闷胸痛，无腹胀腹痛，纳眠可，二便调。

既往史：糖尿病 3 年，现应用阿卡波糖，100mg，每日 3 次，控制血糖，空腹血糖波动在 6.0～6.5mmol/L。

体格检查：患者不能配合。

中医舌脉：舌尖红，苔白，脉数。

中医诊断：骨痹，瘀血阻络证。西医诊断：膝关节骨性关节炎。

患者诉平日膝关节疼痛明显，行走时活动轻微受限。

此病例中老年人因跌倒后出现关节痛，反复发作，受寒后症状加重，是寒邪阻络，气血阻滞不通所致。针灸推拿可以起到通络舒筋的功效，同时配合健身功法，可以进一步地锻炼患者自身的正气，整合筋骨，一方面可以抵御外邪，另一方面也可以避免如起病之初一样经受跌倒之类的外伤。故此处提出问题：针灸推拿配合健身功法能够改善老年患者的膝关节骨性关节炎吗？是否可进一步预防其加重？

根据 PICOS 原则，将临床问题构建如下：

P：年龄 65 岁以上的膝关节骨性关节炎患者；

I：针灸、推拿、健身功法；

C：安慰剂；

O：WOMAC 评分改善程度；

S：随机对照试验。

三、检索相关证据

（一）确定检索数据库

1）临床指南数据库可选择美国国家指南数据库、中国临床指南文库等。

2）系统评价数据库可选择 Cochrane Library、Clinical Evidence、PubMed 等。

3）原始文献数据库可选择 PubMed、Embase、中国生物医学文献服务系统、中国知网等。

（二）检索策略的制定

检索时应首先对所提出的临床问题进行仔细分析，然后确定关键词，拟定一个敏感性和特异性高的检索策略，并在实际的检索过程中根据结果不断地对检索步骤进行评价和修订。

1. 检索词

acupuncture、moxibustion、massage、knee osteoarthritis、KOA、针刺、针灸、艾灸、推拿、按摩、太极拳、八段锦、膝关节骨性关节炎、老年。

2. 编写检索式

可参考的检索式，以中国知网为例：

（SU=（'针灸'＋'针刺'＋'按摩'＋'健身功法'＋'太极拳'＋'八段锦'）OR AB=（'针灸'＋'针刺'＋'按摩'＋'健身功法'＋'太极拳'＋'八段锦'）OR TI=（'针灸'＋'针刺'＋

'按摩'+'健身功法'+'太极拳'+'八段锦'))AND （SU=（'膝关节骨性关节炎'+'膝骨关节炎'）OR　AB=（'膝关节骨性关节炎'+'膝骨关节炎'）OR　TI=（'膝关节骨性关节炎'+'膝骨关节炎'））

该检索式应当依据不同的数据库变化，并针对检索结果进行调整。

3. 检索结果

检索时间为自建库以来至 2022 年 7 月 10 日。检索出与临床问题密切相关的 12 篇原始研究文献，如下：

［1］屠建锋，王丽琼，石广霞，杨静雯，李金玲，李永婷，赵静洁，侯海鲲，杜仪，刘存志.针刺对膝骨关节炎患者膝关节损伤与骨关节炎评分的影响［J］.中国针灸，2021，41（01）：27-30.

［2］丁家威，徐福.平衡针刺膝痛穴治疗膝骨关节炎 35 例疗效观察［J］.中国基层医药，2021，28（06）：908-911.

［3］卢庆芳，王焱，黄杨华，郑艳芳.深温针灸法对积液型膝骨性关节炎临床疗效的影响［J］.按摩与康复医学，2021，12（09）：4-7+11.

［4］崔中赏.基于"筋柔骨正"理论的"推髌伸膝"手法治疗 0-Ⅱ级膝关节骨性关节炎的临床疗效及其在体力学研究［D］.天津中医药大学，2021.

［5］张冠锋，娄洁，董梦真.温针灸治疗膝关节骨性关节炎临床观察［J］.实用中医药杂志，2021，37（02）：310-312.

［6］陈凤娜，吴为明，乐益鸣.八段锦功能锻炼对老年慢性膝骨关节炎患者运动能力、自我管理效能的影响［J］.中华健康管理学杂志，2020，14（06）：556-559.

［7］张颂华，王珍，刘裹.深刺法治疗老年退行性膝骨关节炎的临床观察［J］.中国中医药科技，2020，27（04）：593-595.

［8］孙博，侯颖周，李科伟，王少华.温针灸结合康复训练治疗膝关节骨性关节炎临床观察［J］.实用中医药杂志，2020，36（02）：245-246.

［9］李锐涛.温针灸结合中药涂擦治疗膝关节骨性关节炎临床观察［J］.实用中医药杂志，2019，35（12）：1430-1431.

［10］江烨，李久芬，张佳翔.针刺治疗膝关节骨性关节炎疗效观察［J］.实用中医药杂志，2019，35（07）：870-871.

［11］官昌，杨容."全息针刺"疗法治疗膝骨关节炎 30 例［J］.江西中医药，2018，49（12）：55-57.

［12］张红玲，薛利琴，王瑞珍.针灸治疗膝关节骨性关节炎的临床效果及对患者 WOMAC 评分影响的观察［J］.临床医药实践，2018，27（12）：890-892.

四、评价证据

选取 2021 年发表在《中国针灸》的题目为"针刺对膝骨关节炎患者膝关节损伤与骨关节炎评分的影响"的文献进行评价。

证据摘要：目的：验证针刺治疗膝骨关节炎（KOA）的临床疗效。方法：将 42 例 KOA 患者随机分为针刺组（21 例，脱落 1 例）和假针刺组（21 例，脱落 1 例）。针刺组从本课题组制定的半标准化针刺方案穴位库中选取 5～6 个局部穴位（犊鼻、内膝眼、鹤顶、阴陵泉、血海、足三里等）、3～4 个远端穴位（风市、外丘、悬钟、足临泣等）进行常规针刺；假针刺组选取非经非穴浅刺，两组均留针 30 分钟，每周治疗 3 次，共 8 周。分别于治疗前后及治疗后 18 周随访时记录两组患者膝关节损伤与骨关节炎评分（KOOS）。结果：与治疗前比较，治疗后及随访时两组患者 KOOS 的

5 个维度［疼痛、症状（除疼痛）、日常活动、体育与娱乐功能及生活质量］评分，两组患者 5 个维度评分均升高（$P<0.05$），且针刺组治疗后及随访时疼痛及日常活动评分均高于假针刺组（$P<0.05$）。结论：针刺可减轻膝骨关节炎患者疼痛症状，提高其日常活动能力。

（一）证据的真实性

1. 研究开始时，试验组和对照组患者是否具有相同的预后？

（1）**受试者是否随机分配？**　随机分配患者可以使试验组和对照组患者之间除了干预措施不同以外，其他特征尽可能一致，从而防止一些混杂因素对疗效评价产生影响。

本试验从不同医院门诊招募患者，共纳入 42 例符合纳入标准的患者，并采用区组随机法将纳入患者分配到干预组和对照组。作者采用了区组随机的方法，做到了随机化分组。

（2）**随机分配方案是否隐藏？**　分配隐藏可以使研究者、患者、结局指标测量人员等，在随机分配完成之前，不知道患者的分组信息，防止人为因素对随机分配产生的影响，避免了选择性偏倚。

文中未提及随机分配方案是否进行了隐藏。

（3）**是否根据随机分组情况对所有患者的数据进行统计分析？**　理想状态下进入试验并随机分组的患者均应纳入最后的统计分析，即符合意向性治疗（intention-to-treat，ITT）分析原则。但由于服药依从性、失访、不良事件等各种原因，不是每一个患者的数据均能纳入最后的统计分析。所以，临床试验结束之后需要以划分数据集的方式对数据进行统计分析。通常，将临床试验的数据分为全分析集（full analysis set，FAS）和符合方案集（per protocol set，PPS）。FAS 是指从所有随机化的受试者中以最少的和合理的方法剔除受试者后得到的数据集。PPS 是指由符合试验方案、依从性好、主要变量可测定等条件的患者数据构成的数据集。

本研究对所有患者的数据进行了统计分析。

（4）**试验开始前，组间基线特征的均衡性**　组间基线特征的均衡性是治疗后组间疗效差异比较的重要前提。如果组间基线特征不均衡，可能需要在统计分析阶段采取一些特殊的统计分析方法控制这些因素对结果的影响。

本研究两组患者基线水平无差异。

2. 研究开始以后，试验组和对照组患者是否具有相同的预后？

（1）**盲法的设置？**　研究过程中研究分组信息应对重要研究参与者保密做到盲法。即不让受试者和研究者知道哪个受试者接受了哪种治疗措施。若受试者/研究者知情后，则对主观性指标评价时会有倾向性，破坏研究的真实性。此外，除了实施治疗的针灸医生和护理人员外，也应该对数据收集者、结果评价者和数据分析者设置"盲法"。

本研究采用了单盲的方法，对研究对象实施了盲法，针刺组采用了根据针灸理论的远近配穴的半标准化针刺方案，假针刺组则采用非经非穴浅刺。

（2）**除干预措施以外，患者是否接受了其他的干预措施？**　理想状态下，试验组和对照组应该除了待研究的干预措施不同以外，不施加其他干预措施，或施加相同的其他干预措施。这样才能保证治疗后组间比较的差异是组间待研究的干预措施的真实差异。

两组除了试验措施外，未进行其他治疗。

（3）**随访的完整性？**　治疗措施应有足够长的作用时间而发挥作用，若随访时间过短，疗效不能充分显现，难以获得有临床意义的结果，因此研究需具有足够长的治疗时间和随访时间。此外，在随访时间足够长的基础上还需要重视研究的失访率，失访率越低，证据的真实性越好。

本研究共纳入 42 例患者，干预组 21 例，对照组 21 例。18 周随访结束后，干预组脱落 1 例，对照组脱落 1 例。共随访 18 周，随访时间较短。无不良事件发生。

综上所述，本研究样本量较小，采用了随机、单盲的设计方法，但未提及随机分配方案的隐藏。采用了 ITT 分析，组间基线资料均衡可比。除了试验措施外，两组未进行其他治疗。随访时间 18 周，且无不良事件发生，对研究进行了完整报告。由此可见，该研究设计较为完善，真实可靠。

（二）证据的重要性

研究证据重要性的评价包括干预措施的效应大小和效应值的精确度。

1. 干预措施的效应大小？

常采用相对危险度减少率（RRR）、绝对危险度减少率（ARR）、获得 1 例有利结果需要防治的病例数（NNT）等客观指标。

2. 干预措施效应值的精确度如何？

本研究中，对效应大小与效应值精确度评价的指标没有提及。

（三）证据的适用性

1. 患者的情况是否与治疗研究证据的患者群体相似？

本研究有明确的诊断标准，纳入年龄为 45～75 岁，符合 KOA 诊断标准，上述病例中患者年龄为 67 岁，临床诊断为膝关节骨性关节炎，无研究中需排除的其他疾病。患者年龄、病情、临床情况都与此研究相似。

2. 获得治疗措施的医疗条件如何、患者价值取向？

针灸及推拿在各大中医院的普及率很高，便于治疗。且费用较低，患者经济压力较小。患者依从性较好。

3. 治疗措施对患者的收益？

研究表明，干预疗程为每周 3 次，连续 8 周，针灸及推拿可明显缓解患者的疼痛。

综上所述，对此患者来说，这项研究的适用性较好。

五、临床决策与后效评价

（一）临床决策

此篇原始研究证据纳入了老年膝关节骨性关节炎患者，评价指标为 KOOS 评分，与患者情况基本相似。在我国，中医院大多普及了针灸与推拿治疗，且价格较低，绝大多数患者可以承受相应的医疗费用，可保证患者的依从性。基于上述原始研究证据来看，针灸推拿对老年患者膝关节骨性关节炎这一疾病疗效确切。尽管此研究说明了不良事件未出现，但是患者可能因晕针等原因拒绝使用。

与患者沟通，充分告知患者针灸按摩治疗及后续健身功法的防治作用及可能出现的轻微不良反应、治疗周期、治疗费用等问题，患者权衡利弊后，愿意配合治疗。

（二）后效评价

患者连续治疗 2 年后，疼痛明显减轻，生活质量有大幅度提高。目前患者对该治疗效果比较满意，坚持进行八段锦的练习，远期疗效进一步观察中。

第二节　以三伏贴为例

一、基本概念

三伏贴是基于中医冬病夏治理论的一种传统疗法，具有深远的中医理论渊源。《素问》曰："春夏养阳，秋冬养阴。"强调春夏宜补阳，秋冬宜补阴，这是根据四时阴阳变化提出的防病治病根本法则。春夏时节阳气主升，尤其夏至时节，人体阳气最旺盛，但是夏至后则阴升阳降，为了给秋冬储备阳气而不为严寒所伤，夏至时节更要注重补阳。《素问·疟论》曰："若腠理疏松则汗孔多开。"三伏天时节，人体腠理疏松，汗孔多开，全身经络亦最为通畅，这时把阳性、热性的药物贴敷于相应的腧穴，药物则更易于透达肌肤，渗入经络，以鼓舞激发人体的阳气，提升正气，协调脏腑功能。本部分即以三伏贴为示范，介绍其预防性研究的应用。

二、提出问题

某医院儿科门诊病历如下：

> 患儿张某，女，4岁5个月。病史由张某母亲代诉。
> 主诉：咳嗽、流涕反复发作2年余，加重1周。
> 现病史：患儿2年前因外出着凉后出现咳嗽，流清涕，咯痰，痰色白质稀，无胸闷气短，无腹胀腹痛，自行服用感冒清热颗粒后好转。后每年冬天反复发作，症状及治疗同前。1周前因汗出受风后出现咳嗽咳痰，痰色白质稀，流涕，发热恶寒，乏力，纳差，眠可，二便调。
> 既往史：无。
> 体格检查：咽部充血，扁桃体Ⅰ度肿大。余检查未见异常。
> 中医舌脉：舌尖红，苔薄白，脉数。
> 中医诊断：感冒，外感风寒证。西医诊断：上呼吸道感染。
> 患儿母亲诉患儿冬季经常感冒，听说三伏贴可以提高免疫力，不知道能不能起到预防作用？

此病例中患儿2年前外感风寒，虽服药治疗后好转，但寒邪未尽，伏于体内。之后反复出现呼吸道感染的症状，是由于冬季外界寒邪易引动体内寒邪，从而发病。三伏贴于三伏天时鼓舞阳气，激发正气，可以达到扶正祛邪的目的。故提出问题：三伏贴能够预防小儿呼吸道感染吗？

根据PICOS原则，将临床问题构建如下：

P：3～5岁儿童；

I：三伏贴；

C：安慰剂；

O：呼吸道感染发病次数；

S：随机对照试验。

三、检索相关证据

（一）确定检索数据库

1）临床指南数据库可选择美国国家指南数据库、中国临床指南文库等。

2）系统评价数据库可选择 Cochrane Library、Clinical Evidence、PubMed 等。

3）原始文献数据库可选择 PubMed、Embase、中国生物医学文献服务系统、中国知网等。

（二）检索策略的制定

检索时应首先对所提出的临床问题进行仔细分析，然后确定关键词，拟定一个敏感性和特异性高的检索策略，并在实际的检索过程中根据结果不断地对检索步骤进行评价和修订。

1. 检索词

dog days、acupoint application、mid-summer patches、dog days moxibustion plaster、respiratory tract infection、upper respiratory tract infection、child、children、三伏贴、呼吸道感染、上呼吸道感染、感冒、儿童、小儿。

2. 编写检索式

可参考的检索式，以 CNKI 为例：（SU=（'三伏贴'）　OR　AB=（'三伏贴'）　OR　TI=（'三伏贴'））　AND　（SU=（'呼吸道感染'+'感冒'）　OR　AB=（'呼吸道感染'+'感冒'）　OR　TI=（'呼吸道感染'+'感冒'））　AND　（SU=（'儿童'+'小儿'）　OR　AB=（'儿童'+'小儿'）　OR　TI=（'儿童'+'小儿'））

该检索式应当依据不同的数据库变化，并针对检索结果进行调整。

3. 检索结果

检索时间为自建库以来至 2022 年 6 月 24 日。检索出与临床问题密切相关的 12 篇原始研究文献，如下：

[1] 刘卫红，胡晶，张会娜，徐雯洁，郑军，丁丹丹，杨卫平，张轶勋，李萍. 三伏贴防治小儿反复呼吸道感染的随机对照研究［J］. 中医杂志，2015，56（08）：667-671.

[2] 黄俊勇. 三伏贴治疗小儿反复上呼吸道感染 40 例临床观察［J］. 现代中西医结合杂志，2004（14）：1875-1876.

[3] 霍莉莉，虞坚尔，夏以琳，等. 离子导入三伏贴防治反复呼吸道感染临床观察［J］. 云南中医学院学报，2013，36（05）：40-43.

[4] 蔡建新，陈华，陈建华，等. 咳喘三伏贴防治小儿反复呼吸道感染疗效分析［J］. 光明中医，2011，26（05）：985-987.

[5] 白会玲. 三伏贴防治小儿反复呼吸道感染疗效观察［J］. 新中医，2016，48（09）：131-133.

[6] 林慈升. 三伏贴防治小儿反复呼吸道感染可行性分析［J］. 实用中西医结合临床，2016，16（11）：65-66.

[7] 祝艳华. 三伏贴防治小儿反复呼吸道感染的随机对照研究［J］. 中西医结合心血管病电子杂志，2017，5（25）：137.

[8] 韦云威，谭栋. 自制中药三伏贴防治小儿冬病呼吸道感染的临床疗效及安全性［J］. 基层医学论坛，2017，21（13）：1686-1687.

[9] 刘建国. 自制中药三伏贴防治小儿冬病呼吸道感染的临床观察［J］. 中国当代医药，2012，19（24）：122-123.

[10] 廖培贤. 自制中药三伏贴防治小儿冬病呼吸道感染的临床观察［J］. 深圳中西医结合杂志，2015，25（10）：54-56.

[11] 陈何晓. 自制中药三伏贴对小儿冬病呼吸道感染的临床疗效分析［J］. 北方药学，2017，14（04）：125-126.

[12] 王君君. 中药三伏贴防治小儿冬病呼吸道感染的临床疗效及安全性［J］. 医学信息，2018，31（z2）：217-218.

四、评价证据

选取 2015 年发表在《中医杂志》的题目为"三伏贴防治小儿反复呼吸道感染的随机对照研究"的文献进行评价。

证据摘要：目的：观察基于冬病夏治理论的三伏贴对小儿反复呼吸道感染的干预作用。方法：在对北京市东城区、朝阳区 44 所幼儿园的 8201 名 3～6 岁儿童进行流行病学调查的基础上，筛查出反复呼吸道感染患儿 855 例为研究对象，随机分为干预组 427 例，对照组 428 例，干预组给予温肺化痰穴位贴敷，对照组给予穴位贴敷模拟贴，两组均贴敷大椎、膻中、肺俞（双侧）、膏肓（双侧）。从每伏第 1 日起，隔 2 日贴敷 1 次，每次 4h，每伏贴 3 次，共贴三伏。连续 3 年观察三伏贴对小儿反复呼吸道感染的干预作用，并随访 3 年。每年贴敷后分别于 6 月及 12 月各进行 1 次随访，观察三伏贴预防小儿反复呼吸道感染的有效率及患儿呼吸道感染的发病次数、发病天数。结果：按 ITT 分析和符合方案分析（per-protocol analysis，PP analysis），贴敷第 2 年干预组总有效率分别为 52.0%、50.5%，对照组为 44.9%、49.3%，两组总有效率比较差异无统计学意义（$P>0.05$），而贴敷第 3 年干预组总有效率为 70.3%、78.1%，对照组为 61.4%、68.0%，干预组明显高于对照组（$P<0.05$）。三伏贴对减少反复呼吸道感染小儿发病次数具有明显作用（$P<0.05$）。结论：基于冬病夏治理论的三伏贴对防治小儿反复呼吸道感染疗效确切，干预疗程以 3 年为宜。

（一）证据的真实性

1. 研究开始时，试验组和对照组患者是否具有相同的预后？

（1）**受试者是否随机分配？**　共纳入 855 例符合纳入标准的患者，以区为单位，采用随机数字表法将东城区 29 所幼儿园、朝阳区 15 所幼儿园以整群随机分组的方法，分配到干预组和对照组。作者采用了随机数字表和整群随机分组的方法，做到了随机化分组。

（2）**随机分配方案是否隐藏？**　文中未提及随机分配方案是否进行了隐藏。

（3）**是否根据随机分组情况对所有患者的数据进行统计分析？**　本研究对所有患者的数据进行了统计分析。

（4）**试验开始前，组间基线特征的均衡性**　按 ITT 分析和 PP 分析，两组患者的基线水平（年龄、性别、身高及之前使用过三伏贴的人数等）无差异。

2. 研究开始以后，试验组和对照组患者是否具有相同的预后？

（1）**盲法的设置？**　本研究采用了单盲的方法，对研究对象实施了盲法，干预组采用了温肺化痰穴贴，对照组采用穴位贴敷模拟贴（由穴位贴敷贴的基质蜂蜜及蜂蜡等制成）。

（2）**除干预措施以外，患者是否接受了其他的干预措施？**　两组除了试验措施外，未进行其他治疗。

（3）**随访的完整性？**　本研究共纳入 855 例患者，干预组 427 例，对照组 428 例。3 年随访结束后，干预组脱落 144 例，对照组脱落 150 例。共随访 3 年，随访时间足够长。对不良事件进行了报告，干预组 48 例，对照组 40 例，根据不良事件的严重程度采取了不同的处理措施。

综上所述，本研究样本量较大，采用了前瞻、随机、单盲的设计方法，但未提及随机分配方案的隐藏。采用了 ITT 分析，组间基线资料均衡可比。除了试验措施外，两组未进行其他治疗。随访时间 3 年，且详细记录了不良事件，对研究进行了完整报告。由此可见，该研究设计较为完善，真实可靠。

（二）证据的重要性

研究证据重要性的评价包括干预措施的效应大小和效应值的精确度。

1. 干预措施的效应大小？

常采用相对危险度减少率（RRR）、绝对危险度减少率（ARR）、获得 1 例有利结果需要防治的病例数（NNT）等客观指标。

2. 干预措施效应值的精确度如何？

本研究中，对效应大小与效应值精确度评价的指标没有提及。

（三）证据的适用性

1. 患者的情况是否与治疗研究证据的患者群体相似？

本研究有明确的诊断标准，纳入年龄为 3～5 岁，呼吸道感染诊断标准参照《反复呼吸道感染的临床概念和处理原则》。上述病例中患儿年龄为 4 岁 5 个月，临床诊断为上呼吸道感染，无研究中需排除的其他疾病。患儿年龄、病情、临床情况都与此研究相似。

2. 获得治疗措施的医疗条件如何、患者价值取向如何？

三伏贴在各大中医院的普及率很高，便于治疗。且三伏贴费用较低，患者经济压力较小。患者依从性较好。

3. 治疗措施对患者的收益？

研究表明，干预疗程为连续 3 年，三伏贴可以明显减少小儿患感冒及支气管炎、肺炎次数。

综上所述，对此患儿来说，这项研究的适用性较好。

五、临床决策与后效评价

（一）临床决策

此篇原始研究证据纳入了小儿反复呼吸道感染患者，评价指标为呼吸道感染发病次数、发病天数及有效率，与患儿情况基本相似。在我国，中医院大多普及了三伏贴治疗，且价格较低，绝大多数患者可以承受相应的医疗费用，可保证患者的依从性。基于上述原始研究证据来看，三伏贴对防治小儿反复呼吸道感染疗效确切，治疗疗程以 3 年为宜。但是一方面，治疗周期过长可能降低患者的依从性和信任度。另一方面，尽管此研究说明了三伏贴出现的不良事件均较轻微、可自愈，但是患者可能仍害怕不良事件而拒绝使用。

与患儿及其母亲沟通，充分告知其三伏贴的防治作用及可能出现的轻微不良反应、治疗周期、治疗费用等问题，其权衡利弊后，愿意配合治疗。

（二）后效评价

患儿连续 3 年进行三伏贴治疗后，冬季发作呼吸道感染的次数明显下降。目前患儿及其家属对该治疗效果比较满意，远期疗效进一步观察中。

（李 博 杜 元 周 峰 赵 晨）

第四章　中医药治疗证据的评价与应用

第一节　药物干预类

一、提出问题

问题的提出是解决临床问题的首要条件。在中医临床诊疗实践中，会遇到许多亟待解决的临床实际问题。但是，并非所有的临床问题都能转化为可以通过现代科学研究方法解决的问题。中医药物干预类临床研究问题的选择也不例外。中医药物干预类临床研究问题可能有多种来源，例如：中医医生诊疗实践中遇到的临床问题、阅读文献或指南时发现的临床问题、患者提出的临床问题、前期研究提示的临床问题等。

目前，西医仍是国际上治疗慢性心力衰竭的主要手段。虽然心力衰竭患者的住院病死率明显下降，但是再住院率仍有增加。在我国，中西医结合疗法已被广泛用于慢性心力衰竭的治疗，可以起到中西医优势互补的作用，例如《慢性心力衰竭中西医结合诊疗专家共识》中指出，在西医治疗的基础上，加用中医治疗可以改善慢性心力衰竭患者的临床症状和生活质量、维持心功能、减少再住院率。

芪苈强心胶囊是由黄芪、人参、附子、丹参、葶苈子、泽泻、玉竹、桂枝、红花、香加皮、陈皮等制备而成的已上市中成药。芪苈强心胶囊说明书中的功能主治包括益气温阳，活血通络，利水消肿。用于冠心病、高血压病所致轻、中度充血性心力衰竭证属阳气虚乏，络瘀水停者，症见心慌气短，动则加剧，夜间不能平卧，下肢浮肿，倦怠乏力，小便短少，口唇青紫，畏寒肢冷，咳吐稀白痰等。但是，说明书中并未对急性和慢性心力衰竭有所描述，这给临床医生在临床实践中对芪苈强心胶囊的使用带来困难。

在心力衰竭患者中，慢性心力衰竭患者占有较大比例。网络药理学研究结果显示，芪苈强心胶囊的有效活性成分与治疗慢性心力衰竭的核心靶点具有较好的结合活性。基础研究显示，芪苈强心胶囊可以下调慢性心力衰竭大鼠的水通道蛋白-2 表达水平，调节慢性心力衰竭所致钠、水潴留等。但是在临床实践中，芪苈强模型心胶囊是否可以用于慢性心力衰竭患者的治疗，需要循证医学证据作为支撑。

在检索证据时，一般不对慢性心力衰竭的诊断标准进行限定。理想状况下，为了证明某个中药的疗效，对照组通常设置为安慰剂。考虑到伦理问题，试验组和对照组通常均采用西医常规治疗作为基础治疗。慢性心力衰竭治疗的疗效评价指标包括氨基末端脑利钠肽前体（N-terminal pro-B-type natriuretic peptide，NT-proBNP）、复合心脏事件、心功能分级、6 分钟步行距离等。其中，NT-proBNP 是比较重要的指标。芪苈强心胶囊说明书中并未对疗程进行规定。所以在检索证据时，一般不限定疗程。随机对照试验是确证疗效的金标准。因此在检索证据时，一般首选随机对照试验。

基于上述分析，提出"芪苈强心胶囊是否可以用于慢性心力衰竭患者的治疗"这一临床问题，并以 PICOS 的形式转化为可进行证据检索的科学问题，具体内容如下：

P：慢性心力衰竭患者；

I：芪苈强心胶囊+西药常规治疗；

C：芪苈强心胶囊安慰剂+西药常规治疗；

O：至少包括 NT-proBNP 指标；

S：随机对照试验。

二、检索相关证据

（一）确定检索数据库

目前常用的中文医学数据库包括中国生物医学文献数据库、中国知网、万方、维普等。常用的英文医学数据库包括 PubMed、Embase、Web of science 等。一般情况下，为了防止漏检，还需要检索中国临床试验注册中心、美国临床研究注册中心、Cochrane Central Register of Controlled Trials（CENTRAL）等。

（二）检索策略的制定

根据上述以 PICOS 形式呈现的科学问题，制定所需的检索策略。以 PubMed 数据库为例，具体检索策略如下：

1）（heart adj2 failure*）.tw.；

2）（cardiac adj2 failure*）.tw.；

3）（myocardial adj2 failure*）.tw.；

4）cardiomyopath*.tw.；

5）or/1-4；

6）（Qiliqiangxin or "Qili Qiangxin" or "qi li qiang xin"）.tw.；

7）randomized controlled trial.pt.；

8）controlled clinical trial.pt.；

9）randomized.ab.；

10）placebo.ab.；

11）randomly.ab.；

12）trial.ab.；

13）or/7-12；

14）5 and 6 and 13。

不同的数据库对检索策略的要求可能不同。在具体检索过程中，需要根据实际情况，调整检索策略以满足不同数据库的检索要求。

三、评价证据

通过上述检索，获得多篇符合条件的文献。其中，2013 年有一篇芪苈强心胶囊治疗慢性心力衰竭的多中心、随机、双盲、安慰剂对照临床试验，发表在 *J Am Coll Cardiol* 杂志。考虑到该期刊的学术影响力，以该文为例，从治疗证据评价的真实性、重要性和适用性三个方面，简述中医药物干预类临床研究证据的评价过程。

（一）证据的真实性

1. 研究开始时，试验组和对照组患者是否具有相同的预后？

（1）受试者是否随机分配？ 该试验采用随机分组方法将筛选合格的患者按照 1∶1 的形式随机分配到试验组和对照组。该研究在中国临床试验注册中心的注册信息（注册号为 ChiCTR-TRC-11001478）显示，采用随机数字表进行随机分组。

（2）随机分配方案是否隐藏？ 该研究提及研究药物按照随机序列号顺序粘贴标签。一般情况下，这种做法使得从药物包装上难以辨识试验药或对照药，在一定程度上降低了随机信息在分组时被发现的概率。

（3）是否根据随机分组情况对所有患者的数据进行统计分析？ 该研究在统计分析部分声明采用 FAS 进行数据分析。512 例患者被随机分配到芪苈强心胶囊组和安慰剂组，每组各 256 例。在治疗过程中，芪苈强心胶囊组有 2 例不符合纳入标准，16 例出现不良反应，1 例违反方案，3 例撤回知情同意书，13 例失访，2 例其他原因，最终有 219 例完成试验，244 例纳入 FAS。安慰剂组有 1 例不符合纳入标准，15 例出现不良反应，1 例违反方案，1 例撤回知情同意书，18 例失访，4 例其他原因，最终有 216 例完成试验，247 例纳入 FAS。

（4）试验开始前，组间基线特征的均衡性 该研究在设计时充分考虑了患者的基础病情可能对结果产生的影响，对受试者的年龄、病程、NT-proBNP 的平均值、心功能分级、6 分钟步行距离、明尼苏达心力衰竭生活质量量表评分等进行了比较。结果显示，主要基线特征的组间比较，差异均无统计学意义（$P>0.05$），保证了两组患者的基本特征和基本病情具有可比性。

2. 研究开始以后，试验组和对照组患者是否具有相同的预后？

（1）盲法的设置？ 该研究声明采用了双盲设计，且在中国临床试验注册中心的注册信息显示，对研究者、受试者、结果测量人员进行设盲。

（2）除干预措施以外，患者是否接受了其他的干预措施？ 该研究的试验组给予芪苈强心胶囊，对照组给予芪苈强心胶囊安慰剂，疗程为 12 周。同时，试验组和对照组均允许使用慢性心力衰竭的常规治疗措施。

（3）随访的完整性？ 该研究的样本量估算过程中，脱落率设置为 20%。该研究报告了随访过程中的失访、违反方案等信息，例如本试验中试验组有 13 例发生失访，对照组有 18 例发生失访，最终超过 80% 患者进入了 FAS。

（二）证据的重要性

1. 干预措施的效果有多大？

干预措施的效果可以通过组间疗效指标的比较来评估。该研究将 NT-proBNP 作为主要结局指标，属于客观指标，并进行了三种分析。结果显示，随访 12 周以后，与治疗前相比，芪苈强心胶囊治疗组患者的 NT-proBNP 下降值的中位数为 240.15pg/ml，安慰剂组患者的 NT-proBNP 下降值的中位数为 0.00pg/ml，组间比较差异有统计学意义（$P=0.002$）。与治疗前相比，芪苈强心胶囊治疗组患者的 NT-proBNP 下降程度的中位数为 24.70%，安慰剂组患者的 NT-proBNP 下降程度的中位数为 0.00%，组间比较差异有统计学意义（$P<0.001$）。芪苈强心胶囊治疗组患者的 NT-proBNP 下降程度超过 30% 的人数比例为 47.95%，安慰剂组患者的 NT-proBNP 下降程度超过 30% 的人数比例为 31.98%，组间比较差异有统计学意义（$P<0.001$）。三种分析方法的结果均显示，与安慰剂相比，芪苈强心胶囊能显著降低慢性心力衰竭患者的 NT-proBNP 水平。

次要指标方面，芪苈强心胶囊治疗组的复合心脏事件发生率（4.51%）低于安慰剂组的复合心脏事件发生率（10.93%），差异有统计学意义（$P=0.008$）。治疗 12 周之后，芪苈强心胶囊治疗组中纽约心脏协会心功能分级为Ⅰ、Ⅱ、Ⅲ、Ⅳ级的患者分别占 29.03%、55.76%、15.21%、0.00%，安慰剂组中纽约心脏协会心功能分级为Ⅰ、Ⅱ、Ⅲ、Ⅳ级的患者分别占 11.63%、61.40%、26.51%、0.47%，组间比较差异有统计学意义（$P<0.001$）。

2. 干预措施效应值的精确度如何？

该研究的基线特征分析结果显示，两组患者 NT-proBNP 的标准差和四分位数间距较大。以 NT-proBNP 下降值和 NT-proBNP 下降程度作为结局指标，也显示了较宽的四分位数间距。这些信息提示了该指标在不同患者之间的波动幅度可能较大。所以，该研究也比较了组间 NT-proBNP 下降程度超过 30% 的人数比例，该指标也是临床上普遍认可的指标。结果显示，芪苈强心胶囊治疗组 NT-proBNP 下降程度超过 30% 的人数比例比安慰剂组高 15.97%，且差异有统计学意义（$P<0.001$）。

（三）证据的适用性

1. 患者的情况是否与治疗研究证据的患者群体相似？

该研究的纳入标准中，患者的年龄范围为 18～75 岁，但实际纳入的患者中，芪苈强心胶囊治疗组患者的平均年龄为 56.98 岁，对照组为 57.53 岁。以中老年男性患者居多，与临床实际情况相似。但是，排除标准较为严格，排除了心包疾病、心律失常等所致慢性心力衰竭、心肌炎、不稳定型心绞痛等。所以，该研究结论的外推性可能有一定的局限性。

2. 是否考虑了所有患者的重要结果？

该研究报告了临床上与慢性心力衰竭密切相关的一些常用指标，例如 NT-proBNP、复合心脏事件（死亡、心力衰竭再住院等）、心功能分级、6 分钟步行距离、超声心动图和生活质量。这些指标的分析结果显示，芪苈强心胶囊的疗效优于安慰剂。此外，与安慰剂组相比，芪苈强心胶囊也未增加安全性风险。

3. 获得治疗措施的医疗条件如何？

芪苈强心胶囊是已上市中成药，但属于处方药。当患者确诊为慢性心力衰竭时，可凭医生处方在医院和药店购买。

4. 治疗措施对患者的利与弊

治疗措施对患者的利与弊是一个综合评价的过程，可能涉及有效性、安全性、经济性等多方面。研究者可以通过计算为获得 1 例有利结果需要治疗的患者数（number needed to be treated，NNT）、发生 1 例不利结果需要治疗的患者数（number needed to be harm，NNH）等来评估治疗措施的利与弊。根据该研究结果，当以 NT-proBNP 下降程度超过 30% 的人数比例为结局指标时，NNT=6.26，即：每 6.26 个服用芪苈强心胶囊的患者就可能比服用芪苈强心胶囊安慰剂多产生 1 例 NT-proBNP 下降程度超过 30% 的患者。芪苈强心胶囊治疗组中与药物相关不良事件的发生率低于对照组，提示芪苈强心胶囊具有较好的安全性，所以并未计算 NNH。

5. 患者及亲属对选用治疗措施的价值取向和意愿

患者及亲属对治疗措施的选择往往会受到多种因素的影响。临床决策时，通常会用到治疗措施获益与风险的似然比（likelihood of being helped vs harmed，LHH），用于反映治疗措施给患者带来的获益与风险的比。LHH=NNH/NNT。该研究结果显示，芪苈强心胶囊治疗组 NT-proBNP 下降程度超过 30% 的人数比例高于对照组，且与药物相关不良事件的发生率低于对照组，提示芪苈强心胶囊具有较好的有效性和安全性。所以，并未计算 LHH。尽管如此，在患者和亲属是否选择芪苈强心胶囊作为治疗慢性心力衰竭的药物时，还需要根据患者的经济状况、对中药的偏好、医嘱等做出最终的选择。

第二节　非药物干预类

慢性稳定型心绞痛属于中医"心络痛""真心痛""厥心痛""心痛""胸痹"范畴，其发病主要是由于瘀血、痰浊等邪气滞留于胸中，导致脉络瘀阻而发病。针灸疗法作为中医非药物治疗的一部分，历史源远流长，其主要特点是通过刺激经络腧穴，调节脏腑气血以达到防病治病的目的。目前针灸作为中医特色治疗的外治法之一，是冠心病治疗非常重要的辅助疗法。

一、提出问题

病例讨论：

> 刘某，女，66 岁，高血压病史 23 年，患者 4 年前开始反复出现胸骨后或左前胸压榨性、闷胀性、窒息性疼痛，放射至左肩部，伴轻度胸闷气短，每次持续约 5～10 分钟，休息可缓解，劳累后加重。近 10 天来，感上述症状加重，遂来医院就诊。入院后完善相关检查，诊断为慢性稳定型心绞痛，予以西医常规联合针刺治疗后，症状较前明显缓解（心绞痛发作次数、疼痛程度及持续时间），心电图情况较前改善。患者及家属关心的问题是针刺对于慢性稳定型心绞痛症状改善及预后是否有益。

医生结合患者的情况和现有循证医学证据来回答患者问题，根据 PICOS 原则，将临床问题构建如下：

P：慢性稳定型心绞痛患者；

I：针刺+西药基础治疗；

C：西药基础治疗；

O：至少包括心绞痛发作频率、心绞痛疼痛强度；

S：随机对照试验。

备注：基础疗法：口服阿司匹林肠溶片 100mg，每日 1 次；口服阿托伐他汀钙片 20mg，每日 1 次，睡前服；口服琥珀酸美托洛尔缓释片 47.5mg，每日 1 次。硝酸甘油片 0.25mg，必要时舌下含服。一疗程：针刺每周 3 次，隔日 1 次，共 4 周 12 次。

二、检索相关证据

（一）确定检索数据库

目前常用数据库，中文包括中国知网、维普、万方和中国生物医学文献数据库等，英文包括 PubMed、Cochrane Library、Embase 等。为防止漏检，还需要选择临床试验注册网站，如中国临床试验注册中心、Clinical Trials.gov 等补充检索。

（二）检索策略的制定

依据上述 PICOS 要素提取出本研究所需要的检索词，包括英文：acupuncture、acupuncture therapy、chronic stable angina、angina、stable、randomized controlled trial；中文：针灸疗法、慢性稳定型心绞痛（稳定型心绞痛、心绞痛、冠心病、冠状动脉粥样硬化）和随机对照试验。以 PubMed 为例，其具体检索策略如下：

　　1）angina，stable OR stable angina OR chronic stable angina OR chronic stable angina pectoris〔Title/Abstract〕；

　　2）stable angina pectoris OR angina pectoris〔Title/Abstract〕；

　　3）or/1-2；

　　4）acupuncture OR acupuncture therapy〔Title/Abstract〕；

　　5）electroacupuncture OR manual acupuncture OR dry needle〔Title/Abstract〕；

　　6）acupuncture，ear OR auricular acupuncture〔Title/Abstract〕；

　　7）abdominal acupuncture OR body acupuncture OR needle OR needling〔Title/Abstract〕；

　　8）or/4-7；

　　9）randomized controlled trial OR controlled clinical trial OR randomized clinical trial〔Title/Abstract〕；

　　10）3 AND 8 AND 9。

三、评价证据

　　通过上述检索，初步检索共找到 1216 篇文章。剔除重复文章 554 篇，阅读标题和摘要筛选后，对 192 篇全文进行二次筛选，其中 173 篇因不符合纳入标准而被排除。又有 2 篇文章因数据不可用，且联系作者未收到相应的答复而被排除。最终纳入 17 项研究，包括 1631 例患者。其中 4 项研究比较了针刺与基础治疗，13 项研究比较了针药结合与基础治疗。

　　其中有 1 篇于 2019 年发表在 *JAMA Intern Med* 杂志的针刺作为辅助疗法治疗慢性稳定型心绞痛的多中心、随机、对照临床研究，考虑到该杂志的学术影响力，以该文为例，从治疗证据评价的真实性、重要性和适用性三个方面，简述中医非药物干预类临床研究证据的评价过程。

　　（一）证据的真实性

　　1. 研究开始时，试验组和对照组患者是否具有相同的预后？

　　（1）受试者是否随机分配？　该研究为一项多中心、开放性、随机对照研究，398 例慢性稳定型心绞痛患者被随机分为了循经取穴组（99 例）、他经取穴组（99 例）、假针刺组（101 例）和等待治疗组（99 例）。应用计算机进行中央随机法，按地区分层，研究对象按 1：1：1：1 随机。

　　（2）随机分配方案是否隐藏？　该研究采用了计算机辅助的中央随机法，受试者的入组信息只能通过研究者的手机发送患者基本信息到中央随机的平台才能获取，使研究人员无法提前了解随机分配方案，也无法改变随机过程，从而保证了事先设定的分配顺序。结果分析时比较组间基线可比也反过来证实了随机分配方案隐藏完成比较成功。

　　（3）是否根据随机分组情况对所有患者的数据进行统计分析？　该研究对 404 例受试者进行随机分配，因有 1 例患者诊断有误，3 例患者主要疗效指标缺失，2 例患者违背试验方案，实际随机分配的各组患者为 99 例循经取穴组、99 例他经取穴组、101 例假针刺组和 99 例等待治疗组。治疗和随访过程中，循经取穴组有 8 例脱失，他经取穴组有 6 例脱失，假针刺组有 4 例脱失，等待治疗组有 5 例脱失，结果分析时遵循了 ITT 分析原则。

　　（4）试验开始前，组间基线特征的均衡性　该研究设计时充分考虑了临床试验的复杂性，对临床试验的地区进行了分层随机，明确了研究对象的纳入和排除标准，从而保证了各组的年龄、体重指数（BMI）、病程、家族史等基本特征和患者血清总胆固醇、甘油三酯、血压、空腹血糖、服用抗心绞痛药物、既往治疗急性心绞痛发作药物和经皮冠状动脉介入使用等病情因素具有可比性。

2. 研究开始以后，试验组和对照组患者是否具有相同的预后？

（1）**5 类重要研究参与者（患者、医护人员、数据收集者、结果评价者和数据分析员）是否知道分组情况？** 该研究由于针刺治疗的特殊性无法对实施针刺治疗的医生和等待治疗组的患者设盲，但对三个针刺组（循经取穴组、他经取穴组和假针刺组）的患者实施了盲法，同时对数据收集者、结果评价者和数据分析员采用了三分离原则。

（2）**除了干预措施外，所有受试者是否接受了相同的处理？** 该研究所有患者除研究干预措施以外，均接受了健康教育以及基础用药。基础用药是根据指南的建议所用药，包括β受体阻滞剂、阿司匹林、他汀类药物和血管紧张素转换酶抑制剂。药物治疗的选择是个性化的，考虑到患者的共病情况和药物的不良反应，对阿司匹林过敏的患者可以改用硫酸氢氯吡格雷治疗；当患者不能耐受β受体阻滞剂或改善不足时，使用钙通道阻滞剂。

在急性心绞痛发作情况下，允许患者服用急救药物以缓解不适。根据《中国慢性稳定型心绞痛患者管理指南》提供硝酸甘油或硝苯地平片或速效救心丸，在心绞痛日记中详细记录急救治疗的细节，包括药物名称、给药时间和剂量。若患者使用的急救药物非上述 3 种规定的药物，该患者将被视为违反了试验方案而被剔除。

（3）**随访是否完全？** 该研究治疗周期为 4 周，随访周期较长为 12 周，研究得到了良好的组织和实施，398 例研究对象中仅有 23 例研究对象失访，脱失率小于 15%。

（二）证据的重要性

1. 干预措施的效果多大？

在认可研究结果真实性的前提下，考虑研究结果是否有临床价值。干预措施的效果可以通过组间疗效指标的比较来评估。

该研究将入组第 4 至 16 周患者心绞痛发作频率的变化值作为主要结局指标，基线和 16 周随访之间的心绞痛发作频率差异不是正态分布，对数据进行 Kruskal Wallis 分析，总体显著性水平 $P < 0.05$。研究采用了 ITT 和 PP 分析，结果显示：入组第 4 至 16 周，循经取穴组的心绞痛发作频率显著低于其他 3 组，循经取穴组心绞痛发作频率减少 7.96 ± 5.04 次，他经取穴组减少了 3.89 ± 4.77 次，假针刺组减少了 2.78 ± 6.08 次，等待治疗组减少了 2.33 ± 7.27 次。可见，循经取穴针刺作为抗心绞痛治疗的辅助治疗在缓解心绞痛方面具有显著的效果，也反映了研究结果的重要性，具有一定的临床价值。

2. 干预措施效应值的精确度如何？是否描述了置信区间或 P 值？

研究中为了用样本的统计量去准确估计总体参数，要求样本有代表性。从随机样本中获得的估计值称为点估计值。置信区间（CI）可提供比点估计值更多的信息，可体现研究结果的精确性，置信区间越窄，研究结果的精确性越好。置信区间的宽窄与样本量有关，一般样本量越小，置信区间越宽，反之越窄。置信区间的上下限可解释研究结果的疗效大小和临床意义。

该研究的主要结果为入组第 4 至 16 周患者心绞痛发作频率的变化值，循经取穴组心绞痛发作频率减少幅度最大：与他经取穴组比较，心绞痛发作频率减少 4.07%（95%CI 2.43～5.71，$P < 0.001$），与假针刺组比较，心绞痛发作频率减少 5.18%（95%CI 3.54～6.81，$P < 0.001$），与等待治疗组比较，心绞痛发作频率减少 5.63%（95%CI 3.99～7.27，$P < 0.001$）。研究结果具有精确性。

（三）证据的适用性

1. 患者的情况是否与治疗研究证据的患者群体相似？

考虑研究证据的适用性时，首先要比较文献中的研究对象与患者特征是否相似，研究人群与患者越接近，结果应用的把握越大。

该研究中纳入的患者均确诊为慢性稳定型心绞痛，接受 ITT 分析的 398 名患者中，女性 253 例，男性 145 例，平均年龄 62.6±9.7 岁，病程 54.7±64.8 个月，有家族史 86 例。研究与案例中的患者比较，特征虽不完全相同，但主要特征基本一致，故该文献能用于患者。但另一方面，该研究排除标准较为严格，排除了严重的心衰、心脏瓣膜疾病、心律失常、房颤、原发性心肌病和血压、血糖控制不佳的人群等。所以，该研究结论的外推性可能有一定的局限性。

2. 是否考虑了所有患者的重要结果？

临床研究中除了观察主要结果因素外，还要观察其他次要结果因素，总体考虑，全面分析。例如除了主要关注慢性稳定型心绞痛患者的心绞痛发作频率外，生活质量的改善等也应该受到关注。

该研究报告了临床上与慢性稳定型心绞痛密切相关的一些常用指标，包括心绞痛发作次数、发作程度，6 分钟步行距离，西雅图心绞痛量表，焦虑和抑郁自评得分，还有一个较为客观的心率变异性检测指标。这些指标的分析结果显示，循经取穴治疗组疗效优于其他治疗组，且循经取穴治疗也未增加安全风险。

3. 获得治疗措施的医疗条件如何？

针灸疗法是传统的中医疗法，具有简便效廉的特点。慢性稳定型心绞痛患者可以在医院针灸科室进行相应治疗。

4. 患者及亲属对选用治疗措施的价值取向和意愿

循证医学要求任何医疗决策都要考虑患者的价值观。患者在了解干预措施可能带来的利弊后，应充分表达他们的期望、价值观和选择，双方共同制定医疗决策。若一项好的研究显示疾病预后差或目前缺乏有效的治疗手段，医生有必要告知患者及家属疾病和结局的真实情况，并进行讨论。

该文献的研究对象与案例中的患者很相似，研究结果提示，在抗心绞痛药物基础治疗的基础上，针刺循经取穴作为辅助治疗在缓解心绞痛发作、提高生活质量方面具有显著的效果，优于单独使用抗心绞痛药物治疗。针刺可作为辅助疗法安全用于轻度至中度慢性稳定型心绞痛患者。

第三节　中医药安全性

《中医药发展"十三五"规划》中，国家中医药管理局提出"到 2020 年实现人人享有中医药服务"的目标。在我国 308 家医院进行的药物性肝损伤（25 927 例）调查发现，每年普通人群中药物性肝损伤的发生率至少为 2380/10 万，各类保健品和传统中药是最主要因素，共占比 26.81%。2020 年 12 月，国家药品监督管理局发布《关于促进中药传承创新发展的实施意见》，进一步要求加强中药安全性研究，提出应"建立符合中药特点的安全性评价方法和标准体系"。

一、提出问题

（一）中药注射剂安全性再评价

有效性和安全性是药品的两个基本属性。随着我国中药注射剂的广泛使用，不良事件逐渐增多，其安全性问题逐渐凸显。尤其是在药品上市后，适用范围增大，用药者年龄、体质、遗传、饮食习惯、生活环境等方面差异很大，多种疾病并存，联合用药复杂，药物的反应也千差万别。对使用风险的预知是一个关键问题，以不良反应为重点的综合安全性评估应该是一个必要的先决条件。

中药注射剂是中药新剂型，是中药现代化的标志性成果之一，具有生物利用度高、起效快等特点，已经成为临床治疗疾病的独特手段，在危急重症的治疗中发挥着不可替代的作用。血必净注射液是常用于重型、危重型的全身炎症反应综合征和（或）多脏器功能障碍综合征的中药注射剂。主要成分为红花、赤芍、丹参、川芎、当归，具有化瘀解毒的作用，用于温热类疾病，症见发热、喘促、心悸、烦躁等瘀毒互结表现；适用于因感染诱发的全身炎症反应综合征；也可配合治疗多器官功能障碍综合征的脏器功能受损期。

根据血必净的成分推测，可能的不良反应包括过敏性休克、皮肤损伤和心血管系统损害。截至此次评价的集中监测研究结果发表前，尚无研究系统报道血必净的不良事件/反应。为进一步提高血必净注射剂临床使用安全性，响应国家食品药品监督管理局发布的《关于开展中药注射剂安全性再评价工作的通知》，血必净注射剂安全性再评价工作势在必行。

（二）医院集中监测法

中药注射剂上市后安全性再评价工作多采用医院集中监测法，属于观察性研究，即大样本的非干预观察性研究。是在一定时间和一定范围（一个地区或数个地区的一家医疗机构或数家医疗机构）内，以患者或药品为线索，以住院患者和（或）门诊患者为目标人群，详细记录使用该药品的全部患者用药情况，尤其密切关注不良事件/反应的发生特征、严重程度、发生率、新发不良反应等，研究不良事件/反应发生规律的一种方法。医院集中监测是药品不良反应自愿呈报系统的有益补充，针对上市后的药品进行加强监测，有利于发现药品未知的和非预期的不良反应，并作为药品早期预警系统，可弥补上市前研究的局限性。

（三）科学问题的提出

根据 PICOS 原则的几个方面，对血必净注射液安全性证据进行系统检索，一般不对研究人群、干预措施、对照、结局、时间进行限定。医院集中监测获得安全性信息最为全面。因此在本次检索证据时，首选医院集中监测研究。

基于上述分析，提出"血必净注射液在临床真实医疗环境下广泛使用的安全性如何"这一临床问题，并以 PICOS 的形式转化为可进行证据检索的科学问题，具体内容如下：

P：不限；

I：血必净或血必净+西药常规治疗；

C：不限；

O：不良事件/反应发生率、不良事件/反应特征；

S：医院集中监测。

二、检索相关证据

（一）确定检索数据库

检索药物安全性数据，英文数据库可选择 Cochrane Library、PubMed、Embase 数据库等，中文数据库可选择中国生物医学文献数据库、中国知网、万方、维普数据库等。

（二）检索策略的制定

根据检索安全性目的，提取本次检索时所需的检索词，包括血必净、安全性、不良反应、不良事件、医院集中监测等。以 PubMed 数据库为例，制定所需的检索策略，具体检索策略如下：

1) adverse drug reaction ［Text Word］；

2) adverse event ［Text Word］；

3）safety［Text Word］；

4）or/1-3；

5）xuebijing or "xue bi jing" or "Xue Bi Jing"［Text Word］；

6）hospital intensive monitoring 　［Text Word］；

7）4 and 5 and 6。

检索了建库至今所有的相关文献。在具体检索过程中,可根据各数据库表达形式调整检索策略。

三、评价证据

通过上述检索,获得一篇发表在 *Ann Transl Med* 杂志,基于 93 家医院 31 913 例患者的医院集中监测进行的血必净注射液不良反应的真实世界研究。以该文为例,从治疗证据评价的真实性、重要性和适用性三个方面,简述中医药安全性临床研究证据的评价过程。

（一）证据的真实性

1. 该研究是否进行了研究注册?

在监测研究前,通过医学伦理委员会审批,在中国临床试验注册中心（Chinese Clinical Trial Registry,ChiCTR）注册,注册号为 ChiCTR-OCS-13003574。监测结束后,监测结果上传至所注册网站。可证明监测过程的透明度,提高监测结果的认可度,减少报告及发表偏倚。

2. 数据是否完整? 是否有完善的数据监测管理?

共纳入了来自 93 家医院的 31 913 例患者,男女比例均衡,患者年龄主要集中在 15～59 岁,民族主要为汉族,证实研究完整真实。在随访过程中,未有患者失访。为确保监测药物与不良事件关联性评价的准确性,由 6 名中医专家和 1 名具有高级专业岗位的不良反应专家组成关联性评价专家小组。讨论了不良反应（疑似不良反应）的原因,并评估了不良反应的概率。使用乌普萨拉监测中心法描述了因果关系。

作者中有独立的第三方专业医学统计人员,可制订统计计划,参与从监测设计、实施至分析总结的全过程。根据监测目的利用适当的统计分析方法对数据进行合理分析,并提供统计报告。

（二）证据的重要性

1. 是否根据前期调研设计试验?

在撰写本书时,与课题组取得联系,采访得知为了有针对性地开展前瞻性临床集中监测研究,优化顶层设计,课题组在开展集中监测研究前,开展文献研究的基础性工作。

2010 年 7 月至 2013 年 2 月,天津市药品不良反应监测中心在天津市部分医院对血必净注射液进行了安全性再评价,监测了 3211 例患者的用药情况,发现不良反应 1 例,主要症状为胸闷,占总例数的 0.31%,属于罕见不良反应。文献显示不良反应在用药 30 分钟内多发,需密切观察。

根据调研信息,设计医院集中监测研究,全面了解血必净注射液的临床安全性,重点关注了不良反应发生程度、发生时间、超说明书用药（超适应证范围、滴速过快、超剂量用药）、联合用药、罕见不良事件,以及其他相关危险因素等情况。

2. 研究是否可回答血必净安全性问题?

该研究通过对大样本人群的集中监测,发现未知或罕见不良反应,明确血必净注射液不良反应类型和发生率;分析血必净注射液不良反应相关危险因素,包括浓度、滴速、合并用药、病情和特殊人群/体质等因素,综合评价其安全性,进而指导临床合理用药,为企业制订风险管理计划提供依据,实现血必净注射液安全性问题"可知、可控",使用药风险最小化。

（三）证据的适用性

1. 监测的人群是否有代表性？

该研究选择全国共 93 家中、西医院作为集中监测点，包括天津、江苏、湖北、安徽、广州、重庆、云南、广西、内蒙古、辽宁、山东等地，均衡了地域、级别、类别、条件和数量，并选择医院信息系统完备的医疗机构。人群信息主要来自监测表和医院信息系统、实验室数据，覆盖可能出现的不良事件的人群。

2. 监测的时点是否有代表性？

由于患者病情不同，接受血必净注射液的疗程由临床负责医师确定。在治疗期间，需每天记录不良事件发生情况；治疗结束后随访 1 周，以观察迟发性不良反应。随访分主动随访和被动报告两种方式：主动随访，即医师 1 周后电话随访患者；被动报告，即告知患者一旦发生不良事件，需立即报告医生。该检测时点的设定，覆盖可能出现不良事件的时点。

3. 监测的内容是否有代表性？

用药期间的药品使用情况、患者信息均需详细记录，包括：药品名称、生产批次、用法、用量、疗程、合并用药、治疗方案的变更、患者疾病、嗜好等信息；患者、家属或医护人员报告的任何不良事件均须记录，包括不良事件特征、发生时间、消失时间、处理措施及转归等信息。不良事件相关信息由临床观察员记录到安全性监测病例报告表中。监测的内容涵盖可能出现不良事件的基本因素。

此研究结果发现，血必净不良反应与溶剂（$P=0.149$）、给药途径（$P=0.640$）或剂量（$P=0.743$）等因素之间无显著相关性。与冲洗注射器（$P<0.0001$）、滴速过快（$P=0.019$）有显著相关性。建议按照药品使用说明书合理使用，以防止药品不良反应的发生。此次研究结果对于指导临床应用有一定适用性。

（赵　凌　翟静波　陈　姣　郑　蕊　陶立元）

第五章　中医药康复证据的评价与应用

第一节　药物干预类

一、提出问题

脑卒中是导致人类死亡与残疾的全球性重大疾病之一，高居我国居民致死因素之首，给国家造成了巨大的疾病和经济负担。急性缺血性脑卒中（acute ischemic stroke，AIS）是常见的卒中类型，即大脑某区域突然出现血液供应障碍从而造成脑组织发生不可逆损伤，导致该区域神经功能的缺损。近年来 AIS 院内早期干预等综合防治体系不断丰富完善，尤其在血管再通治疗，包括静脉溶栓、血管内治疗、高危非致残性卒中早期双重抗血小板治疗等方面取得了长足进展。然而由于时间窗窄、血管再通率低、禁忌证严格等原因，实际受益于血管再通治疗的患者数量有限。抗血小板聚集治疗也存在一定的局限性，由于药物的相互作用以及基因多态性等原因，存在抗血小板药物不耐受及低反应性人群，以及使用过程中出现不良反应，包括呼吸道胃肠道出血、过敏等，限制了抗血小板药物的广泛应用。同时脑卒中的发病机制复杂，可启动诸多环节，涉及兴奋性氨基酸的毒性作用、免疫异常、缺血-再灌注损伤等时间和空间级联反应，需要采取综合治疗措施。卒中康复是康复医学体系中最重要的内容之一，促进 AIS 患者神经功能缺损的恢复，寻找新的治疗方法和更新现有的循证证据具有重要临床价值。

血小板活化因子（platelet activating factor，PAF）在 20 世纪 70 年代就被法国免疫学家雅克·本维尼斯特所发现。它是一种具有激活血小板作用的内源性脂质因子，可以促进血小板的聚集，对心脑血管疾病的发生发展具有极为重要的作用。PAF 受体拮抗剂（PAF receptor antagonist，PAFRA）可以拮抗或阻断 PAF 与受体结合，阻止 PAF 发挥生物学效应，因此对心脑血管等疾病的预防和治疗具有显著疗效。尽管阿司匹林在治疗和预防 AIS 方面的有益作用是众所周知的，但因为阿司匹林的环氧合酶抑制作用不能抑制血小板对体内所有血栓形成刺激的反应性，故其抗血小板作用有限。此外相关研究表明，PAF 可以独立于环氧合酶途径激活血小板，这意味着 AIS 患者由 PAF 诱导的血小板聚集不能被阿司匹林所抑制。而与以往的抗血小板药物相比，PAFRA 具有不同的抗血小板作用机制，对血小板具有体外和体内的选择性，并具有多种抗炎和神经保护作用。根据其来源，PAFRA 可分为天然和合成两大类。天然 PAFRA 主要来源于自然界中植物、微生物的代谢，已在临床上广泛应用；合成类 PAFRA 目前主要处于基础研究阶段。

天然植物来源的 PAFRA 已被广泛应用于 AIS 的治疗。近年来，越来越多的研究表明 PAFRA 是缺血性脑血管疾病有效的治疗措施，新的临床问题也随之提出，"天然植物来源的 PAFRA 治疗 AIS 患者的疗效和安全性如何？"，我们以 PICOS 的形式将其转化为可进行证据检索的科学问题，具体内容如下：

P：发病 7 天内经 MRI 或者 CT 明确诊断为 AIS 的患者；

I：单独使用天然植物来源的 PAFRA 相关制剂或联合使用指南推荐常规治疗，包括抗血小板聚集、危险因素控制和适当的康复治疗等；

C：安慰剂或者指南推荐常规治疗；

O：主要结局指标为改良 Rankin 量表（modified Rankin scale，mRS）评分。次要结局指标为神经功能缺损评分，采用美国国立卫生研究院卒中量表（National Institute of Health Stroke Scale，NIHSS）评分和不良事件（adverse events，AEs）；

S：随机对照试验。

综上所述，将初步提出的问题按照 PICOS 原则细化为"基于结局指标包含 mRS 和 NIHSS 评分的、对照组为阳性对照或是安慰剂对照的随机对照试验，分析天然植物来源的 PAFRA 治疗 AIS 患者神经功能恢复的有效性和安全性"。

二、检索相关证据

（一）确定检索数据库

在没有语言限制的情况下，系统检索中文期刊数据库中国知网、万方数据知识服务平台、维普中文科技期刊数据库和英文期刊数据库 PubMed、Cochrane Library、Medline 及 Embase 数据库，同时检索中国临床试验注册中心和美国临床研究注册中心以确定正在进行、最近完成以及完成未发表的研究。另外，手工检索相关资料。

（二）检索策略的制定

中文检索词主要为银杏内酯、银杏内酯二萜内酯、银杏叶提取物、穿心莲内酯、雪松醇、软毛青霉素、卒中、脑梗死、脑缺血、脑血管病、急性缺血性卒中、中风、随机对照试验等。英文检索词主要为 Ginkgolide，Ginkgo biloba extract 761，Ginkgolide diterpence lactone，Puberulins，Andrographolide，Cedarol，stroke，cerebral infarction，lacunar infarction，cerebral ischemia，cerebrovascular disease，acute ischemic stroke，randomized trial 等。

三、评价证据

通过执行上述检索策略并对检索结果进行筛选，共有 15 篇文献纳入本研究。其中，有一篇文献于 2021 年发表在 *CNS Neurosci Ther* 杂志上，具有一定的代表性，故选择该文献，从真实性、重要性和适用性三个方面进行深入阐述。

该文献内容是关于银杏内酯注射液治疗缺血性脑卒中的多中心、双盲、随机对照试验。银杏内酯注射液为无色或浅黄色澄明液体，主要成分为银杏叶中的活性成分提取物，包括白果内酯、银杏内酯 A、银杏内酯 B 和银杏内酯 C 等。其作用为活血化瘀、通经活络，常用于瘀血阻络所致的缺血性脑卒中。

（一）证据的真实性

1. 研究开始时，试验组和对照组患者是否具有相同的预后？

（1）受试者是否随机分配？　该试验的所有受试者在签署知情同意书后，全部按照 1∶1 的比例随机分配到试验组和对照组。该试验在中国临床试验注册中心的注册信息

（ChiCTR-IPR-17012310）显示随机方法为区组随机，使用 SAS 9.4 软件产生随机编码。

（2）随机分配方案是否隐藏？ 该试验用 SAS 9.4 软件产生随机编码，所选择的区组长度和随机初值种子参数等作为保密数据一起密封在盲底中。

（3）是否根据随机分组情况对所有患者的数据进行统计分析？ 该试验采用 FAS，共计纳入了 936 名患者，试验组 463 名，对照组 473 名。其中试验组失访 35 名，依从性过低剔除 12 名，使用联合用药剔除 2 名。对照组失访 32 名，依从性过低剔除 4 名，卒中复发剔除 6 名。纳入 FAS 分析集的患者中 847 名患者完成了随访。按照随机对照试验报告规范（consolidated standards of reporting trials，CONSORT）的建议，在流程图或是结果部分应该明确失访的具体原因，该试验报告并未提及，因此可能在一定程度上会影响该试验结果的可信度。

（4）试验开始前，组间基线特征的均衡性 该试验明确罗列出了 936 名患者在随机化时的基线特征，包括年龄、性别、种族、从发病到随机化的时间、随机化时的 NIHSS 评分、血压、血糖、病史、颅内动脉狭窄的程度和位置共 9 项内容。相比其他经典研究，或可以进一步增加吸烟史、影像学特征，提高基线特征完整度。

2. 研究开始以后，试验组和对照组患者是否具有相同的预后？

（1）盲法的设置？ 该试验采取双盲法，对受试者和试验实施人员采取盲法，由生物统计学家在电脑上采用 SAS 9.4 统计软件，按试验组比对照组 1∶1 的比例，用随机化方法产生随机编码，所选择的区组长度和随机初值种子参数等作为保密数据一起密封在盲底中。根据此随机数由与本试验无关的人员对药品进行编码，各临床研究中心按分配的药物编号、按病例入选次序依次使用。盲底一式两份分别封存在医院和制药公司。

（2）除干预措施以外，患者是否接受了其他的干预措施？ 该试验排除了 2 名使用方案外抗血小板药物的患者，其余患者均接受方案内的治疗即试验组每日给予口服阿司匹林 100mg 联合静脉注射银杏内酯注射液 10ml，连续 14 天；对照组每日给予口服阿司匹林 100mg 联合注射安慰剂，连续 14 天。

（3）随访的完整性？ 随访受到许多因素的影响，比如试验周期的长短、患者依从性的高低、随访方式、随访时间等。该试验在样本量计算时预设了 20% 的脱落率，试验结果报道了失访、违规联合用药等原因造成的病例脱落，其中试验组失访 35 名，对照组失访 32 名，最终完成试验共计 847 名患者，占纳入总数 936 名患者的 90%，优于预设值。

（二）证据的重要性

1. 干预措施的效果有多大？

试验组与对照组结局指标的差异可以评估干预措施的效果。该试验的主要结局指标为随机分组后第 28 天的卒中复发率和死亡率。复发性卒中被定义为随机分组 24 小时后或 NIHSS 评分增加 >4 分后的指标事件（缺血性或出血性）。缺血性卒中被定义为急性脑或视网膜的局灶性梗死，临床或影像学证据显示梗死持续 24 小时或更久，或现有局灶性神经功能缺损迅速恶化，NIHSS 评分增加 >4 分。出血性卒中被定义为急性发作的脑实质或蛛网膜下腔出血并伴有相关的神经症状。

次要结局指标包括随机分组后第 14 天和第 28 天通过 NIHSS 评分测量的临床症状的改善情况；随机分组后第 28 天通过 mRS 评估的功能结果。

主要和次要结局指标均为客观指标。在试验组的 463 例患者中没有观察到主要结局，但在对照组 473 例患者中观察到 6 例患者在发病 28 天内复发。这两组患者中均未发生死亡结局，银杏内酯与颅内动脉狭窄患者卒中复发率较低相关（0/463 vs. 6/473，非事件指数风险比 1.013，95%CI 1.003～1.023，P=0.031）。

在第 28 天的随访中，该试验还获得了试验组 414 例（89.4%）患者和对照组 433 例（91.5%）

患者的 NIHSS 和 mRS 评分。在试验组 78.2%（362/463）的患者和对照组 76.5%（362/473）的患者中观察到良好的结果（mRS≤2）。银杏内酯的使用与良好的结果之间存在相关性（RR 1.492，95%CI 1.013～2.198）。通过 NIHSS 测量的神经功能缺损也有类似的改善趋势。mRS 的分布显示，与对照组相比，试验组的患者更可能有更好的功能结局。

2. 干预措施效应值的精确度如何？

该试验中两组均未出现死亡病例，卒中复发率试验组和对照组的结果为 0/463 vs. 6/473，非事件指数风险比 1.013，95%CI 1.003～1.023，差异有统计学意义（P=0.031）。次要结局指标中 NIHSS 评分改善试验组为 3.73±2.24 分，对照组为 3.36±2.28 分，RR 值为 0.370，95%CI 0.071～0.681，且 P=0.016。次要结局指标 mRS 评分≤2 的患者为试验组 362/463（78.2%），对照组 362/473（76.5%），RR 值为 1.492，95%CI 1.013～2.198，P=0.042。

（三）证据的适用性

1. 患者的情况是否与治疗研究证据的患者群体相似？

该试验的纳入标准是：①年龄＞18 周岁；②符合缺血性脑卒中诊断标准；③磁共振血管成像（magnetic resonance angiography，MRA）或计算机体层血管成像（computed tomographic angiography，CTA）显示动脉粥样硬化所致颈动脉、大脑前动脉、大脑中动脉、大脑后动脉或椎-基底动脉狭窄；④发病 72 小时内；⑤NIHSS 评分＞3 分且≤25 分；⑥首次发病，或既往发病未留相关严重后遗症；⑦自愿签署知情同意书。实际纳入年龄整体为 64.2±10.4 岁，试验组为 64.31±10.68 岁，年龄范围为 57～71 岁，≥70 岁的患者有 144 名，占比 31.10%。对照组 64.12±10.40 岁，年龄范围为 58～71 岁，≥70 岁的患者有 142 名，占比 30.02%。以中老年男性为主要群体，共计 599 名，占比 63.99%，符合临床中的实际情况。另外该试验含有多项排除标准：①短暂性脑缺血发作患者；②已进行或计划进行溶栓治疗患者；③影像学检查有脑出血患者；④脑梗死后脑出血及脑动脉炎患者；⑤由脑肿瘤、脑外伤、脑寄生虫病、风湿性心脏病、冠心病及其他心脏病合并房颤引起的脑栓塞患者；⑥谷丙转氨酶（ALT）、谷草转氨酶（AST）≥正常值上限的 2 倍，肌酐（Cr）≥正常值上限 1.5 倍患者；⑦有出血倾向，3 个月内发生过严重出血，血小板（PLT）小于正常值范围下限或活化部分凝血活酶时间（APTT）大于正常值上限 3 秒以上患者；⑧使用双抗治疗患者；⑨对银杏类药物、乙醇、甘油过敏或过敏体质患者；⑩有妊娠计划、妊娠和哺乳患者；⑪近 1 个月参加其他临床研究患者；⑫研究者认为不适宜参加该临床研究的患者（如精神、神志异常者等）。这可能在一定程度上影响该试验结果的外推性。

2. 是否考虑了所有患者的重要结果？

该试验的疗效指标为 NIHSS 评分和 mRS 评分，二者均为国际公认的脑卒中功能恢复评价指标。试验结果中，试验组在二者中的数据均优于对照组。试验组与对照组均未发生死亡，对照组中 6 例复发卒中，试验组中没有复发。安全性结果方面试验组中 159 名患者出现不良事件（159/463），对照组有 171 名患者发生不良事件（171/473）。试验组中有 5 名患者发生严重不良事件，对照组中有 3 名，但银杏内酯的使用和严重不良事件无显著相关，且对照组中发生 1 例颅内出血需要注意。

3. 获得治疗措施的医疗条件如何？

该试验药品银杏内酯注射液为上市处方药品，需要遵循医生处方，在医生指导下按照该药适应证使用。

4. 治疗措施对患者的利与弊

治疗措施的利与弊并不是一个单方面单角度的考量，而是多层次多角度的综合审评，涉及有效性、安全性、药物经济学评价等多方面。研究者可以通过计算 NNT、NNH 等来评估治疗措施的利与弊。该试验中试验组不良事件发生率低于对照组，该试验 NNT=1/（对照组发生率-试验组发生率），即 NNT=1/（171/473-159/463）。计算可得，该试验 NNT≈55.21，向上取整为 56，表示用安慰剂治疗 56 例患者将比用干预措施治疗多发生 1 例不良事件，因为是安慰剂对照所以该值为净效应值，可解释为避免 1 例不良事件发生需要治疗 56 名患者。试验组中与药物相关不良事件的发生率低于对照组，提示试验组具有较好的安全性。

5. 患者及亲属对选用治疗措施的价值取向和意愿

治疗效果的考量、医生的建议、医院的医疗水平以及自身的家庭经济情况等诸多原因都会影响患者和家属对于治疗措施的价值取向和意愿。临床决策时，各选备干预措施的药物经济学评价是一个重要的参考因素，简单来说，在相同的预期治疗效果下，人们往往愿意选择经济性更为适用的干预措施。在药物经济学中有一个概念，即增量成本效果比（incremental cost effectiveness ratio, ICER），其含义为单位增量健康结果所需要付出的增量成本。如果用质量调整生命年（quality-adjusted life year, QALY）来表达健康结果，那么 ICER 的含义就是"每多获得一个 QALY，需要支付多少增量成本"。比如，一项关于银杏二萜内酯葡胺注射液治疗缺血性脑卒中的药物经济学评价中给出其计算结果，ICER 分析结果显示，试验组相对于对照组 NIHSS 评分 ICER 为 4391，即与对照组相比，试验组 NIHSS 评分降低 1 分需要多花费 4391 元；改良 Rankin 评分 0～1 分的患者增加 1% 需要多花费 672 元；卒中后抑郁障碍改善率增加 1% 需要多花费 641 元；卒中后焦虑障碍改善率增加 1% 需要多花费 488 元。这些计算结果可以更为客观直接地展现干预措施经济学考量，以便于患者选择和临床医生对天然植物来源 PAFRA 的决策。

本文所选试验中并未提及患者相关的直接成本和间接成本，故不能计算 ICER，但是药物经济学评价仍然是影响患者和亲属对治疗措施选择的重要一环，也是评价干预措施的关键方面。希望研究者在试验设计和执行中能够在保证试验质量的前提下记录试验中的各项费用，比如直接医疗成本紧急救护费、药品费、检查费、化验费、床位费、治疗费以及其他费用，直接非医疗成本交通费，间接成本患者工资损失和陪护家属工资损失等。这些信息有助于综合评价试验中的干预措施。

现代医学为了更好地服务于患者，需要医生多方面了解治疗措施。中医药领域治疗措施的组成成分复杂，许多药物的有效性和安全性亟待新证据产生，因此应用天然植物来源 PAFRA 治疗 AIS，医生应谨慎地进行临床决策。中医自古以来强调"一人一方"的个体化精确诊疗，与以患者为中心的循证医学思想不谋而合，未来期待更多天然植物来源 PAFRA 可以助力 AIS 患者康复获益。

第二节　非药物干预类

中医康复是指在中医学理论指导下，针对残疾者、老年病、慢性病及急性病后期患者，通过采用各种中医药特有的康复方法及其他有用的措施，以减轻功能障碍带来的影响，使患者重返社会。《"健康中国 2030"规划纲要》将非药物疗法纳入国务院的工作议程，非药物疗法是与药物疗法相对而言的一种独特的治疗疾病方法，诞生于自然，有着悠久的历史，是中国及世界医学体系的重要组成部分。已经形成较完善体系的非药物疗法有 300 余种，其中针灸、气功、按摩、推拿、刮痧、拔罐、心理、饮食、各种理疗和治疗仪器等在中医康复领域得到了广泛的应用。在现代医学中，以非药物疗法作为辅助疗法，在某种程度上对缓解患者病症的痛苦，提高生活质量，促进患者回归社会，维持身心平衡发挥着重要作用。对于非药物疗法在中医康复中的量效关系及效应机制研究仍有较大的发展空间，也是我们后期深入探索的方向。

一、提出问题

> 病例讨论：
>
> 　　王某，男，60 岁，高血压病史 20 年，1 周前突然出现胸部疼痛，主要部位为心前区，呈闷痛。入院后完善相关检查，诊断为急性下壁、前壁心肌梗死，行经皮冠状动脉介入术（percutaneous coronary intervention，PCI）治疗，术后病情及生命体征稳定，Killip Ⅰ级，现患者情绪低落，易感疲劳，术后 24 小时康复介入。患者及家属想了解术后是否能进行太极锻炼。

　　基于以上临床病案，患者及家属关心的问题是手术后抑郁及康复问题。如何为患者制订合理的康复计划以提高患者的生活质量，促进机体功能的恢复？医生结合患者的情况和现有证据，借助循证医学的模式来回答患者问题。患者及家属想要了解开展何种康复手段以促进 PCI 术后康复。对于 PCI 术后康复太极是否有益，根据 PICOS 原则，将临床问题构建如下：

　　P：PCI 术后患者；

　　I：常规疗法+太极；

　　C：常规疗法；

　　O：焦虑评分、抑郁评分、生活质量等；

　　S：随机对照试验。

二、检索相关证据

（一）确定检索数据库

　　首选循证知识库（summaries 类数据库），如 UpToDate、Best Evidence、Clinical Evidence、DynaMed；再选非 summaries 类数据库，如 PubMed、Embase、中国知网、中国生物医学文献数据库。

（二）检索策略的制定

　　依据 PICOS 要素确定检索词，Tai chi、Tai Ji、Chinese exercise、cardiac rehabilitation、PCI、percutaneous coronary intervention、coronary atherosclerotic cardiopathy、HAMA、SAS、SF-36 等。以 PubMed 为例构建检索策略：（coronary atherosclerotic cardiopathy［tiab］ OR coronary atherosclerotic heart disease［tiab］OR angina［tiab］）AND（PCI［tiab］OR percutaneous coronary intervention［tiab］OR PTCA［tiab］）AND（Tai chi［tiab］OR Tai Ji［tiab］OR Chinese exercise［tiab］）AND（cardiac rehabilitation［tiab］）。

　　通过循证知识库，输入相关检索词进行检索，在 UpToDate 中相关专题"冠心病患者心脏康复的指征、疗效和安全性"提及 PCI 术后心脏康复可改善危险因素、运动能力、对二级预防治疗的药物依从性以及生存率，定期锻炼和提高身体素质均可降低冠状动脉事件和冠状动脉性死亡的风险。然而专题中未提及太极对于 PCI 术后心脏康复的具体作用，我们进一步检索非 summaries 类数据库，检索相关的系统评价 1 篇，文中纳入 6 项研究，682 名患者，证据结果显示运动与减少心源性死亡、心肌梗死复发、重复 PCI、冠状动脉旁路移植术（CABG）或再狭窄没有明显关联。与对照组相比，运动组在复发性心绞痛、总运动时间、ST 段下降、心绞痛和最大运动耐量方面表现出更大的改善。

　　检索太极应用于 PCI 术后心脏康复随机对照试验 6 项，最近 1 项研究结果显示 PCI 术后患者采用常规干预联合 24 式太极拳能改善患者焦虑及抑郁状态，提高生活质量。另外 5 项研究表明在西医常规治疗基础上，太极拳联合八段锦序贯运动方案较空白运动对照组，能显著改善 PCI 术后患者心功能指标，提高运动耐力，缓解临床症状和焦虑情绪，提高患者的生存质量。

三、评价证据

寻找证据后，收集到相关的资料，我们需要进一步考虑研究证据的真实性、重要性和适用性，选取发表在 *Front Physiol* 杂志的 1 篇文章为例描述证据的质量评价。与其他评价证据类似，康复证据从真实性、重要性和适用性三个维度进行全面评价。

（一）证据的真实性

所谓真实性是衡量一项研究能够反映真实情况的程度。评价的真实性分为内部真实性和外部真实性。康复证据的真实性常指内部真实性，影响一项研究内部真实性的主要因素是研究设计的种类和研究中的各种偏倚。评价康复证据的真实性的最好研究设计类型是随机对照试验。该设计对临床疗效有很高的论证强度，能真实反映治疗措施的临床疗效。但这种研究设计往往局限于合格的研究对象，对整个疾病而言存在一定的局限性。而且伦理学要求高，实际工作中较难实现。故临床上很多疗效评价因无法满足上述条件无法实施随机对照试验，而采用其他研究方法，如病例分析、非随机对照研究、比较效果研究等。但无论哪种设计都必须保证其研究结果的真实性。

1. 研究开始时，试验组和对照组的受试者是否具有相同的预后？

（1）受试者是否随机分配？　患者对康复的反应不仅受康复措施影响，还与其他因素如年龄、性别、疾病的严重程度、术后状态和并发症，以及一些未知但可能影响结果的因素有关。为得到真实的研究结果，试验组（太极组）和对照组中除研究的治疗因素外，受试者临床特征、预后和其他因素的分布应该均衡，有可比性。

受试者随机分组是指研究对象不以研究人员或研究对象的主观意愿为转移，而是将合格的对象用随机化的方法分入试验组或对照组。每一名研究对象进入任何一组都有同等的机遇。随机分配避免了主观因素的干扰，有效降低了选择性偏倚，最大限度地保证了组间的可比性。

该研究交代为单盲的随机对照试验，根据入组患者的入院顺序进行编号，采用计算机生成的随机数字表进行随机分组。

（2）随机分配方案是否隐藏？　分配隐藏是指研究人员不知道受试对象的分组方案，避免各种人为因素影响到分组的随机化、干预措施的实施、治疗效果的观察等。随机分配方案的隐藏可以避免选择性偏倚，保证组间基线的可比性。若无法做到随机分配方案的隐藏，则无法保证研究人员遵循随机分配方案进行操作，无法保证在后面的实施阶段中保持公正，这样会夸大或缩小治疗作用。

该研究中提及"分配隐藏"，未描述分配隐藏的具体实施，故不能对此进行判断。

（3）是否根据随机分组的情况对所有受试者进行结果分析（是否采用 ITT 分析）？　理想情况下，所有受试者都应纳入最后的结果分析。但并非所有的受试者都能按照研究方案的规定顺利接受最后的结局测量。受试者从入组到试验结束的各个环节都有可能退出或失访。例如依从性差的受试者可能因为药物剂量、观察疗效、副作用大等原因而退出治疗。若分析时排除那些不依从的受试者，必然破坏原来的随机化原则和基线的可比性，影响结果的真实性。

评价随机对照试验文献时，也要注意其是否真正遵循了 ITT 分析原则分析结果。ITT 分析可防止预后较差的患者在最后分析中被排除，可保留随机化分配的优点，即两组可比性，使结论更可靠。相对于 ITT 分析，PP 分析是纳入那些完全遵循方案完成研究的对象，进行疗效的统计分析，需剔除失访者的资料。临床试验中，常因疗效不佳或药物不良反应而造成患者不依从，PP 分析时剔除了那部分人群，不但破坏了研究前设置的组间可比性，还会过高地估计治疗结果。ITT 分析结果通常需要与 PP 分析结果结合解读。

　　该研究纳入 70 例患者，每组各 35 人，其中试验组有 5 例患者参加太极拳练习的时间少于预期时间的 80%，并记录为"退出"，对照组有 4 例患者拒绝配合未完成的指标收集。最终 61 例患者完成了所有的干预措施和数据收集，其中 30 例患者来自试验组，31 例患者来自对照组。在数据统计分析时，采用 PP 分析，但是根据文献报道，并无干扰和沾染情况发生。

　　（4）试验前组间基线情况是否一致？　　随机化的一个重要目的是保证研究开始时所有影响结果的因素在各组间可比，即基线平衡，以便在相似的基线条件下考察干预措施对结局指标的真实影响。但当样本量较小时，可能会发生随机化后某些基线因素组间不平衡，甚至基线指标在组间存在统计学差异，这是机遇造成的，不代表随机化做得不好。但分析时要判断这个因素对结果是否有重要影响。若该因素与结果关系较大，应采用统计方法进行校正，以保证结果的真实性。好的研究在设计阶段就考虑了对重要影响因素的平衡。

　　该研究通过使用倾向评分匹配对基线参数进行差异调整，以减少可能的混杂因素和收集偏差的影响。两组受试者基本特征如年龄、性别、BMI、焦虑、抑郁数及压力评分的统计学差异无统计学意义，$P > 0.05$，确保基线可比性。

　　2. 研究开始后，试验组和对照组的受试者是否具有相同的预后？

　　（1）5 类重要研究参与者（患者、医护人员、数据收集者、结果评价者和数据分析员）是否知道试验组和对照组的分组情况？　　研究过程中研究分组信息应对研究参与者保密，做到盲法。盲法指受试对象、试验实施者和结果测量者均不知道受试对象分在何组，是一种避免实施偏倚和测量偏倚的措施。对受试对象、试验实施者和结果测量者三者之一实施盲法，称为单盲；对其中两者实施盲法，称为双盲；对三个环节均实施盲法即为三盲。对于主观性指标，最重要的环节是对结果测量者和受试对象实施盲法，对于外科性和针灸类试验，因施术者无法施盲，对受试者和测量者施盲就尤为重要。若对统计分析人员施盲，避免了数据在分析过程中出现人为因素影响，此为四盲。

　　若受试者知道干预措施的分组，试验组的受试者心理上会加强治疗效果，而对照组由于是安慰剂或空白组会产生负性情绪。若执行干预措施的临床医生知道分组情况，可能会影响到他的临床实践，或可能对试验组受试者更为关注，有过多的行为暗示。若数据测量者知道具体受试者的分组情况，很有可能对试验组的受试者希望记录到阳性表现，特别是主观测量指标更容易掺杂测量者的主观意识。

　　该研究描述该试验为单盲，即对受试者施以盲法，入组的患者不知道自己的分组。

　　（2）除干预措施外，所有受试者是否接受了相同的处理？　　为了保证组间结局指标的统计学差异是单纯因干预措施所致，理论上要求受试者仅接受既定的干预措施，其余治疗措施不能干扰试验结果。康复研究中，受试者除接受规定的康复方案外，还会关注是否采用了其他有效康复措施。常见的偏倚有两类：①沾染（contamination），即对照组患者意外地接受了试验组的治疗措施，人为地夸大了对照组的疗效，降低了试验组和对照组之间的疗效差异；②干扰（co-intervention），指除干预措施外，试验组或对照组的研究对象额外接受了类似试验措施的其他处理，从而人为地影响试验措施的疗效，改变了组间疗效的差异。这在非盲对照试验中容易出现，临床研究中要准确记录合并治疗的情况。

　　该研究中，试验组在常规干预的基础上加上太极锻炼，对照组则为常规干预，两组的基础治疗一致，组间无沾染与干扰。

　　（3）随访是否完全？　　从时间上看，干预措施应该累积足够长的作用时间才能产生稳定的干预效果。如果随访时间不够，真实的临床效果则很难充分显示，其研究结果难以运用于临床。但是若随访时间过长，临床试验将很难保证受试者的依从性，失访率会增加，增加投入成本。因此，判断随访时间是否充分，需要评价者具有相关的专业知识背景和经验。

为了获得理想的研究结果，所有受试者都应该完成整个临床试验并取得相关数据。但实际上由于种种原因，部分受试者无法完成试验或者研究者不能获得相关数据，这种情况称为失访，特别是那些治疗时间和随访时间较长的研究。一般情况下，失访率应控制在 10%以内，特殊情况下失访率不能超过 20%。统计学上，失访的可控范围与样本量、事件发生频率有关。在失访率保持不变的情况下，事件发生频率越高而样本量越小的研究，其试验结果往往会夸大。如果失访率在 10%～20%，报告者首先要交代失访的具体情况，必要时需进行统计学处理，如最差效应分析（worst-case scenario）。将两组失访的结果以最不利于判断治疗组间疗效差异来假设，如将新药组的失访者都假定为无效，而对照组的失访假定为有效，再比较组间差异，这时若新药组的疗效仍好于对照组，则依然能认定新药的疗效。

该研究纳入 70 例 PCI 术后患者，术后康复是一个长期过程，康复期为 10 个月。其中试验组有 5 例患者参加太极拳练习的时间少于预期时间的 80%，并记录为"退出"，对照组有 4 例患者拒绝配合未完成的指标收集。最终 61 例患者完成了所有的干预措施和数据收集。该研究失访率为 12.86%，在可控范围内，数据统计未行最差效应分析。

（二）证据的重要性

1. 干预措施的效果有多大？相对危险度降低率是什么？绝对危险度降低率是什么？

（1）计数资料

1）相对危险度降低率（RRR）：为对照组与试验组不良事件发生率的绝对差与对照组事件发生率的比值，表示不良事件发生率下降的相对水平。一般而言，RRR 控制在 25%～50%或更大时才有临床意义。RRR 是一个相对指标，不能单纯根据 RRR 的大小判定干预措施的疗效大小。

2）相对获益增加率（RBI）：RRR 考察不良事件，而 RBI 考察有益事件。RBI 是指与对照组相比，试验组有益结局事件增加的百分比。

3）绝对危险度降低率（ARR）：是组间不良反应事件发生率的绝对差值，数值越高，临床意义越大。一般而言，ARR 在解释组间发生率增减的绝对值时优于 RRR。当 ARR 很小时，可取倒数计算 NNT。

4）减少 1 例不利结局需要治疗的患者数（NNT）：表示与对照组相比，需要应用试验组措施治疗多少例此类患者，才能多预防 1 例不良事件的发生。它解释了某种干预措施的特异性治疗效果，可作为患者选择具体处理措施的决策工具。NNT 为 ARR 的倒数，NNT 越小，疗效越显著，需要结合临床实际综合评定。

5）获益与危险似然比（LHH）：该指标反映治疗措施给受试者带来的获益与危险比，当 LHH＞1 时，利大于弊。当 LHH＜1 时，弊大于利。

（2）**计量资料**　均数是反映正态分布数据集中趋势的统计学指标。而非正态数据采用中位数或均数反映。均数差是某项结局指标在干预前后均数的差值。加权均数差一般在 Meta 分析中用于合并不同研究的效应量，按照样本量大小赋予其对应的权重系数，样本样越大、权重系数越高，该项研究对合并后结果的影响越大。当不同的研究对同一指标采用了不同的测量方法，则需要进行标准化。如不同的随机对照试验在评价慢性疼痛时，采用了不同尺度的视觉模拟疼痛量表，就需要将不同研究的得分"标准化"。

该研究观察指标均为计量资料，疗效评估分别采用 GAD-7、PHQ-9 及 SF-36 评价患者焦虑、抑郁状况及生活质量，组间差异具有统计学意义，$P<0.05$。

2. 干预措施效应值的精确度如何？是否描述了置信区间或 P 值？

临床实际中通常抽取一定的样本，通过样本统计量来估计总体参数。干预措施效应值的精确度反映了样本推断总体的可信度，从随机样本中获得的估计值称为点估计值（point estimate）。若从总体中抽取多个随机样本，就有多个统计量，不同样本的统计量各不相同。这些统计量都是总体参数的点估计值，但都不是总体参数的准确值。根据统计量，我们能按一定的概率或可信度 100（1-α）% 来估计总体参数所在的范围，称为置信区间（CI）。通常采用 95%CI，表示真正的治疗作用 95% 可能均在此范围内。

置信区间可比点估计提供更多的信息：①与假设检验等价：95%置信区间与 α 为 0.05 的假设检验等价，99%置信区间与 α 为 0.01 的假设检验等价。②精确性：置信区间可提供研究结果的精确性，置信区间越窄，研究结果的精确性越好。置信区间的宽窄与样本量有关，一般样本量越小，置信区间越宽，反之则越窄。③解释研究结果的疗效大小和临床意义：不管置信区间宽窄如何，根据置信区间的上下限可判断研究结果能够达到的疗效大小和是否有临床价值。对阳性结果的研究，根据置信区间的下限判断；阴性研究结果，根据上限判断。如当 RRR 的 95%CI 下限＞0 说明试验组明显优于对照组，当 RRR 的 95%CI 下限＜0 说明试验组所采用的干预措施实际上是有害的。在评估研究结果即疗效大小时，应考虑其临床意义和统计意义。有时虽有统计学意义，但结合临床分析并无临床意义。如高血压药物的研究，当样本量足够大时，试验组比对照组多下降 1mmHg，其差异有统计学意义，但血压下降 1mmHg 对患者的临床意义不大。

NNT 有效地表达了治疗效应，但也存在一定的局限性：①它本身也只是一个点估计，在临床应用时应了解其 95%CI，用于临床决策的敏感度分析。②NNT 不能用于不同疾病之间的比较，如应用阿司匹林预防深静脉栓塞的 NNT 为 30，预防心血管事件的 NNT 也可以是 30，但两者意义明显不同。它表示的是疾病的干预结果，只有在疾病和结果相同时，才可以直接比较。③NNT 是特定情境下的研究结果，不同研究情境下 NNT 可有变化，特别是 NNT 与疾病基线危险度相关，由于不同患者的基线危险度不同，应用文献提供 NNT 时，需要根据患者的基线危险度加以调整。

该研究观察指标均为计量资料，组间差异具有统计学意义，$P<0.05$，未计算结局指标 95%CI，无法评定精确度。

（三）证据的适用性

1. 患者的情况是否与治疗性证据的患者群体相似？

高质量的康复性证据多为临床研究，临床研究结果往往依靠群体数据分析得到，但是运用群体化的证据如何实现个体化的诊疗，需要比较具体患者与研究证据中的群体资料是否相似，包括性别、年龄、病因、病程、疾病严重程度、合并症、具体治疗措施、依从性等。如果差异性大，研究证据不宜直接运用。此时，可以从亚组入手，参照亚组的 NNT。但亚组的样本量常常较少，受机遇的影响较大，特别是在研究设计之初并没有考虑亚组分析时，亚组结果所提供的证据可能会引起误导。估计具体患者与研究证据中对照组相比的可能疗效，用分值 f 表示。再用研究证据的 NNT 值除以 f 值，获得该患者的疗效 NNT。如在降低肝细胞癌死亡的研究中 NNT=9，若该患者存在着高危因素，估计死亡率高于平均水平 3 倍，即 $f=3$，则该治疗措施对此患者的 NNT=9/3=3。

该研究中纳入研究对象均为 PCI 术后焦虑或抑郁患者，试验组平均年龄 60.40±10.86 岁，男性 24 例，女性 6 例，BMI 指数 25.19±3.90kg/m²，焦虑得分 6.04±4.21，抑郁得分 6.91±5.24，急性 ST 段抬高型心肌梗死 10 例，非急性 ST 段抬高型心肌梗死 3 例，稳定型心绞痛 7 例，不稳定型心绞痛 10 例。行紧急 PCI 8 例，选择性 PCI 22 例，病变血管数均值为 1.80±0.96，放置支架数平均为 1.51±0.82。危险因素：高血压 18 例，糖尿病 7 例，高血脂 3 例。研究与案例中的患者比较，特征不完全相同，但主要特征相似。

2. 是否考虑了患者所有的重要结果？

临床研究中除观察主要结果外，还会观察其他次要结果。主要结果与次要结果本身并不能说明哪个更重要，主要取决于研究者当时想回答哪个临床问题。而临床实践中患者的情况错综复杂，医生必须综合考虑，全面判断。

案例中患者为 60 岁老年男性，高血压病史 20 年，1 周前突发心肌梗死，及时行 PCI 治疗，术后生命体征平稳，Killip Ⅰ 级，临床表现为术后抑郁状态，术后 24 小时康复介入。该研究分别采用 GAD-7、PHQ-9 及 SF-36 评价患者焦虑、抑郁状况及生活质量，研究观察指标契合案例中患者状态。

3. 获得治疗措施效果的医疗条件如何？

确定该治疗措施有效后，还需确认这个措施能否在自己的医院实施。有的治疗措施涉及医疗技术问题，就要判断所在医院有无相应设备，有无开展该项治疗的资质。若出现并发症，有无相应科室保证患者的安全，有无能力进行检查和随访，对操作性治疗措施尤为重要。

该研究的干预措施为常规药物治疗的基础上合并 24 式太极拳，太极拳为康复锻炼形式，不受医疗技术、医院规模等客观条件的影响，实施操作简便，且没有绝对的禁忌证。

4. 治疗措施对患者的利与弊如何？

（1）预期事件发生率（patient expected event rate，PEER）法　PEER 是指如果不接受治疗，预期受试者可能发生某事件的百分率。当单个患者与群体化证据的基线特征相似时，可以将总的 PEER 取为单个患者；当单个患者与群体化证据中某个亚组的基线特征相似时，可采用该亚组的事件发生率；一些临床预测指南可以帮助临床医生找到自己患者的 PEER；也可以查找与单个患者相似的预后研究，推断其 PEER。

然后计算 LHH

$$NNT_{个体} = 1/（PEER \times RRR）\tag{5-1}$$

$$NNH_{个体} = 1/（PEER \times RRI）\tag{5-2}$$

$$LHH_{个体} = 1/NNT_{个体} \div 1/NNH_{个体}\tag{5-3}$$

（2）直接估算法　临床医生也可以根据临床经验直接估算具体患者的 NNT 或 NNH，计算患者如果不能接受治疗发生研究结局事件的可能性（即基线风险），相对于研究中对照组的平均值而言，以分值 f_t 表示。如根据经验估计具体患者不接受治疗时发生研究结局事件的可能性是试验中对照组患者的 4 倍，则 f_t=4。也可以用这个办法估算 NNH 的 f_h。

$$NNT_{个体} = NNT_{个体} \div f_t\tag{5-4}$$

$$NNH_{个体} = NNH_{个体} \div f_h\tag{5-5}$$

$$LHH_{个体} = 1/NNT_{个体} \div 1/NNH_{个体}\tag{5-6}$$

5. 患者及亲属对选用治疗措施的价值取向和意愿如何？

临床循证医学要求任何医疗决策都要考虑患者的价值观。患者在了解干预措施可能带来的利弊后，充分表达他们的期望、价值观和选择，医患双方共同制定医疗决策。不同患者因文化、经济、社会背景的差异，对疾病的关心程度、疗效的重视程度、不良反应的耐受性和恐怖心理等不同，最终的临床决策可能会有差别。

该案例患者所患疾病为 PCI 术后抑郁，严重影响患者的生活质量。临床医生通过证据分析告诉患者太极能改善 PCI 术后焦虑及抑郁状态，提高生活质量，且该康复措施经济成本低，不受医疗环境及医疗技术的限制，便于执行。

（张　弛　熊　俊　刘　岩）

第六章　中医药系统评价和 Meta 分析

第一节　系统评价和 Meta 分析的基本概念

一、系统评价和 Meta 分析的相关概念

（一）系统评价

系统评价（systematic review，SR）利用科学手段综合原始研究的结果，在证据生态系统中被列为最高级别的研究证据，是循证临床实践指南、卫生技术评估的证据基础，在中医药领域已有广泛的应用，对推进中医药现代化与国际化战略发展具有重要意义。系统评价最早源于研究合成（research synthesis）。早在 1753 年，苏格兰航海外科医生詹姆斯·林德就意识到研究合成在解释结果中减少偏倚的重要性。1916 年，桑戴克和鲁格利用两个研究结果的平均值比较处在室外和室内两种不同环境下孩子数学等能力的差异。1932 年起，研究合成的方法开始应用于物理学和农业领域。1972 年，由英国医生和公共卫生学者阿奇·科克伦主编的《效果与效率：卫生服务随想》出版，该书提出随机对照试验是检验卫生干预措施的最佳方法。1979 年，科克伦提出应该将医学领域里所有相关的随机对照试验收集起来综合分析，并随着新临床试验的出现不断更新，以便得出更为可靠的结论。1983 年，富尔伯格发表了卫生保健领域的第一篇对照试验的系统评价《心肌梗塞后抗心律失常药物对病死率的效果》。20 世纪 80 年代，科克伦在其有关孕期和围产期卫生保健研究综合汇编文献的前言里首次正式提出系统评价的概念。

系统评价是一种全新的文献综合评价临床研究方法。对于其定义，经过几次修订，最终认为系统评价就是针对某一具体临床问题（疾病/干预措施），系统全面地收集所有已发表或未发表的临床研究结果，采用严格文献评价的原则和方法，筛选出符合质量标准的研究，对其结果进行定性或定量合成，得出可靠综合结论的方法。随着新的临床研究证据的出现，系统评价应及时更新，能够随时为临床实践和卫生决策提供尽可能接近真实的科学证据。

系统评价与传统综述不同。传统综述是一种定性描述的研究方法，其根据作者对某领域基础理论的认识和相关学科的了解，回顾分析该领域某段时期的研究文献，评价研究结果的价值和意义，发现存在的问题，为将来的研究方向提出建议，使读者能在短时间内了解该领域研究的历史、现状和发展趋势。传统综述的写作没有固定的格式和规程，也没有评价纳入研究质量的统一标准，其质量高低受作者专业水平、资料收集广度及纳入文献质量的影响很大，不能定量分析干预措施的总效应量。不同作者对同一问题的研究很可能得出完全不同的结论。传统综述与系统评价的区别见表 6-1。

表 6-1　传统综述与系统评价的区别

项目	传统综述	系统评价
问题	涉及面较广	通常为临床的某一具体问题
文献来源	常未说明，收集不全面	来源明确，多渠道全面收集
资料检索	常未说明，无严格规定	有明确的检索策略及要求
文献筛选	无严格规定，易混入人为主观	有严格的筛选标准
文献评价	无一定标准	有严格的评价指标
数据合成	通常只为定性的归纳	多以定量的方法为主
推论	有时是有根据的	通常是有根据的
结果更新	无定期更新	根据新的研究结果定期更新

Cochrane 系统评价（Cochrane systematic review，CSR）是由 Cochrane 协作网（The Cochrane Collaboration）指导完成的系统评价，遵循严格的制作、报告流程及方法，并被 *Cochrane Database Syst Rev* 收录和发表。与普通系统评价相比，Cochrane 系统评价需要在《Cochrane 干预措施系统评价手册》（*Cochrane Handbook for Systematic Reviews of Interventions*）的指导下进行，其检索策略更加系统、全面，质量控制措施更加严格，并采用统一的系统评价软件（如 RevMan 软件）制作，经过专业评价小组的同行评审和编辑，最终完成修改及发表，并根据该主题下新的研究结果和用户意见每隔 1 年或 2 年进行更新。Cochrane 系统评价被国际上认为是当前最高级别的证据之一，广泛应用于临床医学实践指南的制定和政府的医疗卫生决策。

（二）Meta 分析

1904 年，著名的统计学家皮尔逊在研究"血清接种预防肠热病的疗效"时，将接种肠热病疫苗与生存率之间的相关系数进行了合并。这被认为是 Meta 分析（Meta-analysis）的起源。1907 年，戈德伯格对所有发表的有关伤寒杆菌尿毒症的文献进行选择及资料提取，然后进行统计学分析，制作了特定的标准，这被认为达到了当今 Meta 分析的基本要求。1920 年，著名统计与遗传学家费希尔提出了"合并 P 值"的思想，被认为是 Meta 分析的前身。1930 年开始，Meta 分析开始广泛应用在社会科学领域。

Meta 分析一词，最早由统计学家基恩·格拉斯于 1976 年正式提出。虽然格拉斯作为 Meta 分析的创立者广为人知，但 Meta 分析背后的方法学理念却可以追溯到 17 世纪。1753 年，医生詹姆斯·林德发表了第一篇系统评价，而 1904 年统计学家卡尔·皮尔逊发表在 *BMJ* 的一篇关于伤寒疫苗有效性的研究，对多个临床研究的结果加以总结，被认为是首次使用了 Meta 分析的方法理念。20 世纪 80 年代中期，Meta 分析被逐步引入到流行病学研究中，并在近 10 年来快速发展，Meta 分析论文发表数量也快速增长。1955 年，比彻发表了医学领域第一篇真正意义上的 Meta 分析，用以评价安慰剂的疗效，并给予了 Meta 分析初步的定义。近年来，随着方法学的不断发展，累积 Meta 分析（cumulative Meta-analysis）和网状 Meta 分析（network Meta-analysis）等新方法也应运而生。

Meta 分析在国内还被译为荟萃分析、汇总分析。就其定义目前仍然存在争议，胡克及多数专家认为 Meta 分析是一种统计分析方法，用以将多个独立的临床研究综合起来进行定量分析。因此将 Meta 分析定义为一类将多个研究结果进行定量合成分析的统计学方法。从统计学的角度来讲，它达到了增大样本量，提高检验效能的目的，尤其是当多个研究结果不一致或没有统计学意义时，采用 Meta 分析可得到更加接近真实情况的综合分析结果。

并非所有系统评价都必须做 Meta 分析，是否做 Meta 分析要视纳入研究是否具有足够的相似性而定，如果纳入研究不具有同质性，则不进行 Meta 分析，仅进行描述性的综合分析，此类系统评价称为定性系统评价。当纳入研究具有足够相似性，且具有进行 Meta 分析的数据条件时，方可进行 Meta 分析，此类系统评价称为定量系统评价。

由此可见，系统评价可以分为定性系统评价和定量系统评价，其中定量系统评价可以采用 Meta 分析作为统计分析方法，此类系统评价也被部分研究者统称为 Meta 分析。但并不是所有的 Meta 分析都遵守系统评价的制作规范，因而此类 Meta 分析仅是统计分析方法，而不能称为系统评价。系统评价和 Meta 分析的关系见图 6-1。

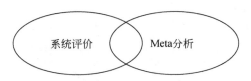

图 6-1　系统评价和 Meta 分析的关系

二、系统评价和 Meta 分析的目的

目前，全球生物医学期刊超过 25 000 种，这些期刊年发表文献超过 200 万篇，且年增长率约为 6%～7%。面对浩如烟海的数据需要去粗求精、去伪存真，对原始文献的结果进行综合分析的需求与日俱增，对此系统评价和 Meta 分析发挥了重要作用。专业人员定期对相关临床研究进行严格系统评价，临床医师能更快、更准确、更方便地了解最新医疗措施证据，指导临床实践，提高医疗质量。此外，如同世界上没有两片相同的树叶，也不存在两个相同的研究，根据少数研究结果制定决策，可能会造成决策失误，因此系统评价结果的参考价值在理论上是要高于原始研究的。再者，通过系统评价和 Meta 分析可以弥补传统综述的缺陷，促进成果转化，系统评价和 Meta 分析可视为连接新旧知识的桥梁。

综上所述，进行系统评价和 Meta 分析，可以达到以下目的：①从统计学角度可以达到增大样本量，提高检验效能的目的；②当多个研究结果不一致时，采用 Meta 分析可得到更加接近真实情况的综合分析结果；③寻求新的假说，Meta 分析可以回答单个原始研究中尚未提及或是不能回答的问题，特别是对随机对照试验设计所得的结果进行系统评价可以提出一些新问题。

三、系统评价和 Meta 分析的使用范围

随着循证医学的发展，循证理念及方法已自医学领域外延至其他自然科学领域及社会科学领域，逐步衍生出循证社会科学、循证科学的概念，其分支领域包括循证中医药、循证心理学、循证教育学、循证经济学、循证管理学、循证公共卫生、循证社会工作等。系统评价和 Meta 分析方法也在这些领域获得较为广泛的尝试和应用。但需要注意的是，进行 Meta 分析须满足以下条件：①纳入至少 2 个原始研究；②纳入的原始研究间必须有足够的相似性，体现在各研究之间的特征没有可影响它们结果的差异，如 PICOS 问题相同以及各研究采用相似的方法进行结果测量；③各研究的资料都可用（当资料仅部分可用时需谨慎处理）。

第二节　系统评价和 Meta 分析的过程与方法

从定义上看，系统评价首先需要确立具体的研究问题，根据研究问题制定统一的文献筛选标准

和文献检索方案,进而广泛收集相关研究文献,在对纳入研究进行严格的偏倚风险和证据质量评估后,再将各研究结果进行定量或定性的综合分析。目前,Cochrane 协作网等国际组织、《循证医学》等相关书籍对系统评价和 Meta 分析的过程及方法均有详细介绍。

一、系统评价和 Meta 分析的过程概要

根据 Cochrane 协作网 2021 年 2 月推出的《Cochrane 干预措施系统评价手册》(6.2 版本,www.training.cochrane.org/handbook),系统评价和 Meta 分析的基本制作流程及步骤可以总结如图 6-2,包括:①提出具体的研究问题;②制定研究纳入与排除标准;③制定检索策略并检索文献;④筛选文献;⑤评估纳入研究的偏倚风险;⑥提取资料;⑦分析数据及表达结果;⑧解释结果并得出结论;⑨撰写研究报告;⑩完善和更新。

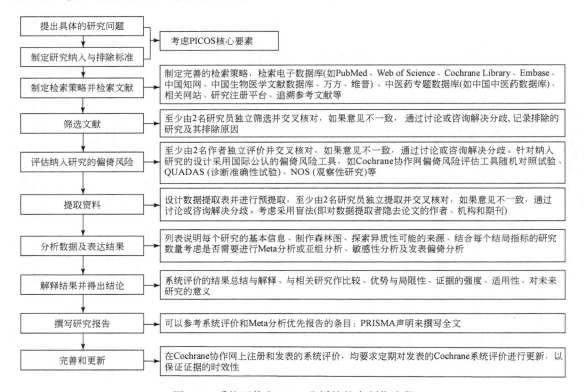

图 6-2　系统评价和 Meta 分析的基本制作流程

遵循以上步骤和方法,系统评价和 Meta 分析应由一个结构和角色分工合理的研究团队来完成,对于提出具体的研究问题、文献检索、文献筛选、资料提取等环节需要考虑 PICOS 要素。同时为了尽可能保证系统评价结果的可靠性,需要遵守可重复性和透明性原则,如在资料提取过程中由两方研究人员独立进行,再交叉核对,对分歧信息通过讨论或咨询第三方研究人员解决;对于资料提取的关键信息一般需要在系统评价报告中体现,资料提取表作为附件一同公布。目前,一些医学类国际期刊严格要求系统评价在发表前提供研究注册和研究方案的信息,为此研究者可以在 Cochrane 协作网、Campbell 协作网、PROSPERO 国际系统评价注册平台等提前进行研究注册。

二、RevMan 制作疗效评价的 Meta 分析

Review Manager 软件（简称 RevMan），是由国际 Cochrane 协作网开发、用于系统评价制作、保存和更新的专业软件，目前最新版本为 RevMan 5.4.1。RevMan 软件主要包括系统评价报告的文字写作和 Meta 分析两大功能。文字写作主要针对 Cochrane 系统评价，可以撰写研究方案（protocol）和全文，本部分主要介绍软件的 Meta 分析功能。

（一）下载和安装

RevMan 软件由 Cochrane 协作网向系统评价作者免费提供，它和 Cochrane 的 Archie 数据库共同组成 Cochrane 信息管理系统。研究者可自行在 Cochrane 官网上进行下载，下载网址为：https://tech.cochrane.org/revman/download，选择与电脑相匹配的版本，通过安装向导完成安装。

（二）实例操作

以论文"Wang R，Li X，Zhou S，et al. Manual acupuncture for myofascial pain syndrome： a systematic review and meta-analysis［J］. Acupunct Med，2017，35（4）：241-250"中手捻针治疗肌筋膜疼痛综合征的疗效评价为例，演示 RevMan 的操作步骤。

1. 新建一个系统评价文件

运行 RevMan 5.4.1 软件后，单击左上角 File 菜单，点击"New"，然后弹出新建系统评价向导对话框，接着单击"Next"，可以看到 RevMan 软件预设的 5 种类型系统评价的制作格式（图 6-3）。研究者根据自己的研究主题选择对应的系统评价类型，本案例选择"干预性试验系统评价"。之后根据课题内容按格式输入题目，点击"Next"后选择新建的文档类型为"Full review"，点击"Finish"完成系统评价的创建。

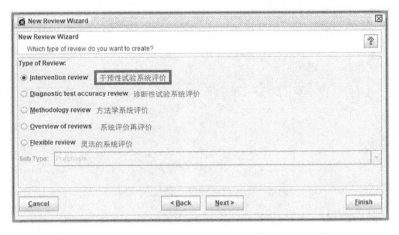

图 6-3　新建系统评价类型

进入新建系统评价的主操作界面（图 6-4），由上至下依次为版本号、操作栏、工具栏、大纲栏、内容栏和引导窗口。操作栏包含了 RevMan 软件的所有功能，工具栏则主要是 RevMan 软件的常用功能按钮。

2. 输入纳入研究的基本信息

如图 6-5 所示，手动添加纳入的研究信息。首先，点击大纲栏中"Studies and References"旁

边钥匙图标，选中"References and Studies"旁的钥匙图标，在"Included Studies"点击鼠标右键，在弹出的菜单中选择"Add Study"；出现"New Study Wozard"页面，在"Study ID"中输入研究名称，研究 ID 格式通常为第一作者的姓氏+发表年份，如"Zhang 2015"。如果出现相同 ID，可在后面添加 a、b 等字母区分，如"Robert 2018a""Robert 2018b"。点击"Next"，依次填写或选择对应的信息，完成研究的添加。RevMan 除了手工输入纳入研究的信息外，还可以选择直接导入的方式"File-Import-References"。

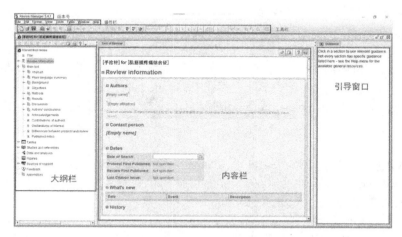

图 6-4　RevMan 主操作界面输入纳入研究信息

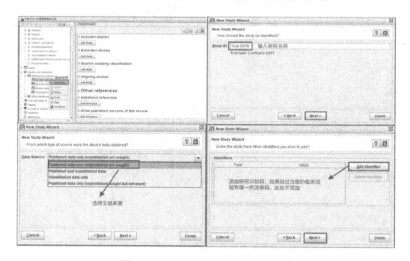

图 6-5　手动添加纳入研究的信息

3. 添加比较及结局指标

（1）**添加比较**　选中大纲栏"Data and analyses"，单击鼠标右键，选择"Add comparison"选项，在弹出的"New Comparison Wizard"页面下，对两组干预进行命名，如手捻针 vs.假针刺，点击"Finish"完成比较添加。

（2）**添加结局指标**　如图 6-6 所示，在添加的比较措施"手捻针 vs.假针刺"选项下，点击"Add Outcome"选项，在弹出的"New Outcome Wizard"窗口下，选择合适的数据类型：①"Dichotomous"（二分类变量），录入时需要输入各组发生该事件或结局的人数与各组的总人数；②"Continuous"（连续型变量），录入时需要输入各组的例数、结局指标的均数及标准差；③"O-E and Variance"（期望方差法资料），罕见情况下涉及；④ "Generic inverse Variance"（倒方差法资料），罕见情况下涉及。这里选择第二项连续型变量，接着输入结局名称，并完成组标签填写：手捻针（group label 1）和假针刺（group label 2），点击 "Next" 后进行属性设置，根据研究设计选择合适的分析方法（图 6-7）。

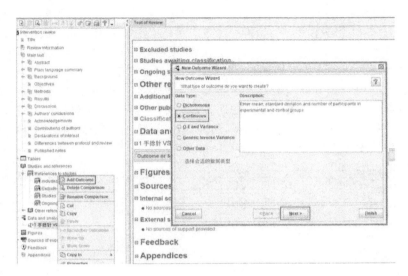

图 6-6　添加结局指标和选择数据类型

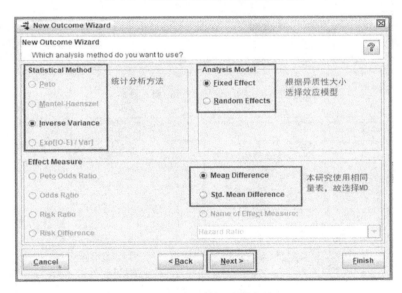

图 6-7　选择数据分析方法

4. 输入数据并生成 Meta 分析结果

（1）**Meta 分析结果的输出格式设定**　继续点击 "Next"，弹出结果输出选项。"Totals" 框中可以选择 3 种结果的呈现：①显示总合并效应量和亚组合并效应量（totals and subtotals）的结果；②只显示亚组合并效应量（subtotals only）的结果；③不显示合并效应量（no totals）。"study confidence interval"（研究置信区间）可分别设定计算纳入研究效应量的 90%、95% 和 99% 的置信区间。相应的，"total confidence interval"（总体置信区间）也可设定计算合并效应量的 90%、95% 和 99% 的置信区间。"Advanced Options"（高级选项）可以检验亚组间的区别以及对换事件和非事件的数目。这里结果输出选择显示合并效应量和亚组结果，置信区间默认选择95%。

（2）输入数据并生成 **Meta** 分析结果　为结局指标添加研究并输入相应的研究数据。此处以压痛阈值结局指标（连续型变量）进行示例（图6-8），依次将纳入研究试验组和对照组的样本量及各组结局指标的均数和标准差的数据输入其中。数据输入可以手动、复制和导入。点击表格上方的"MD"，可在"MD"和"SMD"之间切换统计效应量；点击表格上方的"RE"，可切换固定效应模型和随机效应模型。另外，通过点击"Properties"图标可进行属性设置（图6-9），可对添加的结局指标名称、分析方法、分析细节和图形选择进行设置和调整，并在点击"Apply"按钮后改变森林图的标签。点击"Forest plot"图标，即可生成森林图保存（图6-10）。需要注意的是，RevMan软件默认的研究事件为"负向"，如发病、患病、死亡等，其森林图横坐标（等效线）左侧默认为"favours treatment"；而当研究事件为"正向"，如有效、好转、治愈等，则需要调整横坐标组别标签的方向，在属性设置时使其左侧为"favours control"。

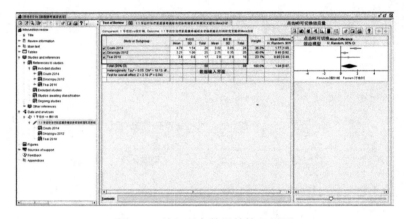

图6-8　纳入研究数据的输入界面

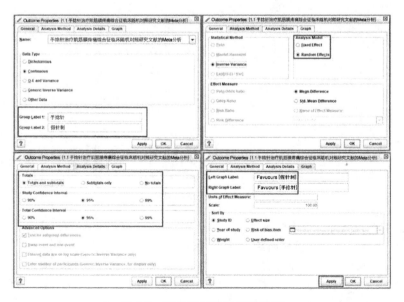

图6-9　森林图属性设置及调整

5. 其他分析

RevMan 软件还可以实现偏倚风险评估分析、亚组分析、发表偏倚分析，以及简单的敏感性分析，具体操作方法可以阅读软件所提供的帮助说明。

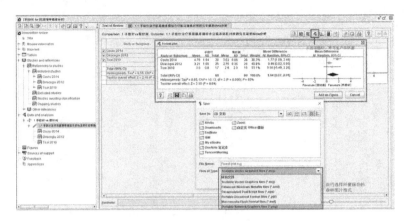

图 6-10　森林图的生成与保存

三、系统评价和 Meta 分析的结果解读

Meta 分析通常采用森林图展示每个纳入研究的结果及合并分析的结果。以案例中关于"压力疼痛阈值"结局的森林图为例，图 6-11 显示了连续型变量森林图的组成及各部分的含义。在这个 Meta 分析中，共有 3 项研究报告了压力疼痛阈值结局，总样本量为 137 例，试验组（手捻针）为 68 例，对照组（假针刺）为 69 例，研究间显示存在明显的统计学异质性（$P<0.1$，$I^2=80\%$），故选择随机效应模型进行统计分析。分析结果显示，与假针刺组相比，手捻针组压痛阈值有所升高（WMD=1.00，95% CI 0.32～1.67，$P<0.05$）。

关于定性系统评价，通常采用 Meta 民族志法、批判性解释综合法、主题综合法等综合分析纳入研究的结果，属于描述性分析，目前还未有统一的呈现要求和形式。其中，Meta 民族志法倾向于形成新的理论或学说，批判性解释综合法倾向于形成概念或学说的结构框架，主题综合法在于三级诠释研究主题和范畴。

四、证据体质量评价——GRADE 方法

在循证医学中，证据是经过系统评价后的信息。系统评价通过对当前研究的总结，提供临床问题的证据体。但在大多数系统评价研究中，仅有对其纳入原始研究的偏倚风险评估，而缺乏针对于临床结局指标的证据质量评价。证据质量评价和推荐强度的分级方法（Grades of Recommendations Assessment，Development and Evaluation，GRADE）的推出是证据质量分级方法的里程碑事件，GRADE 被全球众多国际组织所推荐，对于中医药系统评价的证据质量分级同样具有良好的适用性和应用前景。

（一）GRADE 简介

GRADE 是由包括 WHO 在内的 19 个国家和国际组织在 2004 年联合推出的一种兼具证据质量评价与推荐意见形成的方法，操作性强，已被 WHO、英国国家健康与临床优化研究所（National

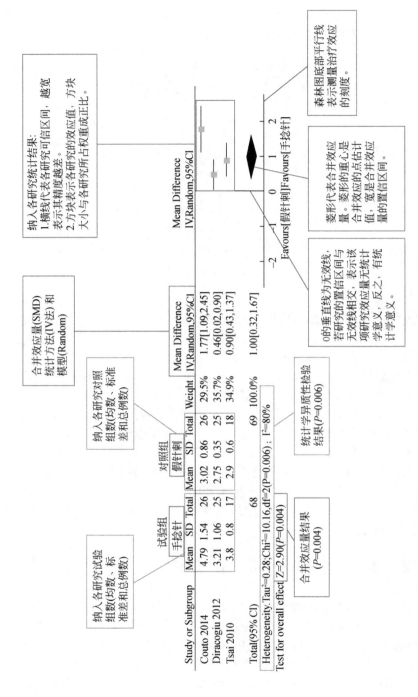

图6-11　森林图的组成及内容解读

Institute for Health and Clinical Excellence，NICE）、美国疾病控制与预防中心等一百多个指南制定机构和组织认可和采纳，适用于系统评价、卫生技术评估以及临床实践指南等领域。

GRADE 由证据质量分级和推荐强度两个部分构成，前者用于评价证据体的质量等级，主要反映对观察值真实性的把握程度；推荐强度主要用于指南中，反映的是指南使用者遵循推荐意见对目标人群产生的利弊程度的把握。其中"利"包括降低发病率和病死率，提高生活质量，减少资源消耗等；"弊"则与之相反。GRADE 将证据质量分为高、中、低、极低四个等级，推荐强度分为强、弱两个等级（表 6-2）。

表 6-2　GRADE 证据质量与推荐强度分级

分级		具体描述
证据质量	高（A）	非常有把握：观察值接近真实值
	中（B）	对观察值有中等把握：观察值有可能接近真实值，但也有可能差别很大
	低（C）	对观察值的把握有限：观察值可能与真实值有很大差别
	极低（D）	对观察值几乎没有把握：观察值与真实值可能有极大差别
推荐强度	强（1）	明确显示干预措施利大于弊或弊大于利
	弱（2）	利弊不确定或无论质量高低的证据均显示利弊相当

GRADE 对证据质量的分级始于研究设计，但最终评判需要考虑五个降级因素和三个升级因素（表 6-3）。一般情况下，没有严重缺陷的随机对照试验的证据质量起始为高（A 级），但因研究的偏倚风险、不一致性、不精确性、间接性和发表偏倚等因素可能降低质量；没有突出优势的观察性研究的证据质量起始为低（C 级），但因大效应量、存在剂量-效应关系和负偏倚情况可能升高质量。对于系统评价，GRADE 仅对证据质量进行评价分级，不给出推荐意见。需要注意的是，GRADE 不是对单个临床研究或系统评价的分级，而是针对于报告了某个结局指标的证据体进行质量评价。

表 6-3　GRADE 证据质量分级的影响因素

影响因素		具体描述
降级因素	偏倚风险	未正确随机分组；未进行分配方案的隐藏；未实施盲法（特别是当结局指标为主观性指标，其评估易受主观影响时）；研究对象失访过多，未进行 ITT 分析；选择性报告结果（尤其是仅报告观察到的阳性结果）；发现有疗效后研究提前终止
	不一致性	如不同研究间存在大相径庭的结果，又没有合理的解释原因，可能意味着其疗效在不同情况下确实存在差异。差异可能源于人群（如药物在重症患者中的疗效可能更显著）、干预措施（如较高药物剂量的效果更显著）或结局指标（如随时间推移疗效减小）的不同。当结果存在不一致性而研究者未能意识到并给出合理解释时，需降低证据质量
	间接性	间接性可分两类：一是比较两种干预措施的疗效时，没有单独的研究直接比较二者的随机对照试验，但可能存在每种干预与安慰剂比较的多个随机对照试验，这些试验可用于进行二者之间疗效的间接比较，但提供的证据质量比单独的研究直接比较的随机对照试验要低。二是研究中所报告的人群、干预措施、对照措施、预期结局等与实际应用时存在重要差异
	不精确性	当研究纳入的患者和观察事件相对较少而导致置信区间过宽时，需降低其证据质量
	发表偏倚	如果很多研究（通常是小样本研究、阴性结果的研究）未能公开，未纳入这些研究时，证据质量亦会减弱。极端的情况是当公开的证据仅局限于少数试验，而这些试验全部是企业赞助的，此时发表偏倚存在的可能性很大
升级因素	效应量大	当方法学严谨的观察性研究显示疗效显著或非常显著且结果高度一致时，可提高其证据质量
	有剂量-效应关系	当干预的剂量和产生的效应大小之间有明显关联时，即存在剂量-效应关系时，可提高其证据质量
	负偏倚	当影响观察性研究的偏倚不是夸大，而可能是低估效果时，可提高其证据质量

对于推荐强度，GRADE 认为证据质量与推荐强度并不能直接画等号，提出在作出推荐强度时

应综合考虑证据质量、资源利用、患者偏好与价值观等因素。可以理解为，基于高质量证据体的决策不一定是强推荐；反之，基于低或极低质量证据体的决策也不一定是弱推荐。

（二）GRADE 在中医药研究领域的应用

目前，GRADE 方法主要对定量系统评价的证据体质量进行评价分级，对于干预性、诊断性、预后性系统评价和网状 Meta 分析均有明确的应用方法和步骤。

在中医药研究领域，GRADE 的使用情况并不乐观。根据 2022 年发表在 *J Clin Epidemiol* 期刊上的 "The use of GRADE approach in Cochrane reviews of TCM was insufficient：a cross-sectional survey" 的研究结果，作为系统评价最典型代表的 Cochrane 系统评价，其 226 篇中医药相关研究中，仅有 86 篇（38%）使用了 GRADE 方法进行证据体的质量评价，且证据质量因严重的偏倚风险和不精确性通常被判断为较低级别。

为进一步说明 GRADE 在中医药研究证据体中的应用方法，本部分引用 2020 年发表在 *Cochrane Database Syst Rev* 的 "Acupuncture for chronic nonspecific low back pain" 一文的关于针刺对比假针刺治疗慢性非特异性腰痛的结果总结表（summary of findings，SoF）（表 6-4）作一呈现。该表中包含 4 个结局指标，其中 3 个为低证据质量，1 个为极低证据质量。

表 6-4 针刺对比假针刺治疗慢性非特异性腰痛的结果总结表

针刺与假针刺治疗慢性非特异性腰痛的比较

患者或人群：慢性非特异性腰痛患者
实施环境：门诊或住院部、医院或社区
干预措施：针刺
对照措施：假针刺

结局指标	绝对效应*（95%CI）		相对效应（95%CI）	样本量（研究数）	（GRADE）证据质量	备注
	假针刺组假定风险	针刺组相对风险				
疼痛强度（VAS）	M 51.0（SD 18.7）	MD −9.22（−13.82 to −4.61）	不适用	1403（7 RCTs）	⊕⊕⊖⊖低 a, b	纳入的随机对照试验均为针刺对比假针刺，且人群相似，因此间接性方面不考虑降级。因发表偏倚的阈值未能确定，难以因其疑似存在而降低证据质量，故发表偏倚方面不考虑降级
背部特定功能状态（HFAQ）	M 61.3（SD 20.8）	MD 3.33（−1.25 to 7.90）	不适用	1481（5 RCTs）	⊕⊖⊖⊖极低 a, b, c	
生活质量（SF-12）	M 39.2（SD 9.7）	MD 2.33（0.29 to 4.37）	不适用	1068（3 RCTs）	⊕⊕⊖⊖低 a, b	
不良事件（自我报告）	159/1000	108/1000（73 to 161）	RR 0.68（0.46 to 1.01）	465（4 RCTs）	⊕⊕⊖⊖低 a, c	

* 干预组的风险和 95%CI 是基于对照组的基线风险和干预措施的相对风险计算所得。

CI：置信区间；M：平均数；SD：标准差；MD：平均差；RR：风险比。

GRADE 证据质量分级：
高质量（⊕⊕⊕⊕）：非常有把握，观察值接近真实值。
中等质量（⊕⊕⊕⊖）：对观察值有中等把握，观察值有可能接近真实值，但也有可能差别很大。
低质量（⊕⊕⊖⊖）：对观察值的把握有限，观察值可能与真实值有很大差别。
极低质量（⊕⊖⊖⊖）：对观察值几乎没有把握，观察值与真实值可能有极大差别。

a. 因偏倚风险降一级：疼痛强度（VAS）指标纳入 7 篇 RCT，背部特定功能状态（HFAQ）指标纳入 5 篇 RCT，生活质量（SF-12）指标纳入 3 篇 RCT，不良事件（自我报告）指标纳入 4 篇 RCT。纳入的所有研究具有较高的实施与失访偏倚，表现为盲法实施不清楚或未施盲以及失访过多，未进行 ITT 分析，因此在偏倚风险方面降一级。

b. 因不一致降一级：结局指标"疼痛强度（VAS）""背部特定功能状态（HFAQ）"和"生活质量（SF-12）"的异质性 I^2 分别为 63%、72% 和 51%，提示结果之间存在较大的不一致性，因此在不一致性方面降一级。

c. 因不精确降一级：结局指标"背部特定功能状态（HFAQ）"和"不良事件（自我报告）"的置信区间较宽，跨越了无效线，因此在不精确性方面降一级。

五、网状 Meta 分析

（一）网状 Meta 分析的概念及原理

20 世纪 90 年代，研究者从不同研究中提取不同干预措施的数据，比较不同干预措施间的疗效差异，即为原始间接比较。1997 年，布赫等提出了调整间接比较，即当多个干预措施在不存在直接比较的情况下，基于其与共同对照干预措施比较的 Meta 分析结果进行比较，从而得出不同干预措施之间的疗效差异。2002 年，拉姆利等提出了网状 Meta 分析（network Meta-analysis，NMA），并提供直接比较和间接比较的合并办法。当存在多种治疗方案时，网状 Meta 分析通过对直接比较证据和间接比较证据的结果综合，实现多种干预措施的疗效比较，进而有助于最佳临床方案的选择，被喻为循证医学发展的二代方法学。

网状 Meta 分析是传统 Meta 分析方法的扩展，可以同时比较多个干预措施的疗效。网状 Meta 分析基于多组临床试验同时评价多个干预措施，在直接比较证据存在的情况下，合并直接比较与间接比较的结果可以增加结果的准确性；当不存在直接比较的证据时，间接比较的结果可以为临床决策提供参考信息。网状 Meta 分析可以计算最佳干预措施的概率，通过累积排序曲线下面积（surface under the cumulative ranking curve，SUCRA）对干预效果排序。如图 6-12 所示，网状 Meta 分析的基本原理可以理解为：治疗 A 和 B 的效果不仅可以通过比较治疗 A 与 B 试验的直接证据得到，也可以通过比较仅有治疗 A 和 C 的试验和仅有治疗 B 和 C 的试验的间接证据推断出来，网状 Meta 分析所得到的是每个治疗相对于所选参照治疗的汇总效应值，再根据一致性关系可得到其他比较的结果。

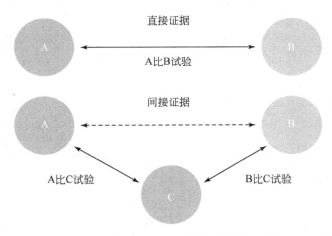

图 6-12　比较治疗 A 与 B 的直接和间接证据

（二）网状 Meta 分析的条件

网状 Meta 分析用于 3 种及以上的干预措施比较。不同干预措施的临床研究证据要实现网状 Meta 分析，需满足以下 3 个假设：同质性假设、相似性假设和一致性假设。同质性假设用于传统 Meta 分析，当不同研究的结果同质性足够时 Meta 分析才有价值。相似性假设用于调整间接比较，这里的相似性主要是指临床相似性和方法学相似性，只有充分考虑这些因素，才能确保评估结果的有效。一致性假设用于直接与间接证据的合并，其实质是分别汇总直接与间接比较结果后，判定两者的相似度。这 3 种假设反映了对临床试验研究结果合成的不同水平的决策，只有当同质性假设有效时，用于调整间接比较的相似性假设才有意义，同时进行一致性假设的前提是纳入研究需具备同质性和相似性。

（三）网状 Meta 分析的软件实现

目前，合并直接比较和间接比较证据的方法有频率学方法和贝叶斯方法。频率统计网状 Meta 分析主要用混合模型进行建模，综合考虑研究间的异质性、混合因素等条件；二分类变量也有的用 Logistic 回归进行建模。在实际网状 Meta 分析研究中，研究人员通常更倾向于运用贝叶斯方法建模，其优势在于能有效地整合数据、灵活建模，并能够利用所得到的后验概率对所有参与比较的干预进行排序，分出优劣顺序。

根据不同的方法，频率统计网状 Meta 分析可以通过 Stata 软件的 gllamm 程序、SAS 软件的 PROC MIXED 或 PROC NLMIXED 来实现。基于贝叶斯理论制作的专业 BUGS（bayesian inference using gibbs sampling）软件是当前制作网状 Meta 分析的主流软件，其代表为 WinBUGS 和 OpenBUGS 软件。通常情况下，为了能够完美地实现网状 Meta 分析，研究人员会考虑采用 R 语言、Stata、WinBUGS 和 ADDIS 等多种软件搭配使用。

（四）网状 Meta 分析的制作程序与报告

1. 网状 Meta 分析的制作程序及特点

网状 Meta 分析的制作步骤与传统 Meta 分析一致，表 6-5 比较了二者的方法特点。

表 6-5　网状 Meta 分析与传统 Meta 分析的比较

比较项	传统 Meta 分析	网状 Meta 分析
研究问题	适用 PICOS 原则，比较两种干预措施，纳入研究可以为随机对照试验、队列研究、观察性研究、横断面研究或病例报告等	适用 PICOS 原则，比较 3 种及以上干预措施，纳入研究主要为随机对照试验，也可对病例数据、生存数据、观察性研究、动物实验实施网状 Meta 分析
文献检索	根据选题选择数据库	根据选题选择数据库
纳入与排除标准	适用 PICOS 原则，明确描述干预措施和对照措施	适用 PICOS 原则，对照措施一般较多，需进行说明
文献筛选与数据提取	适用可重复性、透明性原则，结局指标可以量化	适用可重复性、透明性原则，结局指标可以量化
评价纳入研究的质量	根据研究设计选择偏倚风险评估工具，常见的有 Jadad、ROB、ROBINS-I、NOS、AHRQ 横断面研究评价量表等	根据研究设计选择偏倚风险评估工具，因目前的 NMA 多针对随机对照试验，故 ROB 最常见
异质性分析	I^2 与 P 值	一致性分析及鉴定，包括基本特征比较、参照措施比较、多元回归、节点分析、不一致性模型、假设检验、回归法、多维测量法、两步法、析因方差分析法、图形理论法等
结果的合成	多采用 Meta 分析	频率学方法、贝叶斯方法
分析软件	RevMan、Stata、R 语言等	Stata、R 语言、ITC、WinBUGS、ADDIS、GeMTC、NetMetaXL 等
解释结果	直接比较	直接比较和间接比较
局限性	探究干预措施有限，未考虑间接比较结果	统计学方法存在一定的局限性

2. 网状 Meta 分析的报告

相较于传统 Meta 分析，网状 Meta 分析需要呈现更多的研究结果，包括直接比较结果、网络图、网状 Meta 分析结果、SUCRA 值、不一致性检测结果、发表偏倚分析等。研究人员需要根据报告规范的要求对研究结果进行报告。目前关于网状 Meta 分析的报告规范主要有：①英国国家卫生医疗质量标准署制定的网状 Meta 分析报告规范；②国际药物经济学及结果研究协会制定的网状 Meta 分析报告规范；③奥尔森团队制定的网状 Meta 分析报告规范；④谭思休伊等制定的网状 Meta 分析统计分析报告规范；⑤索伦德等制定的网状 Meta 分析报告规范；⑥赫顿等制定的网状 Meta 分析报告规范；⑦李伦等制定的网状 Meta 分析报告规范；⑧针对网状 Meta 分析的系统评价/Meta 分析优先报告条目扩展版（preferred reporting items for systematic reviews and Meta analysis-NMA，PRISMA-NMA）。其中，PRISMA-NMA 是目前最常用的国际报告规范。

（五）网状 Meta 分析在中医药研究领域的应用

中医药干预措施复杂，但并不是每种干预措施之间都存在直接比较的证据，因此网状 Meta 分析方法在中医药研究领域具有较好的应用前景。目前中医药研究的网状 Meta 分析正在逐步开展，如《中药注射剂联合化疗治疗非小细胞肺癌的网状 Meta 分析》《针刺治疗肌筋膜疼痛综合征的网状 Meta 分析》等。有文献调查结果显示，中医药网状 Meta 分析的研究数量正呈现逐年增长的趋势，特别是在 2016 年之后，增长速度提升较快；其中以中文发表的研究为多，国际期刊发表的研究以针灸等中医物理疗法的题目为主；现有网状 Meta 分析涉及疾病种类比较多，出现频次最高的疾病依次为癌症、骨关节疾病、心血管疾病、呼吸系统疾病、精神类疾病、消化系统疾病和妇科疾病等，与目前中医药在临床实践中的应用领域相一致；目前网状 Meta 分析主要应用于比较不同干预措施的有效性和安全性，主要可以归纳为三类问题，分别是中药注射剂的遴选，不同口服中成药或者中药方剂的效果比较，以及针灸等物理疗法的有效性和安全性比较。另外，基于中医药疗法的常规临床路径、中西医联用和单用的效果比较也受到广泛关注。

网状 Meta 分析的研究需要多学科知识，如文献信息学、临床医学、流行病学、循证医学、统计学等。若要进一步推广网状 Meta 分析在中医药研究领域的应用，则需要对研究人员进行相关方法学的培训，以更好地提高中医药网状 Meta 分析研究的质量。

六、单个病例数据的 Meta 分析

个体病例数据（individual patient data，IPD）的 Meta 分析，又称为个体参与者数据（individual participant data，IPD）的 Meta 分析，是从同一 PICOS 问题的每项研究中汇集单个病例或参与者的原始数据进行 Meta 分析的一种方法。IPD Meta 分析在遵循传统 Meta 分析一般制作流程的基础上，在数据的收集、审查和分析处理方式方面又有不同。

（一）数据收集

一般情况下，IPD Meta 分析研究人员需要联系相关原始研究的研究人员收集单个病例或参与者的原始数据。在此之前，确定分析所需的个体例数与系统检索相关原始研究为关键步骤。另外，检索原始研究数据共享平台也是一种较好的数据收集方式，其前提是获得平台的登录、检索及数据使用权限。近年来，有研究人员利用已发表的病例报告数据进行 IPD Meta 分析，并获得期刊发表。

（二）数据审查

在获得原始数据后，研究人员应审查这些数据能否满足分析的需要，包括：①审查数据的完整性，即获得数据中是否包括所要纳入分析的全部信息，如随机化情况、人口学或病例特征、干预特征、结局测量及随访数据等；②审查数据的真实性，即检查获得数据是否存在错误或虚假，这依赖于扎实的专业知识及方法学知识。若发现数据问题，应及时联系原研究人员进行补充和更正。数据

审查耗时长，专业性强，目前尚无统一标准。

（三）数据分析

IPD Meta 分析是对所收集的原始数据进行 Meta 分析，其方法目前有"一步法"和"两步法"，也有研究同时应用这两种方法。"一步法"是直接将所有 IPD 直接导入特定模型进行分析的方法，这需要充分考虑研究内部人群的群集性，以及研究内部和研究间的变异性。"两步法"是先采用适合数据类型的相同的统计方法分析 IPD，得到每项研究的分析数据之后再将每项研究的分析结果运用传统 Meta 分析的方法进行综合分析，从而获得基于 IPD 的总效应评价结果。"两步法"更易操作，不依赖于特定模型，目前较为流行。

与传统 Meta 分析相比，IPD Meta 分析不局限于研究文献报告的数据，更能考虑到个体水平的缺失数据，可以对不同研究间的统计分析进行标化，在一定程度上减少了研究内部偏倚及单个研究间的偏倚，被誉为系统评价的金标准。中医药临床干预注重个体化诊疗方案，疗效指标多样化，采用 IPD Meta 分析或为中医药临床疗效的循证评价带来新的机遇。但在实际运用中，原始研究人员难于取得联系或不愿提供原始数据，收集 IPD 需要花费较多时间、经费和人力，且方法尚不成熟，又给 IPD Meta 分析带来挑战。

第三节　系统评价和 Meta 分析的优势与挑战

一、系统评价和 Meta 分析的优势

如本章第一节所述，高质量的系统评价和 Meta 分析的优势主要体现在：①实现原始研究结果的综合；②对同一问题提供系统的、可重复的综合方法；③通过对同一主题多个小样本研究结果的综合提高统计效能；④解决研究结果的不一致性，改善效应估计值；⑤回答单个原始研究未能回答的研究问题；⑥探究现有文献发表偏倚的程度；⑦提出新的研究问题，为进一步研究指明方向。

二、系统评价和 Meta 分析面临的挑战及建议

（一）在全面系统获取文献信息方面

全面、系统收集相关信息资料是进行系统评价和 Meta 分析的先决条件。系统评价和 Meta 分析的检索策略和实施可能会影响纳入研究的数量，最终影响系统评价和 Meta 分析结果的可靠性。在系统评价和 Meta 分析检索和收集相关研究的过程中存在的偏倚主要有发表偏倚、被检数据库的标引偏倚、检索偏倚、参考文献或引文偏倚、重复发表偏倚、重复使用研究对象偏倚和限制语种偏倚等。调查显示，我国干预类系统评价、诊断试验 Meta 分析、网状 Meta 分析和我国大学冠名为"系统评价和 Meta 分析"的博硕士论文均存在不同程度的检索细节报告不全面、数据库使用率低、灰色文献检索有待加强的问题。对此，提出的建议有：①检索相同主题已发表的系统评价和 Meta 分析，有利于检索词的全面搜集以及补充数据库检索结果漏检的研究；②尽可能地检索多种数据资源，如综合数据库、专业数据库、灰色文献数据库、相关学术组织网站等；③进行手工检索、追踪参考文献和搜索引擎检索；④如果可能，在专业人员指导下制定检索策略并实施检索。

（二）在纳入研究异质性处理方面

Cochrane 系统评价指导手册将异质性分为：临床异质性、方法学异质性和统计学异质性。纳入研究间若存在临床和（或）方法学异质性，往往会表现为统计学异质性，需采取必要的方法进行分析，如亚组分析、Meta 回归、敏感性分析、改变效应模型等。①亚组分析：每次只能对一个变量进行亚组分析，且对每个亚组都要进行效应量的合并；若要对两个以上的变量进行分析，则应考虑进行 Meta 回归；在临床同质性的基础上亚组的数量越少越好。②Meta 回归：若纳入研究数量小于 10 个，Meta 回归模型中最好一次只分析一个协变量，以确保结果的稳健性。③敏感性分析：实施敏感性分析后，若结论未发生变化，说明结果较为稳定可信，若分析后得到差别较大甚至相反结论，说明结果的稳定性低，在解释结果和下结论时需慎重，提示存在与干预措施或诊断方法相关的、重要的、潜在的因素，需进一步明确争议的来源。④改变效应模型：当异质性来源不能用临床和方法学异质性来解释时，通常用随机效应模型合并效应量。

（杨克虎　李秀霞　樊景春）

第七章　中医临床实践指南与临床路径

第一节　中医临床实践指南的制定、评价及临床应用

一、临床实践指南的概念与发展

（一）临床实践指南的定义

1990 年，美国医学研究所（Institute of Medicine，IOM）首次提出了临床实践指南的定义：针对特定的临床情况，系统制定的帮助临床医生和患者做出恰当处理的指导性意见。随着循证医学的发展及其对临床实践指南的影响，2011 年，IOM 在其出版的著作 *Clinical Practice Guideline We Can Trust* 中对临床实践指南的定义进行了更新：临床实践指南是针对患者的特定临床问题，基于系统评价形成的证据，并对各种备选干预方式进行全面的利弊平衡分析后提出的最优指导意见。该定义强调了临床实践指南（以下简称指南）作为连接研究证据和临床实践的桥梁作用，突出了其可将复杂的科研证据转化为清晰、全面的推荐意见，有效缩小最佳研究证据和临床实践之间差距的作用。2012 年，WHO 在其出版的 *WHO Handbook for Guideline Development* 一书中，将指南定义为：任何包括了有关卫生干预推荐意见的文件，这些干预涉及临床、公共卫生、卫生政策，推荐意见告诉指南使用者"应该做什么"，指导人们选择对健康和资源利用产生影响的不同干预措施。

（二）中医药临床实践指南的发展

中医药作为我国文化的瑰宝，在医疗实践中广泛运用。但在医学整体发展和研究方面，中医药事业依旧处于相对弱势地位。我国是初级、二级和三级诊疗体系中均采用中西医并行的国家。20 世纪 80 年代以来，国家逐渐重视中医药事业的发展和标准化体系建设，中医药在卫生保健方面的特色和重要性日益凸显，中医药指南的数量也快速增加。《中医药发展战略规划纲要（2016—2030 年）》中指出了中医药发展的阶段性目标，强调不仅需要进一步完善中医医疗服务体系，也需要建立完善的中医药标准体系。中医或中西医结合在严重急性呼吸综合征（SARS）、甲型流感、肿瘤、心脑血管病防治中发挥了独特作用。规范化制定、传播与实施中医/中西医结合临床实践指南，是中医药走向国际化的可行途径之一。

（三）临床实践指南与专家共识的区别与联系

与指南相比，专家共识缺乏统一的定义，不同的国际指南制定组织对专家共识的定义不同。目前，普遍认为专家共识（以下简称"共识"）是一种制作严谨性低于指南的行业指导文件，是由行业学会和协会牵头，或由在某个领域有一定影响力的专家构成专家组，基于共识方法（如德尔菲法）和有限的证据达成的在某一特定医学领域的推荐意见。研究显示，2010～2020 年我国中医和中西

医结合指南发布的数量整体呈上升趋势，近 4 年共识的发表数量明显高于指南。

二、中医临床实践指南的制定

许多国家高度重视指南的开发与应用，在政府的支持下成立了临床实践指南制定平台和管理机构，还有一些学术组织下设指南制定机构，并发布了指南制定手册，如 WHO 指南制定手册、NICE 发布的《过程和方法指导：指南手册》等，用于指导临床实践指南的规范制定。此外，一些专业学会还制定了指南的指南，如英国胸科协会、英国艾滋病协会均制定了其专业领域的指南制定标准。尽管每个指南制定手册各有特点，但大多都包含了确立主题、成立工作组、收集证据、评价证据、更新或制作系统评价、制作证据概要表、形成推荐意见、形成指南、传播与实施、周期性回顾更新等步骤（图 7-1）。

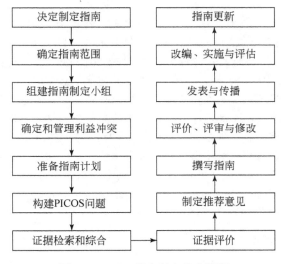

图 7-1　WHO 指南制定基本流程

（一）指南主题及临床问题的确定

确立主题即明确指南的目的、意义及适用范围，是制定指南的第一步。确定指南主题主要考虑以下几方面因素：①主题具有重要的临床意义，如涉及发病率、患病率或死亡率高或经济负担大的疾病等，指南的实施很有可能改善患者重要结局，降低医疗成本；②某一在临床实践或临床研究结果方面存在较大差异性的主题；③目前没有已经存在的、相关主题的、有效的临床指南可供使用；④研究证据比较充分。

确定指南的主题除了需要系统的文献回顾外，还需要采用一定的方法进行临床情景的判断，可采用对利益相关人进行质性访谈和问卷调查等方式。

构建问题的方法可以参考当前国际通用的模式，即 PICOS 模式。P 为特定的人群（population），主要描述什么是目标人群，这类人群需要考虑的特征有哪些；I 为干预或暴露（intervention/exposure），主要描述哪些是需要考虑的干预措施或暴露因素，也可能是预后的因素或诊断试验；C 为对照组或另一种可用于比较的干预措施（control/comparator）；O 为结局（outcome），描述感兴趣的结局；S 为研究设计（study design），限定研究设计的类型。一部指南常包含多个 PICOS 问题。

选择最重要的结局指标，对于制定一部有价值的指南至关重要，可以通过发放调查问卷，并通过指南制定工作小组讨论，最终确定指南在推荐意见时所需要考虑的主要结局指标。指南结局指标的设立应该注意其分类及重要性排序，可以通过调研对关键性结局指标进行分析，最终在众多的结局指标中确立对推荐意见影响最大的指标。最重要的结局指标将影响最终的推荐。按照 GRADE 系统方法学的要求，重要及关键结局指标之和最多 7 个；另外，还应纳入患者的观点，涵盖患者报告结局指标（patient-reported outcome，PRO）。结局指标重要性对应分值为 1～9 分，分别表示"非常不重要"至"非常重要"。其中，7～9 分表示该结局指标为关键结局，对决策和推荐至关重要；4～6 分表示该结局指标为重要结局；1～3 分表示该结局指标为一般结局，对决策和推荐的重要性相对次要。

以上临床问题确定的方法不能一概而论，应根据具体情况进行有针对性的分析或调整。如《膝骨关节炎中医诊疗指南（2020 年版）》，因中成药治疗膝骨关节炎是该指南重要的主题之一，指南制定团队需要进一步确定该主题下的临床问题，而中成药治疗膝骨关节炎药品众多，对于如何合理遴选药物形成具体的临床问题，方法学团队与临床专家团队广泛深入讨论后采用了以下方法：①检索 6 部中成药法典书籍（分别是《中华人民共和国药典（2015 年版）》、《基本医疗保险、工伤保险和生育保险药品目录（2017 年版）》、《国家基本药物目录（2017 年版）》、2002 版《国家中成药标准汇编》、1992 版《卫生部药品标准：中药成方制剂》、2010 版《外科与骨伤科中成药合理应用手册》），以说明书中出现的"膝骨关节炎""痹症""活血化瘀，舒筋通络，补益肝肾"等词语为关键词；②搜索国家药品监督管理局（简称药监局）官网，确定该中成药为中国大陆合法销售的上市中成药；③剔除已经停产的药品，最终共有 187 种中成药品种符合纳入标准；④为了解中成药品种在临床中的使用情况，先后通过 3 次现场问卷，1 次电子问卷对上述确定的中成药的临床实践使用情况进行调查，包括患者调研与临床医生调研；⑤对进一步确定的中成药进行临床研究的检索，选取研究基础较好的部分中成药。通过上面的几项工作确定该指南关注的 14 种中成药，进一步制作 PICOS 问题。以上过程在确定临床问题时，充分考虑了一线临床医生认可、患者应用广泛及研究基础较好三个方面，取其交集确定了最终的临床问题。

（二）指南计划书的撰写与注册

主题确定后，研究者需要制订详细的指南制定计划。指南计划书（guideline proposal/protocol）是概括指南如何制定的计划或系列步骤，以及将要使用的所有方法的汇总文件。计划书一般包括背景、制定或参与机构与组织、目标人群、指南用户、制定小组人员构成及角色、主题、目的、范围、临床问题、证据获取方式、推荐意见产生方法、外部评审、发布策略、关键步骤时间表、经费及获得资助、利益冲突调查及管理方法等。可登录国际实践指南注册与透明化平台（网址：http://www.guidelines-registry.cn）进行注册，此平台旨在提高指南制定的科学化和透明度，并促进指南制定者相互间的合作，避免重复制定现象的发生。

（三）指南制定团队组建

一部高质量指南的产生首先依赖于一个构成合理、组织有序的指南工作团队。指南制定小组一般应由具备临床专业、循证医学、卫生经济学、流行病学、文献学、统计学等专业技能的成员组成。根据指南的相应内容增设本领域或其他领域的有关人员，包括邀请县级医院的代表和患者代表作为成员。确定指南制定小组成员前必须考虑潜在的利益冲突。所有小组成员都必须声明其利益关系，所有成员的利益声明都将与最终的指南一起公布。原则上有重大利益冲突的相关人员不能参加推荐意见制定的相关会议。

（四）证据的综合和评价

临床实践指南的编写是一个规模较大、涉及专业人员较多、历时较长的系统过程，需要收集所有可能获得的相关证据，并对证据进行严格的质量评价。一般收集证据的类型包括临床实践指南、系统评价、Meta 分析、随机对照试验、观察性研究、质性研究、专业共识、专家意见、案例分析、经济学研究等。选择哪种证据类型取决于不同的指南问题类型，例如，如果是对某种中成药治疗阿尔茨海默病有效性的评价，需要查找的应该是随机对照试验或其他类型试验研究或已经存在的系统评价；如果是对某些疾病的危险因素进行研究，常常需要查找前瞻性队列研究的资料；如果考虑干预的可接受性则同时需要查找相关质性研究或经济学分析报告。

按照研究方法进行分类，证据类型一般可以分为原始研究和二次研究。原始研究证据是对直接在受试者中进行的有关病因、诊断、预防、治疗和预后等试验所获得的第一手数据，进行统计学处理、分析、总结后得出的结论。二次研究证据是指尽可能全面地收集某一问题的全部原始研究证据，进行严格评价、整合处理、分析总结后得出的综合结论，是对多个原始证据再加工后得到的更高层次的证据。一般情况下，如果检索结果为与指南临床问题相匹配的、高质量的且为近 2 年发表的系统评价/Meta 分析，即可直接运用以节省时间及成本。但应注意确定此系统评价/Meta 分析检索日期后有没有相关文献发表。如果确定没有相关性及质量较高的系统评价/Meta 分析，则可进行系统的原始研究检索，此时应依据不同类型的临床问题选择特定研究设计的文献。

当存在一些特殊情况，如证据尚未发表、无直接证据、罕见疾病、新发疾病等，检索到合适的研究证据可能存在一定难度。此时，专家证据（expert evidence）可能是证据的唯一或主要来源。例如在不明原因疫情或疾病暴发初期，缺乏系统评价、随机对照试验等传统证据，但仍需要制定快速建议指南，这时专家证据就成为重要证据资料，可用于制定循证指南。

指南制定小组需明确规定文献的纳入标准和排除标准，并严格采用循证医学的评价标准对相关文献进行科学评价。如使用 AMSTAR 评价工具对系统评价进行质量评价，采用 Cochrane 偏倚风险评估工具对随机对照试验进行评价，或者采用乔安娜·布里格斯研究所（Joanna Briggs Institute，JBI）证据等级分级方法针对不同研究设计的原始研究进行质量评价。

指南的推荐意见需基于当前可得的最佳证据，并不是每次都要制定新的系统评价。一般来说，若有最近 2 年内制定的高质量系统评价，评价后则可直接引用。但应用前除了评估此系统评价的质量外，还要重点评价其与指南 PICOS 问题的相关性。如果系统评价的发表年份到现在的时间间隔在 2 年以上，则需要检索系统评价发表后是否有新的相关原始研究发表，如果存在，且这些研究的结果可能会改变原系统评价的结论，则必须对原系统评价进行更新。

目前几乎所有的指南更新都需要人工检索文献，并重新进行证据的合成与推荐意见的撰写，然后进入传统的指南发布流程，此过程耗时较长，更新指南发布时，很有可能随着新的文献陆续发表，更新的指南已落后于最新研究进展，故快速系统评价已越来越受到全球的推崇。

（五）证据质量与推荐意见分级

科学的证据与推荐意见分级对指南的制定、实施具有重要意义。证据与推荐意见分级是指根据证据的内、外部真实性等对证据进行评价分级，并根据评价结果形成不同级别的推荐意见。科学合理的证据分级和推荐意见可以为快速做出决策提供有效参考。

国际上最常用的证据质量分级标准是 GRADE 系统，这是 GRADE 工作组于 2004 年发布的针对系统评价和指南进行证据分级以及对指南推荐强度进行评估的评价系统，其覆盖内容包括疾病的诊断、筛查、预防和治疗，也可用于公共卫生和健康相关问题的评价。在 GRADE 系统推出之前，各循证卫生保健组织的证据等级系统往往基于"唯设计论"，认为随机对照试验设计的研究质量必然高于观察性研究，对研究设计的多元性以及系统评价中纳入研究的设计质量，各研究间的不一致性、不精确性、间接性、发表偏倚等带来的问题未能进行综合判定。除 GRADE 系统外，中医/中西医结合临床实践指南的指南/专家共识常用的证据质量与推荐意见分级体系有汪受传等制定的德尔菲法（Delphi）文献依据和推荐意见分级标准（中医）修订版、刘建平等制定的基于证据体的临床研究证据与推荐意见分级参考建议（表 7-1）。前者基于德尔菲法分级标准，将古今专家共识和古籍纳入到证据质量等级和推荐意见分级标准中；后者纳入了专家观点、经验以及史料记载，形成了基于证据体的证据质量分级标准。

表 7-1 基于证据体的临床研究证据分级

证据级别	描述
Ⅰa	由随机对照试验、队列研究、病例对照研究、病例系列这 4 种研究中至少 2 种不同类型的研究构成的证据体，且不同研究结果的效应一致
Ⅰb	具有足够把握度的单个随机对照试验
Ⅱa	非随机对照试验或队列研究
Ⅱb	病例对照研究
Ⅲa	历史性对照的病例系列
Ⅲb	自身前后对照的病例系列
Ⅳ	长期在临床上广泛运用的病例报告和史料记载的疗法
Ⅴ	未经系统研究验证的专家观点和临床经验以及没有长期在临床上广泛运用的病例报告和史料记载的疗法

结合中医药临床实践特点及当前临床研究所处的阶段，采用应用广泛的 GRADE 分级标准，中医现代临床研究证据等级普遍偏低，特别是长期指导临床实践的中医古籍及名医经验也被评为低级别证据，使得临床实践用证信心不足。国内学者认为完全照搬 GRADE 系统，并不能完全体现中医药临床实践特点，无法满足中医/中西医结合指南/共识的制定需求。一些中医指南在制定时采用了 GRADE 分级标准，同时结合自身需求进行了调整，针对此种情况，有研究提示 GRADE 分级标准各要素是相互联系、融为整体的，这可能会破坏 GRADE 自身的系统性和科学性，并使得证据分级者和指南使用者感到困惑。如何结合 GRADE 系统和中医临床实践特点对中医药证据进行合理、全面的评价值得进一步探索。

有研究者提出了中医药临床指南和专家共识中推荐意见强度分级及含义（表 7-2）。本标准将中医药临床指南/共识中的推荐意见分为"强推荐""弱推荐""不推荐""不确定"四级，相较于 GRADE 的"强推荐""弱推荐""强不推荐""弱不推荐"更具有临床操作指导意义。其中的"不确定"提示因目前的证据信息有限，无法权衡利弊关系，可供临床医生根据实际情况使用。另外，此处虽无法做出推荐，但可以给将来的研究提供借鉴与指导。

（六）推荐意见的生成

1. 推荐意见形成过程中要考虑的因素

除证据质量外，可接受性、可行性、公平性、资源利用、患者的价值观和意愿、利弊平衡也是制定推荐意见常常需要考虑的因素。推荐意见的内容来源于相关研究的结果或结论，研究证据的可靠性直接影响推荐意见的应用价值，但证据质量不是决定推荐意见的唯一因素。公平性也是制定推荐意见时考虑的因素之一。该因素聚焦于年龄、残障、变性、婚姻与世俗伴侣、种族、宗教信仰、性别等各类人群平等的健康需求。一般情况下，指南制定小组提出推荐意见时需考虑是否会对上述人群产生不同的影响。"可行性"主要是指推荐意见在拟推广应用的相关实际环境中的可实施性，也被称为"可实施性"。有学者提出了中医药临床指南和专家共识制定过程中影响推荐意见的因素（表 7-3），具体如下。

表 7-2　中医药临床指南和专家共识中推荐意见强度分级及含义

推荐级别	具体内容	表述
强推荐 [a]	综合考虑影响因素后，大多数专家 [b] 认为该干预措施利远远大于弊，强推荐使用	强推荐使用
弱推荐	综合考虑影响因素后，大多数专家 [b] 认为该干预措施利略大于弊，弱推荐使用	弱推荐使用
不推荐	综合考虑影响因素后，大多数专家 [b] 认为该干预措施弊大于利，不推荐使用	不推荐使用
不确定	根据目前已有的信息，无法确定该措施的利弊情况，因而无法做出推荐	利弊情况存在不确定性，实施者应根据临床情况判断使用

a. 若某种干预措施利远远大于弊，但是不同目标人群患者意愿差别较大，此时应单独针对不同目标人群产生推荐意见；b. 指南制定专家组规定的达成共识所需的一定比例的专家。

表 7-3　中医药临床指南和专家共识制定过程中影响推荐意见的因素

因素	具体内容	判断方法
临床研究证据	来自随机对照试验、非随机对照试验、病例系列、个案报道、专家经验等临床研究的证据	参照中医药临床证据分级标准
古代文献证据	1911 年以前的文献和古代专家经验	参照中医古籍证据级别标准
临床获益与风险	干预措施可能给患者带来疗效程度如何	如患者症状改善情况、药物的不良反应等
	干预措施可能给患者带来副作用、不良反应等安全性程度如何	
卫生经济学	干预措施的花费及消耗资源等情况如何	如成本-效果分析等
临床可行性	干预措施对于卫生保健服务提供者是否可以获得或执行	通过横断面调查，选择代表性卫生保健服务提供者进行调查、半结构化访谈
临床可接受性	干预措施对于卫生保健服务提供者是否可以接受	通过横断面调查，选择代表性卫生保健服务提供者进行调查、半结构化访谈
患者意愿	患者对于健康及生活的观点，以及信念、期望、价值观和目标的优先排序，也指个人衡量某种治疗方案对比另一种方案的潜在获益、危害、成本和优先性的过程	系统评价文献或选择具有代表性的患者进行横断面调查、半结构化访谈

2. 推荐意见形成的共识法

共识法是指通过某种形式，采用特定的方法收集多个个体的多种建议或意见，形成一致性结论或观点。根据是否采用正式的共识程序或者流程，可分为非正式共识法和正式共识法。非正式共识法是参与人员充分表达自我观点，并进行自由讨论，最终达成推荐意见的共识，但缺乏如何达成共识的方法，且个体可能会因对议题不够熟悉、与别人观点不一致时感受到压力等因素不能充分表达自身的真实观点。相较而言，正式共识法是采用结构化的过程，明确达成共识的方法，降低可能存在的偏倚，结果更具可信性。常用的正式共识法主要包括德尔菲法、名义群体法、共识形成会议法、改良版德尔菲法。

（七）推荐意见的撰写

推荐意见的文本应当具备清晰性、明确性及可行性的特点。采用清楚、明确的文本语言表述推荐内容，必要时对相关专业术语或内容进行解释说明。另外，也要注意推荐强度的措辞，便于使用者快速理解和依从指南建议。推荐强度是指南制定者综合考虑证据质量、可行性、可接受性、患者的价值观和意愿等因素对推荐建议实施效果利弊的把握程度，需使用专业术语或特殊符号对其进行描述。一般呈现在每条推荐意见的文本之后。每条推荐意见都应明确其推荐强度，推荐强度的描述一般是指在推荐语句后采用明确的程度词或符号标识来区分不同程度的推荐强度。除了标注推荐意见的等级外，建议同时通过对推荐意见进行语言描述来体现推荐级别。例如，GRADE 分级系统在推荐意见中使用"strongly recommend"来表示强推荐，"suggest/consider"表示弱推荐。当面临证据有限（如病例报告、专家意见、个人经验）但仍需卫生专业机构的指导意见的情况时，指南制定小组也会基于专家共识达成一致性意见，指南文本中应在相应推荐意见之后备注"共识性建议"或"未分级的共识意见"等标志性字样并附有说明。推荐意见尽量避免出现在指南的大段文字中，应单独总结陈述，也可以采用加粗、加下划线的形式呈现，或者以表格的形式单独呈现，内容清晰简洁易懂，直接为使用者提供参考。

（八）外审与评价

指南发布前的外部评审是指南制定中的重要过程，也是指南质量控制的关键。外部评审（即外审）的主要目的是评估指南制定方法的严谨性及推荐意见的准确性、可行性、明晰性和适用性。

通过共识形成推荐意见后，指南制定组需邀请制定组外的相关领域专家和其他利益相关方作为外部评审员。为了保证外审的质量，外审成员也必须提交相关利益冲突声明。外审成员可以通过多种方式评议，其中以填写表格最为常见。表格一般包括推荐意见的准确性及清晰性，指南制定方法的合理性及指南制定过程的透明性等内容。

外审主要包括意见征集及同行专家评审两种形式。意见征集是在指南制定小组讨论起草形成指南征求意见稿后，通过多渠道、多方面向社会不同群体介绍指南的初步结论及相关推荐意见，并广泛征集意见，以保证指南的适用性和可推广性。同行专家评审是在指南制定小组根据所收集到的意见对指南进行修改完善后，邀请同行专家从专业角度对指南再次进行评审。

（九）指南的报告

规范化报告的指南不仅能够使指南利益相关方对研究的内在和外在真实性作出判断，而且有利于指南评审专家对指南做出全面、客观和快速的判断，更重要的是指南的报告学质量是影响指南传播和实施的重要因素。

1）指南的报告内容大致包括摘要、前言、主要临床问题、证据、推荐意见、推荐理由等，并附参考文献、致谢、人员清单等。WHO 指南手册提出所有指南均应包括执行摘要（executive summary）、主体（main body）、附录（appendices），其中执行摘要部分应包含指南的主要推荐意见，主体部分包含目录、导言、方法、推荐意见、结论。此外，系统评价、结果评级等可在附录中呈现。

2）2013 年，由中国学者陈耀龙、杨克虎、商洪才等发起，联合来自美国、加拿大、英国、德国等 12 个国家以及 WHO、EQUATOR 协作网、国际指南协会（Guidelines International Network, GIN）、Cochrane 协作网、GRADE 工作组、指南研究与评价工具（The Appraisal of Guidelines for Research & Evaluation，AGREE）工作组等 7 个国际组织的 30 余名专家，共同成立了 RIGHT（Reporting Items for Practice Guidelines in Healthcare，RIGHT）工作组。该工作组历时 3 年，完成了包含 7 大领域，22 个条目的报告清单（表 7-4）。

国内中医标准化及循证医学研究者认为中医与西医是不同的理论体系，西医指南的报告规范也很难完全适用于中医指南。在中医指南/共识数量急速增长的同时，报告质量普遍低下和临床应用不佳是不容忽视的问题。中华中医药学会标准化办公室、中国中医科学院中医临床基础医学研究所团队经研究形成了中医临床实践指南报告清单。

表 7-4　RIGHT 清单

领域/主题	条目
基本信息	
标题/副标题	能通过题目判断为指南，即题目中应明确报告类似"指南"或"推荐意见"的术语
	报告指南的发表年份
	报告指南的分类，即筛查、诊断、治疗、管理、预防或其他
执行总结	对指南推荐意见进行汇总呈现
术语和缩略语	为避免混淆，应对指南中出现的新术语或重要术语进行定义；如果涉及缩略语，应将其列出并给出对应的全称
通讯作者	确定至少一位通讯作者或指南制定者的联系方式，以便联系和反馈
背景	
简要描述指南卫生问题	应描述问题的基本流行病学，如患病率、发病率、病死率和疾病负担（包括经济负担）
指南的总目标和具体目的	应描述指南的总目标和具体要达到的目的，如改善健康结局和相关指标（疾病的患病率和病死率），提高生活质量和节约费用等
目标人群	应描述指南拟实施的主要目标人群
	应描述指南拟实施时需特别考虑的亚组人群
指南的使用者和应用环境	应描述指南的主要使用者（如初级保健提供者、临床专家、公共卫生专家、卫生管理者或政策制定者）以及指南其他潜在的使用人员
	应描述指南针对的具体环境，如初级卫生保健机构、中低收入国家或住院部门（机构）
指南制定小组	应描述参与指南制定的所有贡献者及其作用（如指导小组、指南专家组、外审人员、系统评价小组和方法学家）
	应描述参与指南制定的所有个人，报告其头衔、职务、工作单位等信息
证据	
卫生保健问题	应描述指南推荐意见所基于的关键问题，建议以人群、干预、对照和结局指标（PICO）格式呈现
	应描述结局遴选和分类的方法
系统评价	应描述该指南基于的系统评价是新制作的，抑或是使用现有已发表的。如果指南制定者使用现有已发表的系统评价，应给出参考文献并描述是如何检索和评价的（提供检索策略、筛选标准以及对系统评价的偏倚风险评估），同时报告是否对其进行了更新
评价证据质量	应描述对证据质量评价和分级的方法
推荐意见	
推荐意见	应提供清晰、准确且可实施的推荐意见
	如果证据显示在重要的亚组人群中，某些影响推荐意见的因素存在重大差异，应单独提供针对这些人群的推荐意见
	应描述推荐意见的强度以及支持该推荐的证据质量
形成推荐意见的原理和解释说明	应描述在形成推荐意见时，是否考虑了目标人群的偏好和价值观。如果考虑，应描述确定和收集这些偏好和价值观的方法；如果未考虑，应给出原因
	应描述在形成推荐意见时，是否考虑了成本和资源利用。如果考虑，应描述具体方法（如成本-效果分析）并总结结果；如果未考虑，应给出原因
	应描述在形成推荐意见时，是否考虑了公平性、可行性和可接受性等其他因素
从证据到推荐	应描述指南制定工作组的决策过程和方法，特别是形成推荐意见的方法（如何确定和达成共识、是否进行投票等）

续表

领域/主题	条目
评审和质量保证	
外部评审	应描述指南制定后是否对其进行独立评审,如是,应描述具体的评审过程以及对评审意见的考虑和处理过程
质量保证	应描述指南是否经过了质量控制程序,如是,则描述其过程
资助和利益冲突声明及管理	
资金来源及作用	应描述指南制定各个阶段的资金来源情况
	应描述资助者在指南制定不同阶段中的作用,以及在推荐意见的传播和实施过程中的作用
利益冲突的声明及管理	应描述指南制定相关的利益冲突的类型(如经济利益冲突和非经济利益冲突)
	应描述对利益冲突的评价和管理方法以及指南使用者如何获取这些声明
其他方面	
可及性	描述在何处可获取到指南、相应附件及其他相关文件
对未来研究的建议	应描述当前实践与研究证据之间的差异,和(或)提供对未来研究的建议
指南的局限性	应描述指南制定过程中的所有局限性(如制定小组不是多学科团队,或未考虑患者的价值观和偏好)及其对推荐意见有效性可能产生的影响

　　有学者指出中医指南的推荐意见应有明确的定位词,如"推荐意见。"在指南的正文前(指南首页/指南封面页后),应当附有"推荐意见汇总表"。推荐意见的报告条目及相应内容应包括:①实施者。②目标人群,包括中医疾病诊断、中医证候诊断、西医疾病诊断、西医分型/分期诊断、临床表现、病机;其中根据不同的临床问题,病机可选择性在推荐意见中或推荐意见说明中报告。③干预措施,包括治法、治则、干预措施类型、治疗时机、用法用量/操作、疗程、注意事项。④临床研究证据分级。⑤推荐意见强度分级。⑥推荐依据,包括指南推荐意见形成过程中基于的临床研究证据、古代文献证据、临床获益与风险、卫生经济学、临床可行性、临床可接受性、患者意愿,并标注相应参考文献。⑦推荐意见说明,为针对推荐意见的进一步阐述、补充和解释。指南中不同干预措施的推荐意见核心报告内容可参考表 7-5 的要求。

表 7-5　中医药临床指南及专家共识中不同干预措施的推荐意见核心报告内容

干预措施	内容 1	内容 2	内容 3	内容 4	内容 5	内容 6	内容 7	内容 8
方剂	方名	来源	药物组成	剂量	用法	加减法	疗程	注意事项
中成药	药名	来源[a]	药物组成[b]	用法用量[c]	疗程[d]	注意事项		
针刺(包括体针、头针、梅花针、电针等)	针刺类型	主穴	配穴	辨证/对症取穴	操作[e]	疗程[d]	注意事项	
灸法	灸法类型	主穴	配穴	操作[e]	疗程[d]	加减法	注意事项	
拔罐	拔罐类型	取穴	操作[e]	疗程[d]	加减法	注意事项		
推拿	主穴	配穴	手法	疗程[d]	加减法	注意事项		
外治法(包括灌肠、熏洗、贴敷等)	药物组成	用法用量[c]	疗程	注意事项				

　　a. 该药物涉及的方剂来源;b. 国家保密配方除外;c. 包括干预措施的具体给药途径、使用方法及剂量;d. 包括用药、针刺、艾灸等干预措施的治疗时间、频次等;e. 包括针刺、拔罐、艾灸等干预措施的具体操作方法,如进针、行针方法等。

三、中医临床实践指南的评价

AGREE 最早发表于 2003 年，由 AGREE 协作网的国际指南制定人员和研究人员制定并发布，旨在开发一种能够评估临床实践指南质量的工具。自发布以来，AGREE 工具已有诸多语种的翻译版本，被上百篇出版物引用，得到多家卫生保健机构的认可。为进一步加强工具的可靠度和用户可用性，AGREE 协作网部分成员组建了 AGREE 研究联盟，对 AGREE 工具进行了修订，并于 2009 年发布 AGREE Ⅱ 工具。AGREE Ⅱ 已经成为国际通用的方法学工具，用于指南的制定、报告和评价。

此外，为确保指南推荐意见应用于临床时的可信性或可实施性，在研究证据的基础上，国际临床实践指南和知识转化团队研发，于 2018 年发布了指南研究与评估系统-最佳推荐意见的质量评价工具（appraisal of guidelines research and evaluation-recommendations excellence，AGREE-REX）。AGREE-REX 是评价指南推荐意见质量的可靠工具，提供了一种制定和报告推荐意见的策略，旨在提升指南推荐意见的质量，是对 AGREE Ⅱ 的补充。

AGREE Ⅱ 工具适用于卫生保健机构中任意健康或疾病领域的指南，包括医疗保健、公共卫生、筛查、诊断、治疗或干预方面的指南，可以用来评价地方、国家、国际组织以及联合政府组织制定的指南。适用对象包括：卫生保健人员、指南制定人员、卫生决策者和相关教育工作者。指南建议由至少 2 位，最好 4 位评价人员进行评价，这样可以增加评价的可靠性。

AGREE Ⅱ 工具由 1 个用户手册、6 个领域（23 个条目）和 2 个总体评估条目组成（表 7-6），每一领域均阐述指南质量的某一独特维度，总体评估包括对该指南的总体质量进行评级，以及是否推荐在实践中使用该指南。各条目以及总体评分均以 7 分等距量表进行评分，1 分表示完全不同意，即指南中无任何信息与该条目相关、这一概念报告极差或作者明确声明没有达到标准。7 分表示完全同意，即指南报告质量极佳，满足了用户手册中所述的全部标准和考虑因素。2～6 分表示不完全同意，即指南相关条目不符合全部标准或考虑因素，分数高低取决于报告的完整性和质量，满足的标准和考虑因素越多，指南在该条目的得分就越高。

表 7-6　AGREE Ⅱ 的领域和条目

领域	条目
范围和目的	1. 明确阐述指南的总目的
	2. 明确阐述指南涵盖的卫生问题
	3. 明确阐述指南的适用人群（患者、公众等）
参与人员	4. 指南制定小组包含所有相关专业人员
	5. 考虑到目标人群（患者、公众等）的观点和偏好
	6. 明确规定指南的适用者
制定的严谨性	7. 采用系统方法检索证据
	8. 明确阐述证据选择标准
	9. 明确阐述证据体的优点和局限性
	10. 明确阐述形成推荐意见的方法
	11. 形成推荐意见时考虑了对健康的益处、副作用和风险
	12. 推荐意见和支持证据之间有明确的联系
	13. 指南发表前经过专家的外部评审
	14. 提供指南更新过程

续表

领域	条目
表达的清晰性	15. 推荐意见明确不含糊
	16. 明确列出针对某一情况或健康问题不同的选择
	17. 主要推荐意见清晰易辨
应用性	18. 明确阐述指南应用过程中的促进和阻碍因素
	19. 指南提供了应用推荐意见的建议和（或）配套工具
	20. 指南考虑了应用推荐意见时潜在的资源投入问题
	21. 指南提供了监控和（或）审计标准
编辑独立性	22. 赞助单位的观点不影响指南内容
	23. 对指南制定小组成员的利益冲突予以记录和处理

每个领域得分等于该领域中每一条目分数的总和，各领域得分相互独立，并将得分标准化为该领域可能的最高得分的百分比（表 7-7）。

评价者在充分考虑各评价条目的情况下还可对指南质量进行一个综合评价打分，并回答是否推荐该指南运用于临床实践，评价者有 3 个选项，"推荐""推荐，但需要修订""不推荐"。

表 7-7　AGREE Ⅱ 各领域得分的计算方法举例

如果 4 位评价者对领域一（范围和目的）评分如下：			
	条目 1	条目 2	条目 3	总分
评价者 1	5	6	6	17
评价者 2	6	6	7	19
评价者 3	2	4	3	9
评价者 4	3	3	2	8
总分	16	19	18	53

最高可能得分=7（完全同意）×3（条目）×4（评价者）=84

最低可能得分=1（完全不同意）×3（条目）×4（评价者）=12

该领域标准化得分=（实际得分-最低可能得分）/（最高可能得分-最低可能得分）×100%=（53-12）/（84-12）×100%=41/72×100%=0.5694×100%≈57%

自 2005 年国内学者对 AGREE Ⅱ 工具进行介绍，将其正式引入我国，此后不断有学者对工具进行解读，并将其运用到国内的指南质量评价中。为结合我国实际情况，提高工具在国内的应用性，为我国指南的制定提供参考标准，王吉耀团队在 AGREE Ⅱ 的框架下进行修改制定了更适于我国国情的中国临床指南评价体系——AGREE-China。

四、中医临床实践指南的传播与实施

临床实践指南的转化和应用是医学科技成果转化的关键环节，指南实施是制定的最终目的。

（一）临床实践指南的获取

指南的传播包括指南的获取、临床实践指南有效性的宣传及其大范围发行。获取指南可以通过检索专业的临床实践指南网站、学术机构网站、医学文献数据库及循证医学知识库等途径（表 7-8）。

表 7-8 指南网站、学术机构网站或循证医学知识库检索范围

部分指南网站、学术机构网站及循证医学知识库	网址
指南网站	
Guidelines International Network（GIN）	http://www.g-i-n.net
National Comprehensive Cancer Network（NCCN）	http://www.nccn.org
Australian Government National Health and Medical Research Council（NHMRC）	http://www.nhmrc.gov.au
National Society of Genetic Counselors（NSGC）	http://www.nsgc.org
World Stroke Organization（WSO）	http://www.world-stroke.org
National Institute for Health and Clinical Excellence （NICE）	http://www.nice.org.uk
National Center for Biotechnology Information（NCBI）	http://www.ncbi.nlm.nih.gov
the New Zealand Ministry of Health	http://www.health.govt.nz
Scottish Intercollegiate Guidelines Network（SIGN）	http://www.sign.ac.uk
Center for Health Evidence（CHE）	http://www.cche.net
World Health Organization（WHO）	http://www.who.int
the Medical Journal of Australia（MJA）	http://www.mja.com.au
Agency for Health Care Research and Quality （AHRQ）	http://www.ahrq.gov
Canadian Medical Association（CMA）	http://www.cma.ca
Guidelines Advisory Committee（GAC）	http://www.gacguidelines.ca
Center for Effective Practice（CEP）	http://effectivepractice.org
Royal College of Nursing（RCN）	http://www.rcn.org.uk
Royal College of Physicians（RCP）	http://www.rcplondon.ac.uk
Japan Council for Quality Health Care	http://jcqhc.or.jp
Ministry of Health Malaysia（MaHTAS）	http://www.moh.gov.my
学术机构网站	
International Debates Federation（IDF）	http://www.idf.org
American College of Chest Physicians（Chest）	http://www.chestnet.org
American Heart Association（AHA）	http://www.heart.org/HEARTORG
Infusion Nurses Society（INS）	http://www.ins1.org
the Danish Health Authority	http://www.sst.dk
Haute Autorité de Santé（HAS）	http://www.has-sante.fr
National Electronic Library for Health	http://libraries.nelh.nhs.uk
Academy of Medicine of Malaysia	http://www.acadmed.org.my
European Society of Human Reproduction and Embryology（ESHRE）	http://www.eshre.eu
the American College of Occupational and Environmental Medicine（ACOEM）	http://www.acoem.org
U.S. Preventive Services Task Force（USPSTF）	http://www.uspreventiveservicestaskforce.org/Page/Name/home
the Kidney Health Australia-Caring for Australasians with Renal Impairment（KHA-CARI）	http://www.cari.org.au
British Association for Sexual Health and HIV（BASHH）	http://www.bashh.org

部分指南网站、学术机构网站及循证医学知识库	网址
National Clinical Effectiveness Committee（NCEC）	http://www.lenus.ie/hse
Infectious Diseases Society of America（IDSA）	http://www.idsociety.org
American Society of Clinical Oncology（ASCO）	http://www.asco.org
American Academy of Neurology（AAN）	http://www.aan.com
the European Society of Cardiology（ESC）	http://www.escardio.org
循证医学知识库	
DynaMed	http://www.dynamed.com
UpToDate	http://www.uptodate.com
Best Practice	http://bestpractice.bmj.com
Essential Evidence Plus	http://www.essentialevidenceplus.com

医学文献数据库可以检索 PubMed、SCI 及中国知网、万方数据库等。中文检索策略："指南"或者"临床实践指南"或者"共识"或者"专家共识"。英文检索策略："consensus［Mesh］" or "guideline［Mesh］" or "practice guideline［Mesh］" or "clinical guidance" or "clinical practice guidance" or "guideline*" or "guidance*" or "clinical guidance" or "clinical consensus statement" or "clinical consensus guideline"。

（二）临床实践指南的传播与推广

为了使临床实践指南能更好地服务临床实践，必须加大指南的宣传力度与发行范围，一般情况下指南制定者应同出版社协商出版费用并要求免费发行。指南的主要传播方式包括在线出版、翻译国际高质量指南、传播指南和支持决策的手机应用程序、新闻发布会或通讯稿、学术会议等。主要传播策略包括：提供各种工具，如各种临床工作流程图、挂图等；通过决策支持系统或其他提示系统、审核和反馈等方法来加强指南的实施；密集的媒体宣传，如可以利用自媒体宣传；也可通过学术会议、继续教育的方式组织学习和传播。

（三）临床实践指南的实施

我国指南也存在许多问题，影响了指南的推广与利用，如缺乏指南传播和实施策略；缺乏实施工具；推荐意见不够明确，不利于临床医生快速定位和查找；指南没有被临床医生及时获取阅读；推荐意见的证据质量和推荐强度不够明晰，临床医生无法判断是否应在临床实践中实施该推荐意见。另外，国内临床实践指南并不是官方或政府强制制定及推广使用的，也是影响指南实施利用的因素之一。在决策支持方面，尽管教材、书籍及学术会议等均强调循证临床实践指南的作用，但是还没有官方意见或建议将指南与临床实践真正联系起来。在这种情况下，指南对实际临床的指导意义大打折扣。研究者调查了 11 种常见疾病中医诊疗指南的应用情况，结果显示 54.5%的指南从未被引用过。另外，很多研究者指出指南文本形式的制约，不仅导致临床指南的内容不能被实时、准确地查询和浏览，更阻碍了指南在临床决策和实践中的有效应用，使其难以发挥真正的价值。相对于电子病历等，临床指南的研究与利用明显落后于信息时代的发展。

指南的实施需要有效的载体帮助，如指南实施工具（guideline implementation tools，GI tools），指南实施工具存在于指南文件中或指南的补充资料中，它是一类独立的信息或交互式的资料，可以是纸质版的也可以是电子版的。另外，优化指南发布途径，推出手机服务端，以及建议指南制定方提供或呈现"可视化指南""节约型知识工具""用户手册"等以尽可能促进指南的推广和实施。另外越来越多的研究者提出智能化的指南传播与实施方式，提出智能化指南。智能化临床指南具有以下优势：①与患者电子病历数据相结合，使得计算机自动地依据临床指南规范，在临床实践中为医务人员提供各种诊疗和防治建议，真正实现规范化的临床诊疗及最及时有效的证据转化；②与医学数据库链接，及时获得最新文献证据，促进推荐意见快速产生；③基于临床大数据的深度学习可以为指南的持续更新及丰富完善提供宝贵的一线资料。

第二节　中医临床路径的构建、实施与评价

一、临床路径的概念及发展

（一）临床路径的概念

临床路径（clinical pathway，CP）也被称为照顾路径、关键路径、实践参数等，其解释定义有多种，各有侧重，其中应用较广泛的是1996年美国国立图书馆引用的第4版《莫斯比医学、护理及相关健康问题词典》中对关键路径的定义，具体是指"设计好的医疗和护理计划，包括诊断、用药和会诊等，使治疗成为一种有效的、多学科合作的过程"。

（二）临床路径的特征及中医临床路径的特点

1. 临床路径的特征

（1）服务目标明确　每个临床路径虽然涉及范围较广，包括医疗决策，诊疗活动中相关医疗服务，如护理、检验、检查、特殊治疗及手术等，以及提供医疗服务的人员与患者间的关系等，但服务目标明确，通常是针对符合某种疾病诊断的群体在某一个时段内的医疗、护理以及康复或预后管理的计划。

（2）时序化　依据医疗服务的时间流程，临床路径对诊疗项目等内容都有详细的时间和顺序安排。

（3）多学科合作　临床路径的研发和实施需要多学科专业人员的参与，包括临床、护理、药剂、检验、营养、康复、心理指导及医院管理，甚至包括法律及伦理等相关人员。

（4）管理者　个案管理者或个案协调员是临床路径的又一特征，通常这一角色由护理人员和（或）医生担当。

2. 中医临床路径的特点

中医药作为我国独具特色的卫生医疗资源，与现代医学共同担负着维护和促进人民健康的重要使命，是我国医药卫生事业中不可或缺的重要组成部分。在遵循科学原则和方法的基础上构建中医/中西医结合临床路径，有利于发挥中医药临床诊疗的特色和优势，提高医疗质量和效率，使患者在有限的时间内获得更合理的医疗资源，让更多的人群获益。中医临床路径除了具有一般临床路径的特点外，强调突出中医整体观念、辨证论治规律，具有一些自身特点。

（1）证据的多源性　针对具体的临床问题，系统回顾和评估各类证据是临床路径构建的关键环节，支撑中医药临床实践的证据呈现多源性特点，中医临床路径可以采纳的证据包括：①既往医疗记录的分析；②古籍文献和名医经验的系统挖掘和整理分析；③现代文献系统评价以及以此形成的指南；④经过规范共识方法获得的高层次专家共识。针对相同临床问题，如果不同来源的证据均提示相似的结果，那么将增强临床决策的把握度；如果针对多来源证据提示的不一致甚至矛盾的结果，可以借鉴社会学、心理学或社会医学的方法，如定性访谈、命名小组法等实现多源证据的整合。

（2）干预的多维性　中医学是以整体观念和辨证论治为理论基础的医学，强调治疗疾病的策略是针对患病的人，进行整体功能的调节和适应性能力的改善，不局限于某个具体的部位症状或者某个生物医学指标，因此，中医药疗法与目标之间较常见的是多对多或一对多的联系，临床实践时中药、针灸、按摩等方法联合的复合干预模式较常见，一种干预措施也可以通过多靶点作用实现多方面的调理。中医/中西医结合临床路径的构建需要总体上把握中医药多环节、多阶段、多靶点的特性，结合疾病的特点进行不断的细化、更新和完善。

（三）临床路径的发展

关键路径方法 20 世纪 50 年代首先在建筑、工程等制造业领域应用，被认为是管理大型、复杂项目的有效方法，到 20 世纪 60 年代已经成为政府管理部门及工程领域中有价值的管理工具。1983年，美国政府为了提高卫生资源的利用效率，遏制医疗费用的上涨，尝试在医院引入工业领域使用的关键路径管理技术以加强管理。美国密西根医疗中心在 20 世纪 80 年代后期开始了临床路径的研发工作，最初是针对手术患者，随着管理模式的不断成熟完善，临床路径突破了外科手术病种的局限，逐渐从急性病向慢性病，从单纯的临床管理向医院各方面管理扩展。直至 90 年代后，临床路径已经在世界范围内得到了推广应用。

1998 年四川大学华西医院以护理人员为中心试行临床路径，其是国内较早开始实行临床路径的医疗机构。1998 年以后，北京、天津、重庆、广州等国内一些城市的医院开展了部分病种临床路径的研究和试点工作。2002 年，广东省中医院逐步在全院范围内启动了多个病种的中医临床路径的研发和实施。2009 年卫生部依照国务院办公厅的部署启动了 100 种常见疾病临床路径拟定以及在 50 家医院开展临床路径管理试点的工作，2009 年 3 月至 2011 年底共制定下发了 22 个专业 331个病种的临床路径。2011 年和 2012 年国家中医药管理局分别开展了首批 95 个病种、第二批 105个病种的中医临床路径试点工作，推动了中医临床路径的开展和实施。后续于 2017 年发布了中风病等 92 个病种、2019 年依托中华中医药学会制定并发布了风温肺热病等 95 个中医优势病种的中医临床路径。

（四）临床路径相关概念的区别与联系

1. 临床实践指南
临床实践指南与临床路径均属于临床规范化管理的指导性文件，用于指导临床决策。

临床实践指南是公认的声明，其内容经过严格的验证，用以在临床管理环境中帮助医务工作者对患者管理进行决策，临床适用范围更广，相对更具有权威性。临床路径则是指南或其他相关证据的"本土化"过程，是对临床诊疗、护理及其他医务过程的时序性指引，更加细化医疗过程，实践性强，在实践中能促进临床指南的发展。同一临床问题，不同的医疗机构可以采用不同的临床路径，但应当遵循同一个临床指南。

2. 绿色通道
绿色通道（green path）在医学领域一般指急诊绿色通道。急诊绿色通道是指医院内为急危重症患者提供快速高效服务的系统，尤其在突发公共事件造成重大人员伤亡时，能够及时提供医学救援。

临床路径与绿色通道均需要多学科的协调和配合，都关注诊疗的时序性。绿色通道具有时间第一、生命至上、需要打破常规等特点，诊疗方案应适用于任何一个需要急救的人，故没有选择性；临床路径通常适用于一定范围的人群，可以有选择地纳入适用对象。绿色通道更关注一个"快"字，其管理时限是以小时甚至分秒来计算的，而临床路径多以天为单位来管理。

3. 单元化管理

单元化管理是针对某类疾病进行的特定医疗管理体系，以提高临床管理疗效。例如卒中单元，是为卒中患者提供药物治疗、肢体康复、语言训练、心理康复和健康教育的多元综合医疗管理模式。单元化管理与临床路径都属于医疗机构中规范化管理的内容。

单元化管理存在病种适用性的问题，临床路径较单元化管理有更广泛的使用病种，不适用于单元化管理的病种可能适用于临床路径的研发和实施。对于单元化管理适宜病种，单元的建立需要遵循医院的医疗环境、选择合适的模式、改建病房结构、建立工作小组、制定标准文件、标准工作时间等原则，临床路径则属于其中需要制定的标准文件之一。

（五）临床路径检索资源

关于病种的临床路径可通过查阅国家卫生健康委员会官方网站获取，中医相关的临床路径可进一步查阅国家中医药管理局及相关学术组织（如中华中医药学会）网站。另外，可检索中国生物医学文献数据库、万方医学网、中国知网、维普中文期刊服务平台、PubMed、Embase 等机构数据库了解临床路径研究相关最新进展。

二、临床路径的构建

（一）临床路径构建的基本思路

临床路径是将系统质量控制与管理融入医疗服务的一种方法和手段，中医、西医医疗机构均可采用，但是中医临床路径在构建工作中，应结合中医药特点考虑如下几个原则。

1. 科学性和可行性

中医临床路径的制修订一方面以中医理论为基础，中医/中西医结合方法为手段，发挥中医药优势，明确医疗服务目标、优势环节或中医药切入点，充分体现中医辨证论治等个性化特点；另一方面要以当前可获得的最佳证据为基础，遵循循证医学原则与方法，全面收集当前最新的临床研究成果和文献证据，系统梳理古今文献、名医经验疗法及特色诊疗技术方法，符合路径制修订流程、管理规范及标准规程，强调制修订、实施、评价、更新或完善等环节的制度化、规范化和标准化，使其达到科学、合理、可行的目标。

2. 多学科合作

临床路径本身就是多学科合作的结果，中医临床路径在体现中医药自身特点的前提下，更离不开多学科人员的参与，包括但不限于中西医临床、中西医护理、药学、检验、检查、营养学、中西医康复、心理学及医疗机构管理、伦理、信息学方面的专业人员。多学科合作不只是开会、写计划、交报告这些表面上的工作，更重要的是落到实处的证据向实践的转化、切实的协作和配合，例如，落实中医药或其他重要干预措施具体的执行时间、确认中医辨证诊断的各级别医生执行责任人、明确中医措施在临床、护理、康复等阶段的执行时点、执行人以及效果评价方式等。

3. 持续改进

持续质量改进除了基于中医药和现代医学新证据、新成果诊疗方案的更新与完善外，还应包含针对新增的变异类型或较严重变异事件以及其他管理因素发生变化时需要考虑的相应修订或改进。

4. 信息化

具备条件的医疗机构原则上应积极开展临床路径的信息化工作，开发能将临床路径文本和流程融入现有医疗系统的信息化模块，包括电子化文本维护、基础数据信息录入、汇总分析、质量控制、评估反馈等，以提高临床路径的执行效率。

（二）临床路径的构建过程

中医临床路径不仅要反映中医辨证论治规律，综合发挥中医药的诊疗优势，作为一种医疗管理模式，同样存在一些共性技术，构建过程可以概括为以下几个阶段。

1. 组织架构和准备

临床路径的制定，需要医院多学科不同层次人员的共同参与，建立完善的组织架构，一般包括三个级别：①医院管理层面：建立临床路径技术管理委员会，由医疗机构的领导负责，医院的临床医学、护理部、药学部、医技科室、职能部门等多学科共同管理的模式，将有利于临床路径在医疗机构的实施和发展。②具体研发构建层面：建立临床路径指导评价及共性技术小组、科室临床路径研发小组以及科室协调小组，负责各相关专业组临床路径的研发、技术指导、实施过程的质量监控。③具体实施层面：确定路径的个案管理者，应是最熟悉临床路径具体实施过程、最直接与患者沟通的路径管理人员，通常由具备一定资质的医生或护理人员担任。

为了保障临床路径在医疗机构实施的可行性，需要制定路径的研发计划和流程，选择合适的病种，明确临床路径制定过程的各种需求及具体部门人员的职责。召开动员和培训会议，使组织架构内的人员充分理解临床路径的意义和作用，然后确立路径研发、实施关键环节的评价指标，制定诊疗项目及信息采集的各项标准操作规程。

2. 确定研究对象

临床路径研究对象的确定主要包括病种和科室的确定、病例的筛选。

临床路径病种的选择应结合医院的实际情况进行全面客观的分析论证，遵循循序渐进的原则，路径类型从简单到复杂、应用范围由小到大，逐步推进临床路径的研发。中医临床路径的病种选择可参考以下原则：①疾病负担重或医疗资源占用多的常见病/多发病；②诊断明确，治疗共识程度较高、变异较少的病种或疾病阶段；③中医药优势比较突出、疗效易于评价的病种。此外，还要结合卫生医疗政策进行综合考虑，如纳入社会医疗保险支付的病种等。

科室的选择应当结合医院的优势和特点、科室的专业特长、科室医护人员的兴趣和专业水平进行综合评价，相关科室应具有良好的管理、组织实施能力以保障临床路径的质量。

病例的筛选是指确定病种后，从该病种诊断的人群中筛选出更适合实施临床路径的人群，可从该疾病的亚类别诊断、年龄、病程等因素考虑，并且应使符合路径管理的人群占该医疗机构同病种人群的大多数。

3. 研发流程

临床路径的研发流程主要包括证据的收集、评价和整合，制定时序化病种诊疗方案及临床路径框架，制定临床路径文本体系，专家论证，试运行及完善修改。

（1）证据的收集、评价和整合　临床路径研发的证据主要来源于文献研究、医疗记录的整理研究和专家共识，针对研发的主要临床问题，采用文献系统评价技术、专家共识方法等进行评价，并通过对多来源证据的整合进而提供可靠的循证医学证据。

1）文献研究：在中医临床路径的构建过程中，文献的收集范围主要包括：当前最新的临床实践指南、现代研究文献（包括系统评价等）、中医古籍文献（1911 年以前的医著）、教科书或专著、政府机构/学术组织制定的标准或规范。文献的梳理方法包括文献计量学（metrological analysis of literature）、内容分析法（content analysis）、系统评价（systematic review）等。

针对现代研究文献的梳理，可采用当前较成熟的 Cochrane 系统评价的方法进行，主要包括：①诊疗关键问题的确定和分析；②制定检索策略，系统地检索形成题录库；③筛选文献；④文献信息提取及评价；⑤定性定量的结果分析。其中文献评价除了常用的方法学质量评价之外，还要针对路径的适用性等角度进行评价，包括研究对象与路径目标人群是否一致，合并用药情况与本路径是否接近，效应指标的公认程度，对照组，疗程和随访时间的设置是否合理等。

针对古籍文献，研究的流程通常包括：①古代病名及检索词的确定；②古籍文献的范畴及资源平台的确定；③古籍的筛选，包括古代与现代疾病的相似性评价等；④文献信息提取、编码及标化；⑤文献的分析。

2）医疗记录的整理研究：当前国内大、中型医疗机构的医疗档案多为电子医疗记录（electronic health record，EHR），系统的整理研究将为前瞻性的临床路径方案设计提供依据，同时也可作为对照评估当前临床路径的实施效果。

通过对既往诊疗方案及流程的归纳和总结，系统了解病种的收治率、中医证候分型、中西医用药及治疗情况、药物不良反应、并发症情况、疾病转归、平均住院天数和费用、住院天数及费用的最大值和最小值等，为路径方案中研究对象、干预措施、评价指标和时点的选择，出入路径标准的制定等内容提供重要依据。

3）专家共识：在医疗记录及文献研究整理的基础上，对于缺乏证据或证据不充分的问题，广泛征求行业内相关领域专家的意见和建议，通过专家共识形成较为一致的解决方法，是中医临床路径制定过程中必不可少的环节。医学领域常用的代表性专家共识方法包括共识会议（consensus development conference）、德尔菲法（Delphi）、命名小组技术法（nominating group technique，NGT）等。

（2）制定时序化病种诊疗方案及临床路径框架 时序化病种诊疗方案是执行临床路径的重要参考，其内容一般包括研究对象、疾病诊断标准、中医病种及（或）证候诊断标准、病例筛选标准、效果评价标准、诊疗措施及时序对应关系等。临床路径框架是在时序化病种诊疗方案的基础上，结合文献研究及医疗记录结果构建形成，框架中应设定相应的标准诊疗时间、确定相关临床问题及其预设干预措施、设定干预结果的拐点反应、确定相关临床路径的评价指标、制定路径流程图、提供相关支撑附件资料等。

（3）制定临床路径文本体系 在临床路径框架基础上，对临床路径应用的具体方式、方法及相关文件的基本框架格式进行统一的规范，便形成了临床路径的文本。一般临床路径的文本体系应包括：

1）临床路径表单：一般包括医师临床路径表单及患者临床路径告知单。医师临床路径表单应按照中医疾病的病机变化和诊疗规律，针对不同阶段特点制定不同的诊疗方案，制定过程本质上是诊疗项目和医嘱标准化、时序化的过程；患者临床路径告知单没有统一的形式要求，多为表格或流程图，是对患者入院到出院全过程及医疗项目的描述，言语通常简明扼要，并适当减少医学专业内容，使患者和家属易于接受和理解。临床路径表单参见表 7-9。

2）临床路径流程图：用于清晰地呈现整个临床路径的方法和过程，通常包括医疗、护理、管理等几个方面的流程图。

3）变异记录单：变异是指在路径实施过程中出现的超出预先设想的情况，可能导致预期治疗效果、费用或住院时间发生改变。临床路径实施者需要根据项目执行情况进行变异记录，并对其做出相应处理。

4）质量控制表单：表单设计的要点是要体现对路径历程及关键环节执行情况的质控，针对不同分级质控的要求设计对应的各级质控表单。

5）病种相关的评价量表或表格：针对路径研究不同病种及病情评估需要，设计相应的评估量表或表格。

（4）专家论证 在临床路径方案形成后，需要组织研发小组外的各学科专家针对诊疗方案、各种表单及配套文件进行论证，根据专家的意见对路径进行修改完善，形成临床路径试用版。

（5）试运行及完善修改 在临床路径正式应用之前，应对具体实施人员进行培训，进行试运行以检测其可行性，从路径执行情况、实施效果、多学科协作、信息记录等方面进行评价总结，收集存在的问题并及时修正以完善临床路径，必要时此过程要反复进行，直至获得合理、稳定的路径方案。

表 7-9　中医及中西医结合临床路径表单

（适用于住院患者）

适用对象：第一诊断：西医诊断_____（ICD10：_____）　中医诊断：_____（TCD：_____）

患者姓名：_____　性别：_____　年龄：_____　门诊号：_____　住院号：_____

住院日期：____年__月__日　　　　出院日期：____年__月__日　　　　标准住院日_____天

日期	___月___日/住院第____天		___月___日/住院第____天	
目标				
诊疗工作				
重点医嘱	长期医嘱 1. 按照诊疗方案实施诊疗措施； 2. 中医特色治疗。 临时医嘱		长期医嘱 1. 按照诊疗方案实施诊疗措施； 2. 中医特色治疗。 临时医嘱	
中医治疗				
护理工作				
变异记录	□无　□有，原因： 1. 2.		□无　□有，原因： 1. 2.	
护士签名		时间		时间
医师签名		时间		时间

注：本表单中的具体内容可根据病种的需求加以增减。

三、临床路径的实施和评价

（一）临床路径的实施

1. 临床路径的实施流程

临床路径的实施，要求路径实施者的医疗活动应当遵循制定好的方案和流程来执行（图7-2）。首先，需要评估患者是否符合进入路径的标准，包括中西医诊断、纳入排除标准、患者知情并同意进行路径管理等。其次，临床路径实施诊疗计划过程中按照各项操作规程，做好临床路径表单等各项信息的记录，针对变异记录，详细分析变异的原因并进行处理和记录。最后，患者经过诊疗和评估达到出路径标准，执行人应作好相应记录，保证记录信息的客观、及时和准确，通过随访对临床路径效果进行评估。在临床路径的实施过程中，应当建立完善的质量控制体系，通过定期监测和不定期抽查等方式评价实施的质量，并通过反馈和优化不断提升实施的质量。

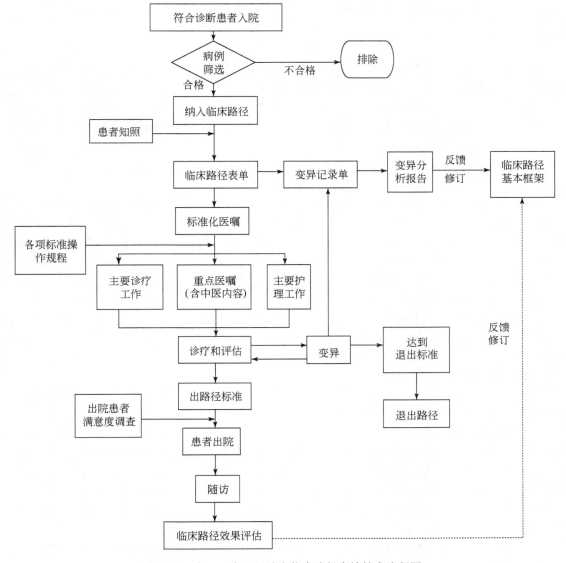

图 7-2　中医及中西医结合临床路径实施技术流程图

2.临床路径实施的影响因素及改进措施

实施临床路径可以有效保证医疗质量、缩短住院时间、减少住院费用和提高患者的满意度，但是在具体的实施过程中存在一些阻碍因素，实施效果仍与预期存在差距。国内学者通过系统的分析总结发现，临床路径实施的影响因素与路径内容、路径消极结局、医务人员知识缺乏和态度消极、资源不足等因素有关，其中缺乏时间、资金及人员等资源，增加日常工作量，对路径的认可度方面可能是影响实施推进的主要原因。

应当对相应的影响因素进行针对性的改进，具体可包括：在设计开发阶段，进行充分的调研和评估，纳入所有的利益相关者，科学评估当前的最佳证据，结合实践环境，开发本地化路径；通过多方面配合，保障路径实施所需的时间、资金和设备资源，可通过信息技术手段，将电子版临床路径整合到病历系统中，减少医生的时间成本；国内针对 18 家医院实施临床路径的横断面研究显示，除了培训和更好的管理政策之外，针对医生的绩效激励措施将有利于临床路径实施的依从性；临床路径实施的后期要通过不断的评价、审计和反馈，对临床路径进行完善，从而改善实施效果。

（二）临床路径的评价

临床路径是多学科人员通过制定和执行一个标准的医疗流程，并监控和测量实施过程的偏差，确保路径实施者的行为规范，实现对患者医疗过程的时序化管理，从而达到保证医疗质量、控制医疗成本的目的，涉及各类影响因素，是一个复杂的系统。临床路径能否达到规范医疗行为、控制变异的产生、持续性地改进医疗质量的目的，关键在于其研发的科学性、合理性及执行的质量和效率等。因此，必须对其研发构建过程、实施过程及实践效果进行分析和评价，才有利于临床路径的进一步完善和推广。

1. 临床路径的评价内容

国内外关于临床路径评价研究多涉及两方面：一方面是关于路径自身特性的评价，多采用合适的多指标评价体系或综合性评价工具从临床路径的研发、实施到评估反馈等过程进行全方位评价；另一方面是关于路径管理的评价，一般是针对临床路径实施后的效果进行评价，涉及医疗质量和效益的评估。综合临床路径文献中的评价指标，主要归纳为以下几类：①医疗效果类指标：包括疾病相关疗效指标（如治愈率、好转率等）、合并症/并发症发生率、再住院率、不良事件发生率、患者的生活质量等。②医疗效率类指标：可以从住院天数、住院费用、卫生经济学评价、诊疗效率等方面进行评估。③路径质量管理类指标：包括关键检查/治疗的执行符合度、变异率、路径文本文件的填写质量等方面。④人本评估类指标：指患者、医务人员和管理者的满意度及多学科的协调程度，更关注于路径带给患者、医院和社会等方面的影响。

2. 临床路径评价的关键点

中医临床路径的构建需要考虑如何在临床路径中体现中医药的特色优势，因此，临床路径的评价也需要结合中医药特点进行综合考虑，具体体现在以下几个方面：

（1）**关键问题的科学性和合理性** 关键问题通常是指临床路径制定过程中在诊断、治疗或评价层面需要解决的重点、难点，且对疾病的进展和预后有较大影响的问题。关键问题的提出对临床路径相关决策的制定和实施具有重要意义。科学性主要是指问题应当符合科学发展规律，并且基于当前的临床诊疗数据及文献分析有理有据地提出。合理性，强调问题应该来自临床并要回归到临床，中医临床路径应当基于中医基础理论，符合中医辨证论治规律，同时又能遵循现代循证医学的思路和方法。

（2）**证据收集评估及整合过程的系统性** 系统性不仅体现在各类证据检索收集的全面性，同时包括证据评价及多源证据整合过程的质量把控。现代文献的收集过程要求遵循当前公认的系统评价方法，制定全面的检索策略，同时系统地收集中医古籍及名医经验特色文献。既往病案的整理研究，应当保证病案选择及信息采集的无偏性。专家共识的系统性方面，应当从专家的代表性和权威性、共识会议的规范性及共识结果的认可程度等方面进行评价。

（3）**路径构建过程记录的完整性** 路径构建过程应当具有可溯源性，路径制定过程中包括证据的检索、纳入排除筛选、内容制定过程采用的方法及过程均应当有详细的描述。

3. 开展临床路径评价研究的考虑

临床路径研究主要是关于临床路径实施效果评价的临床研究，大多是针对治疗性措施的临床路径研究，评价特点除了干预措施的复杂性、研究结局的多维性之外，对照设置的整群性是其与一般临床试验对照设立的不同之处。路径研究的对照形式主要是路径与非路径或者某一标准化干预与其他干预的对照，临床路径的实施必须结合各个医疗机构的部门设置、环境、人员等特点，这些因素都可能成为干预的一部分，故在同一个医疗机构尤其是同一个科室设置对照是较难实现的，可能有诸如依从性、沾染干扰、医护人员执行等问题，无法对临床路径的综合效果进行评价。国际上较认可的方法是采用整群对照的原则，即对参与研究的医疗机构进行随机分组，分配到试验组的医疗机构中符合条件的患者进入到路径组，分配到对照组的医疗机构中符合条件的患者进入到非路径组，同时要尽可能地做到参与研究医疗机构的级别、临床服务能力、人员素质和关键医疗技术掌握情况及医疗硬件设施是较一致的。

　　针对临床路径管理、实施复杂的特点，实施科学的理念和研究方法有利于促进其科学全面地评价、实施和推广转化。基于传播和实施策略，从路径实施的可及性、可接受度、采纳性、花费等多个维度评价临床路径在实践中的效果，通过临床实践效果的反馈不断优化临床路径。评价方法可融入定量结合定性研究的混合方法设计，常见的定量评价设计方法与临床研究一样，同样要基于具体的研究目的、临床疾病的特点等进行设计，常见的设计有随机对照试验、队列研究、病例-对照研究、观察性研究等，但是需要强调，临床路径研究方案的设计需要考虑干预措施的复杂性、结局评价的时相性和对照的困难等因素。以随机对照试验为例，临床路径是在群体水平实施的，路径管理汇总的多个因素都构成了干预的一部分，这种情况下很难以个体为单位进行随机分组，采用整群随机对照试验，以医院为随机分组单位进行设计，可以更好地对临床路径的综合效果进行评价，同时避免不同干预之间的沾染。针对临床路径实施过程中的认知行为、态度等难以量化指标的评价，可采用问卷调查、定性访谈等方式进行合理评估。

（吴大嵘　靳英辉　刘少南）

第八章　中医临床研究注册机制与报告规范

第一节　中医临床研究注册机制概述

一、中医临床研究注册的背景

临床研究注册概念于 20 世纪 70 年代正式提出,其目的是为医患人群提供当前最新疗法信息和临床实用证据。但是由于临床研究中普遍存在倾向发表阳性结果而隐瞒阴性结果的发表偏倚现象,导致成功证明科研假设的临床研究远比未能证明假设的临床研究更多,致使研究的科学性受到严重影响。为了降低发表偏倚对科学和卫生事业发展的影响,提升民众对临床研究的信任,临床研究注册得到各国政府和国际组织的支持,例如"国际临床试验日"的提出和 WHO 国际临床试验注册平台(WHO International Clinical Trial Registration Platform,WHO-ICTRP)的成立。

在此背景下,中国临床试验注册中心成立并成为 WHO-ICTRP 的一级注册机构。近年来,在此注册中心注册的临床研究数量呈上升趋势。至 2021 年 3 月已经完成注册 4300 余项临床研究,其中中医药临床研究的比例显著增加,具有影响力的成果不断发表。临床研究注册制度和规范在中医药中的推广和普及,使得中医临床研究的过程更加透明,方法更加科学,保证了中医药临床研究结果的可信度和证据强度。

二、中医临床研究注册的定义

临床研究注册是指在研究的起始阶段将其重要信息在临床研究注册机构进行登记注册,并详细列举计划进行、正在进行、已经完成的各阶段关键信息,以便向公众、卫生机构工作者、研究人员等提供公开可靠的信息,保证临床研究的设计和实施透明化。临床研究的注册可分为新药临床研究注册和上市后药物及其他类型的临床研究注册。新药临床研究注册目的是批准新药上市,属于法定强制性注册;而上市后药物及其他类型临床研究注册则聚焦于新药上市后至撤市前的有效性、安全性及经济学的研究,是目前临床研究报告的重点。

中医临床研究注册是临床研究注册的重要组成内容之一,同样是以现代临床医学试验为基础进行设置,不同之处在于增加了中医自身特点的注册条目内容,例如中医整体观念和辨证论治理论内容、三因制宜(因人、因时、因地)的实施设置、中药复杂处方的药理及临床作用等,从而使得中医临床研究注册面临国际注册、方案设计、报告规范、操作章程等方面的诸多挑战。

三、中医临床研究注册的国内外进展

中医临床研究注册缺少对应的临床试验注册机构平台,目前是在国内外现有的注册机构进行,

例如中国临床试验注册中心（http://www.chictr.org.cn）、美国临床研究注册中心（http://www.clinicaltrials.gov）、英国国立研究注册中心（http://www.nrr.nhs.uk）、澳大利亚-新西兰临床试验注册中心（http://www.anzctr.org.au）等。为综合展示中医药临床研究的进展，本书以美国临床研究注册中心为例进行介绍。

通过检索美国临床研究注册中心发现，中医临床研究注册类型主要以干预性研究为主（80%以上），其次为观察性研究。最早的中医临床研究注册时间可以追溯至1999年，研究数量逐年增多，且从2005年起增速较快。中医临床研究注册的主办机构以中国大陆为主，其次为美国和中国港台地区。中医临床研究注册单位以医学院校和大学附属医院为主，研究目的关注临床治疗，干预措施主要选用中药或中医物理治疗，结局指标以有效性和安全性类型为主。通过检索回顾发现中医临床研究注册存在以下问题：①样本量较少，多数为100例以内的小样本研究；②临床方法设计不规范，例如随机对照试验缺少随机化方法和盲法设置，造成临床试验信息缺失严重；③结局指标中医特色不足，以生物学指标、卫生经济学评价指标以及生活质量指标为主。

四、中医临床研究注册的要求与内容

（一）中医临床研究注册的要求

中医临床研究注册在不同机构平台有不同要求，注册方式基本为线上注册，各个机构平台网站有详细步骤介绍。注册提交审核之前，临床研究均可修改。鉴于目前国际临床研究标准化和规范化的要求，绝大多数机构平台除提交研究计划书、知情同意书以及伦理批件外，还要求根据研究类型和具体研究内容上传"国际医学研究报告清单"，例如随机对照试验类研究选用 SPIRIT（http://www.bmj.com/content/346/bmj.e7586.long）或者 CONSORT（http://www.consort-statement.org/）清单，观察性研究选用 STROBE（http://www.strobe-statement.org/checklists/）清单等。中医药随机对照试验目前推荐选用 CONSORT CHM formula 2017，该清单在 CONSORT 声明的基础上，加入了中医药的核心元素"证"和中医方剂质量控制的具体内容，能够促进中医药临床随机对照试验的报告质量提升。

（二）中医临床研究注册的内容

1）临床研究注册题目；
2）研究负责人和联系人的姓名、单位及联系方式；
3）研究计划书；
4）知情同意书；
5）包含伦理审查委员会详细信息的伦理批件；
6）研究疾病；
7）研究类型（例如干预性研究、观察性研究、诊断准确性研究、真实世界研究，其中中医临床研究类型推荐采用真实世界研究）；
8）研究设计方式（例如随机对照试验、非随机对照试验、描述性观察研究、横断面研究、病例对照研究、队列研究、诊断性试验研究、实用性随机对照试验、注册登记研究、单病例随机对照研究等，其中推荐能够体现中医特色的单病例随机对照试验、实用性随机对照试验等）；
9）研究所处阶段（例如回顾性/Ⅰ期/Ⅱ期/Ⅲ期/Ⅳ期等）；
10）研究经费的选择与填写；
11）研究目的（建议能够针对具体中医证型或某个具有中医证型的西医疾病）；

12）纳入排除标准；

13）研究对象（包括招募时间及实施地点；样本量、分组、随机方式；干预和对照设置等。其中干预组如选用中医方药，建议详细备注组方原则、依据、方解、质量控制、加减方式、制作工艺等）；

14）结局指标（例如主要结局指标、次要结局指标、附加结局指标、安全性评价指标等，建议能够与中医证候相关）；

15）数据的采集管理（例如病例报告表/电子报告信息系统）及共享方式。

五、中医临床研究注册的设计思路

中医临床研究注册设计需要考虑以下关键要素。

1）研究主题需要围绕能够切实解决中医药当前存在的瓶颈与难题的内容。例如，中医辨证论治的清晰阐释、中医个体化疗效的客观评价等。

2）临床研究的设计需要在体现中医诊疗特色同时，兼顾考虑各方面的要求和实施操作的可行性。例如研究设计和实施需贴近真实世界，积极采用临床信息化数据平台及网络，提升临床效率。

3）临床研究注册中的研究对象建议聚焦于某一疾病，中医证候尽量避免复杂化（如"气虚血瘀兼痰饮内停证"）。同时重视对照组设置，应该结合所研究疾病的诊断、治疗、预后、病因研究的需求等多方面因素予以综合考虑。

4）临床研究结局指标的选择需要在体现中医诊疗特色同时，尽可能做到有代表性和易操作性，保证临床研究注册及后续实施形成常态化工作。

5）因中医临床研究需要尽可能体现辨证论治理论特色、贴近临床真实世界特点，混杂因素较多，因此临床注册前需要方法学和统计学专家参与设计和数据分析，选用较为复杂的统计分析方法如倾向性评分、多因素分析等，减少混杂因素带来的影响。

六、中医临床研究注册的不足与展望

（一）中医临床研究注册的不足

1. 注册原则和机制不了解

国内中医研究者在选择临床研究注册中心时，往往出现重复注册情况，例如在中国临床试验注册中心（ChiCTR）和美国临床研究注册中心（ClinicalTrial）同时注册，造成这一问题的原因可能是不了解二者同为 WHO-ICTRP 认证的一级注册机构，具有同等效力；或者研究者主观认为在美国临床研究注册中心注册将更有影响力，便于文章的接收和发表。

2. 临床研究注册率偏低

近 10 年来中医临床研究数量持续增长，但进行注册的临床研究多集中于高质量研究中，整体注册率仍然偏低。许多中医研究者不了解临床研究注册的重要性，部分医学期刊未将其设为必须选项，从而没有形成注册与发表的良性机制。

3. 中医特色欠缺

许多中医临床研究者直接套用西医群体化临床研究设计进行注册，中医临床诊疗数据缺少四诊信息，并且忽视中医临床疗效发挥所必须依赖的辨证论治和个体化特征。

4. 没有形成合理的管理和共享机制

不同临床研究的纸质病例记录表（case report form，CRF）和电子数据采集（electronic data

capture，EDC）系统差异化明显，存在数据缺失严重、缺少透明化等问题。部分研究者为了发表文章而进行注册，忽视了临床研究注册是研究伦理的重要内容，是研究者的责任和义务，是中医药发展的重要保证。

（二）中医临床研究注册的展望

1. 贴近真实世界

中医辨证论治的优势特色，在真实世界的条件下更能充分实施和发挥。中医临床研究注册需要在符合辨证论治和个体化复杂干预前提下，拓宽纳入标准，反映真实临床诊疗情况；尽可能设计大样本，并借助电子信息化系统设备完整收集多模态诊疗数据，辅助挖掘中医疗效作用机制；结局指标类型除公认具有临床意义的指标外，还需重视体现中医病机、证候类指标纳入，并尽量选用非中间替代指标，使中医长时程疗效得到客观评价；针对可能产生的混杂和偏倚，积极引入倾向性评分等工具进行控制。

2. 关注疑难重症和罕见疾病的中医药防治

当前一些疑难重症和罕见疾病，由于治疗理论、方法和技术不完善，缺乏有效疗法，成为医学领域中的难点问题。然而中医药在疑难重症和罕见病领域发挥着举足轻重的作用，例如其将休克归属于"厥脱"，在西医治疗基础上，辨证论治采用中药注射剂如生脉注射液、参附注射液等，能够有效抑制炎症因子、改善血流动力学；将急性呼吸窘迫综合征归属于"喘脱"，治疗早期以攻邪为主，清热解毒、活血化瘀、通里攻下等，后期扶正为主，补益肝肾、益气养阴等；将重症胰腺炎归属于"脾心痛""胰瘅"，采用大承气汤，通过降低血清淀粉酶、脂肪酶等改善症状，减少并发症。临床研究注册通过信息化、公开化机制，能够筛选疗效确切、反映中医特色和优势的防治疑难重症与罕见病的新疗法，形成国际医学界广泛认同的防治方法，从而为临床学术创新和医学瓶颈突破贡献自身力量。

3. 整合多种临床研究设计

目前国际医学杂志编委会（International Committee of Medical Journal Editors，ICMJE）给出了拓宽临床研究注册类型的建议。临床研究注册能够将横断面研究、病例对照研究、队列研究、随机对照试验等研究设计在大平台进行整合，便于研究者参考。中医临床研究内容应积极探索采用包含观察性研究（如注册登记研究、队列研究等）和干预性研究（实用性随机对照试验、自适应设计等）在内的真实世界临床研究设计。在临床研究注册中需要注重临床设计，并以中医临床实际问题为导向；病历模板保证中医四诊多模态数据采集规范性和完整性；统计分析积极选用倾向性评分等方法控制混杂因素；伦理审查制定具有指导意义且适合中医药临床研究特点的制度，从中医辨证论治组方、组穴理论，对受试者的选择和风险受益比等各方面进行充分评价。从而设计出更能够体现中医辨证论治特色和优势的临床研究，推进高质量临床证据发布。

4. 采用新技术优化临床信息化系统与平台

临床研究注册前可以建立能够覆盖项目实施到结题的临床信息化系统与平台，成立能够统筹兼顾、动态管理的负责部门。针对中医个体化诊疗设计和复杂诊疗数据，参考国内外行业信息化最佳实践成果，引进科学、专业的新技术，实现数据管理的规范化、信息交流的网络化、信息资料的数字化，从而保证中医临床注册的研究质量，减轻研究者工作负荷，促进中医临床研究的良性发展。

第二节　报告规范体系的产生及发展

报告规范是针对不同的医学研究类型，采用结构化文本或流程图的内容展示，主要为医学研究人员完成实验/试验后撰写文稿时提供参考的标准。研究设计、分析方法和结果报告的准确性及完整性是医学论文科学性和规范性的重要体现。报告规范对研究人员、读者、期刊编辑及审稿人都具有重要意义。

一、报告规范的起源

1987 年，临床研究结构式摘要的提出开启了报告规范的先河。1996 年，随机对照试验（RCT）报告规范（Consolidated Standards for Reporting of Trials，CONSORT）的发表，不仅影响了 RCT 的报告，也促进了其他研究类型报告规范的制定。为了帮助研究人员梳理和归纳不同研究类型的报告规范，2008 年，由英国国家健康服务（National Health Service，NHS）资助，成立了提高卫生研究质量和透明度协作网（Enhancing the Quality and Transparency of Health Research，EQUATOR），目前该协作网收录了不同研究类型的报告规范。截至 2021 年 10 月，EQUATOR 官网收录已经发布的报告规范多达 480 个，正在制定的报告规范超过 100 个。本节主要介绍最常见的 11 种中医研究类型的报告规范。

二、报告规范的分类及发展

（一）CONSORT 声明及其扩展版

为了促进随机对照试验报告质量的提高，20 世纪 90 年代初，由医学期刊编辑、临床试验研究人员、流行病学家和方法学家组成的两个独立工作组各自发表了如何报告临床试验的建议。1994 年，以加拿大渥太华大学临床流行病学系大卫·莫赫为代表的试验报告规范（The Standards of Reporting Trials，SORT）工作组发表了第一个关于临床试验报告标准的声明。随后，该小组与美国致力于改进 RCT 研究报告质量的阿西洛马工作组合并，组成新的 CONSORT 工作组，并发表论文提出结构化报告随机对照试验的提议，临床试验报告的统一标准——CONSORT 声明由此诞生。

CONSORT 声明于 1996 年首次发表，并于 1999 年、2005 年和 2010 年进行了三次更新。CONSORT 声明由一份报告 RCT 的清单和流程图组成，提供了如何报告临床试验的建议。它是作者撰写临床试验提供必须报告的项目清单，以提高临床试验报告的质量，其条目重点关注临床试验的内部真实性和外部真实性。CONSORT 声明通过指导作者如何提高报告质量而便于人们严格评价 RCT 和解释结果。同行评审专家和编辑可利用 CONSORT 声明来发现那些难以解释或有潜在偏倚的报告。

当前发表的 2010 版 CONSORT 声明包括一个 25 项条目的清单和一个流程图（表 8-1）。要点是研究报告要完全忠实于研究实施过程和研究结果，旨在帮助作者提高 RCT 的报告质量。CONSORT 声明主要适用于报告两组平行设计试验，但其基本原则也可用于其他类型的试验设计。为了更好地适用于不同类型临床试验的规范报告，现已制定发表了 10 个 CONSORT 声明扩展版，包括研究设计（Cluster Trials，Non-inferiority and Equivalence Trials，Pragmatic Trials，N-of-1）、干预措施（Herbal Medicinal Interventions，Non-pharmacological Treatment Interventions，Acupuncture Interventions）以及数据类型（Patient Reported Outcomes，Harms，Abstracts）方面的扩展版。

群随机对照试验报告规范于 2004 年发表，包括一个 21 项条目的清单和流程图，清单增加了以下内容：采取群设计的原理，如何考虑到群设计效应进行样本量计算，如何考虑到群设计效应进行分析，从随机分配到分析过程中群和个体的流动情况。

关于非劣效性和等效性试验的 CONSORT 声明于 2012 年发表，根据非劣效性和等效性试验的特点设计,包括题目和摘要、引言、方法、结果、讨论和其他信息6个部分,共25项条目,对CONSORT声明的第1、2、4、5、6、7、12、17和22项条目进行了修订。

实效性随机对照试验(PRCT)的CONSORT声明扩展版于2008年发表,共包括一个22项条目的清单,对CONSORT声明的第2、3、4、6、7、11、13和21项条目根据PRCT特点进行了补充。

CONSORT声明单病例随机对照试验(N-of-1)扩展版于2015年发表,包括一个清单和一个流程图。它在CONSORT声明原有的25项条目基础上,根据N-of-1的特点对其中14项条目进行了补充。

草药干预随机对照试验(herba medicine interventions randomized control trials,HRCT)报告CONSORT声明细则(Reporting Randomized Controlled Trials of Herbal Interventions: An Elaborated CONSORT Statement)于2006年发表,基于CONSORT声明,对其中8项条目(第1、2、3、4、6、15、20和21项条目)进一步细化,重点是条目4"干预",增补了4a~4f共6项报告规范子条目,使其更适合于HRCT的规范报告。

非药物干预临床试验的报告规范,即非药物干预临床试验扩展声明于2008年在 *Ann Intern Med* 期刊首次发表,基于CONSORT声明的条目1、3、4、7、8、11、12、20和21内容根据非药物随机对照试验的特点进行了补充,同时新增了1项条目"干预措施的实施",并对流程图进行了修改。

针刺临床试验干预措施报告规范(Standards for Reporting Interventions in Clinical Trials of Acupuncture,STRICTA)于2002年正式发表,并于2010年进行了更新。最新版(2010年)的STRICTA共包含6项一级条目及17项二级条目,这些条目对CONSORT声明2010版清单中的条目5"干预"进行了补充,为报告针刺治疗的合理性、针刺的细节、治疗方案、其他干预措施、治疗师的资质以及对照或对照干预提供了指南。

患者报告结局(patient reported outcome,PRO)的RCT的CONSORT扩展声明(CONSORT-PRO)于2013年正式发表。该扩展版说明共25项,其中条目1、2、6、12、13、15、17、20和22部分根据PRO的RCT特点进行了修订。

RCT中不良事件的CONSORT扩展版(CONSORT-Harm)主要针对RCT中的危害(harm)相关的报告问题,基于CONSORT声明提出报告危害相关问题的10条新推荐意见,于2004年发表。CONSORT-Harm对CONSORT声明的第1、2、6、12、13、16和18项条目进行了修订,把CONSORT声明原有的条目17、18和19合并成一项,把条目20、21和22合并成一项进行描述。

RCT摘要报告规范于2008年公开发表,是针对生物医学期刊和会议论文发表RCT摘要制定的报告条目清单。它对于RCT报告中摘要的结构、撰写要求和相关条目给予了详细的解释和说明,共包含17项条目,旨在规范期刊与学术会议论文中RCT摘要的报告内容,提高其报告质量,帮助读者对研究结果的真实性和适用性进行快速判断。

除以上10个扩展版外,还有中医药临床随机对照试验报告规范(CONSORT for Traditional Chinese Medicine,CONSORT for TCM)和灸法干预性临床试验报告标准(The Standards for Reporting Interventions in Clinical Trials of Moxibustion,STRICTOM)发表。

CONSORT for TCM是以CONSORT声明2010修订版为基础,在原有的25项条目中,针对第1、2、3、4、5、6、15、18和20项补充了9项适合中医药特点的相关内容。STRICTOM即CONSORT-灸法扩展版,包括7项条目和16项二级亚条目清单。

CONSORT声明及其扩展版现已获得了越来越多的医学期刊和编辑组织的支持。CONSORT声明及其扩展版资源在其网站(http://www.consort-statement.org)可免费下载,并被翻译为多国语种(如荷兰文、英文、法文、德文、日文、西班牙文和中文)发表。

表 8-1　CONSORT 声明清单（2010 版）

条目	编号	内容
题目与摘要		
	1a	题目能识别是随机试验
	1b	结构式摘要，包括试验设计、方法、结果和结论
前言		
背景和目的	2a	科学背景与原理解释
	2b	研究目的或假设
方法		
试验设计	3a	描述试验设计（如平行设计、析因设计），包括将受试者分配入各组的比例
	3b	试验开始后对试验方法所作的重要改变（如受试者的纳排标准），并说明原因
研究对象	4a	受试者纳排标准
	4b	资料收集的环境和地点
干预	5	详细描述各组干预措施的细节（以便他人重复），包括它们实际上是如何和何时实施的
结局	6a	完整定义事先确定的主要和次要结局指标，包括它们是如何和何时测评的
	6b	试验开始后对结局指标所做的任何变动，并说明原因
样本量	7a	样本量的确定方法
	7b	如果存在中期分析和试验中止的情况，则应对中期分析和试验中止的条件进行解释
随机化	8a	产生随机分配序列的方法
序列产生	8b	随机化类型；详细描述限制措施（如区组和区组大小）
分配隐藏	9	执行随机分配序列的方法（如顺序编码的容器），描述分配干预措施前为隐藏分配顺序所采取的步骤
实施	10	谁产生随机分配序列，谁招募受试者，谁将受试者分配到各干预组
盲法	11a	若实施了盲法，描述对谁实施了盲法（如受试者、医疗服务提供者、结局评价者、数据统计者），以及盲法是如何实施的
	11b	若有必要，描述组间干预措施的相似性
统计学方法	12a	比较各组主要和次要结局指标的统计学方法
	12b	附加分析方法，如亚组分析和校正分析
结果		
受试者流程	13a	各组接受随机分配、接受干预和进入分析的受试者例数
（强烈推荐用流程图）	13b	随机分组后各组失访和排除的例数，并说明原因
招募	14a	明确招募期和随访时间
	14b	试验结束或中止的原因
基线资料	15	用表格列出各组的基线资料，包括人口学资料和临床特征
分析的人数	16	各组纳入每一种分析的受试者例数（分母），是否按照最初分组进行分析
结局和估计	17a	报告各组每项主要和次要结局结果、估计效应量及其精确度（如 95%CI）
	17b	对二分类结局，建议同时提供绝对和相对效应量
辅助分析	18	报告其他分析（包括亚组分析和校正分析）结果，并说明哪些分析是预先设定的、哪些是探索性分析
危害	19	各组发生的所有重要危害或未预期到的效应

条目	编号	内容
讨论		
局限性	20	试验的局限性；阐述潜在偏倚的来源；不精确性；多重分析（如存在这种情况）
可推广性	21	试验结果的可推广性（外部真实性、适用性）
结果解释	22	与结果一致的解释，权衡利弊，并且考虑其他相关证据
其他信息		
注册	23	试验注册号和注册机构名称
研究方案	24	如有研究方案，何处可以获得完整的研究方案
资助	25	资助和其他支持（如提供药品）的来源，资助者的作用

（二）TREND 声明

美国疾病预防控制中心（CDC）HIV/AIDS 综合防治研究（PRS）小组于 2003 年 7 月 24～25 日在亚特兰大召开了 CDC 下属期刊编辑会议。来自 18 个相关期刊的编辑和代表参加了此次会议。会议的主要目的包括：①讨论制定报告标准的用途和重要性；②对行为干预的报告标准达成共识；③提出指导作者和期刊评审的报告标准清单；④报告标准制定传播策略。

会议讨论的关注点不仅是 HIV 行为干预，还延伸到一般的行为干预和公共卫生干预措施。与会者达成共识，认为更清晰和标准的研究评价报告不应只包括随机对照设计，还要扩展到非随机对照设计，由此提出非随机对照设计透明报告规范（Transparent Reporting of Evaluations with Nonrandomized Designs，TREND）。TREND 声明最初于 2004 年 3 月在 *Am J Public Health* 期刊上发表。虽然目前在各大杂志的投稿说明中没有对使用 TREND 声明做硬性要求，但是仍建议参考 TREND 声明进行文章的撰写，以保证研究报告的质量和规范性。

TREND 声明共包含 22 个条目（表 8-2）。该声明旨在规范非随机对照试验的报告内容，提高其报告质量，帮助读者了解试验的设计和结果。

表 8-2　TREND 声明清单

条目	编号	内容
题目与摘要		
	1	①研究单位如何分配到各个干预组 ②推荐采用结构式摘要 ③目标人群或研究样本的信息
前言		
背景	2	①科学背景与原理解释 ②行为干预设计中应用的理论
方法		
研究对象	3	①纳入标准，包括不同招募水平/抽样方案（如城市、诊所）的标准 ②招募方法（如推荐、自选），包括抽样方法（如果采用了系统抽样方案） ③招募环境 ④数据采集的环境和地点

条目	编号	内容
干预措施	4	各组干预的细节以及何时、如何实施
		1）内容：给予什么干预措施
		2）实施方法：干预内容如何实施
		3）实施单位：是否将研究对象分成小组来实施
		4）干预分配者：谁负责分配干预措施
		5）环境：干预是在什么地方实施的
		6）暴露的总量和持续时间：预计实施多少次干预？持续多长时间
		7）时间跨度：预计每次干预实施多长时间
		8）增加依从性的措施（如奖励）
目的	5	具体的目的和假设
结局指标	6	①明确定义主要和次要结局指标
		②描述数据收集方法和提高测量质量的方法
		③经验证工具的相关信息，如心理和生物学特性的测量
样本量	7	样本量如何确定，解释中期分析和中止试验的条件（如存在这种情况）
分配方法	8	①分配单位（各单位被分配到研究组的情况，如个体、组群、社群）
		②各单位分配到研究组的方法，包括任何限制细节（如区组、分层和最小化法）
		③为减少因非随机化而可能产生的偏倚所采取的措施（如配对）
盲法	9	研究对象、干预实施者和结局评估者是否并不知晓分组情况?若是，盲法如何实现？如何评价？
分析单位	10	①描述用于评估干预措施效果的最小分析单位（如个体、组群或社群）
		②如果分析单位和分配单位不同，给出换算方法（如通过设计效应调整标准误的估计值或采用多水平分析）
统计分析方法	11	①比较各组主要结局使用的统计学方法，包括相关数据的复杂方法
		②其他分析方法，如亚组分析和校正分析
		③处理缺失数据的方法（如应用了的话）
		④使用的统计软件或程序
结果		
研究对象流程	12	各个阶段研究对象的流动情况，如登记、分配、实施干预、随访、分析（强烈推荐使用流程图）
		1）登记：筛选研究对象数，发现合格和不合格研究对象数，拒绝参与和入选研究对象数
		2）分配：分配到各研究组的研究对象数
		3）实施干预：接受每种干预措施的研究对象数
		4）随访：各组完成或未完成随访（如失访）的研究对象数
		5）分析：各组主要分析纳入或排除的研究对象数
		6）说明与研究方案的差异，并给出原因
招募	13	明确招募期和随访时间
基线数据	14	①各研究组基线人口学和临床特征
		②与具体疾病预防研究有关的每个研究组的基线特征
		③在总体和研究组层面对失访与在访研究对象的基线比较
		④研究人群和关注目标人群的基线比较
基线相似性	15	各研究组基线相似性的数据和用于控制基线差异的统计方法
分析的数量	16	①针对每个分析，纳入各研究组的研究对象数目（分母），尤其是对不同结局分母要发生改变时，如果可行，用绝对数来表达结果
		②是否进行了 ITT 分析，如未采用，应说明分析中如何处理不依从的研究对象

条目	编号	内容
结局和效应估计	17	①对每个主要和次要结局，报告各组综合结果，估计效应量大小及其置信区间（显示其精确度） ②包含无效和阴性结果 ③包含测试预设的干预措施的因果路径所产生的结果
辅助分析	18	对所做的其他分析进行总结，包括亚组分析和限制性分析，说明哪些分析是事先设定的，哪些是探索性的
不良反应	19	对各组所有重要不良事件和非预期效应进行总结（包括对测量方法、估计效应量和可信区间的总结）
讨论		
解释	20	①结合研究假说、潜在偏倚来源、测量的不精确性、多重分析和研究其他的局限性和缺点，对结果进行解释 ②关于结果的讨论，应考虑干预措施的作用机制（因果路径），或其他替代机制或解释 ③讨论实施干预的成功之处和障碍，干预的真实性 ④对研究、临床实践或决策意义的讨论
可推广性	21	结合研究人群、干预措施的特征、随访时间长短、激励措施、依从率、研究实施的具体场所和环境，以及其他相关因素，讨论试验结果的可推广性（外部真实性）
证据汇总	22	结合现有证据和理论，对结果进行解释

（三）STROBE 声明

加强流行病学观察性研究报告规范（Strengthening the Reporting of Observational Studies in Epidemiology，STROBE）声明发表于 2007 年，用来规范观察性研究的报告，包括队列研究、病例对照研究和横断面研究，所涉及的条目分为题目和摘要、前言、方法、结果和讨论等部分，共计 22 项条目。其中题目和摘要 1 项条目，前言部分包括背景/原理和目标 2 项条目；方法部分包括研究设计、研究现场、研究对象、研究变量、数据来源/测量、偏倚、样本大小、计量变量、统计学方法 9 项条目；结果部分包括研究对象、描述性资料、结局资料、主要结果和其他分析 5 项条目；讨论部分包括重要结果、局限性、解释和可推广性 4 项条目（表 8-3）；其他信息包括资助 1 项条目。STROBE 工作组目前已经制定的扩展版包括运动损伤与疾病监测、流感血清流行病学以及新生儿感染等。

表 8-3　STROBE 声明清单

条目	编号	内容		
		队列研究	病例对照研究	横断面研究
题目和摘要				
	1	题目或摘要中有队列研究	题目或摘要中有病例对照研究	题目或摘要中有横断面研究
		摘要内容要丰富，并且能准确流畅地表述研究中做了什么、发现了什么		
前言				
背景/原理	2	对所报告的研究背景和原理进行解释		
目标	3	阐明研究目标，包括任何预先确定的假设		
方法				
研究设计	4	在论文中较早陈述研究设计的要素		
研究现场	5	描述研究现场、具体场所和相关时间范围（包括研究对象征集、暴露、随访和数据收集时间）		
研究对象	6	①描述选择研究对象的合格标准、源人群和选择方法，描述随访方法 ②对于配对设计：描述配对标准和暴露与非暴露数目	①描述选择确诊病例和对照的合格标准、源人群和选择方法，描述选择病例和对照的原理 ②对于配对设计：描述配对标准和每个病例对应的对照数目	描述选择研究对象的合格标准、源人群和选择方法

续表

条目	编号	内容		
		队列研究	病例对照研究	横断面研究
研究变量	7	明确定义结局、暴露、预测因子、潜在的混杂因子和效应修饰因子（如果可能，给出诊断标准）		
数据来源/测量	8*	对每个有意义的变量，描述其数据来源和详细的判定（测量）方法，如果有多组，应描述各组之间测量方法的可比性		
偏倚	9	描述和解释潜在偏倚的过程		
样本大小	10	解释样本的确定方法		
计量变量	11	解释分析中如何处理计量变量（如果可能，描述怎样选择分组及分组原因）		
统计学方法	12	①描述所有统计学方法，包括控制混杂方法 ②描述亚组和交互作用检查方法 ③描述缺失值处理方法 ④如果可能，解释失访的处理方法	④如果可能，解释病例和对照的匹配方法	④如果可能，描述根据抽样策略确定的统计方法
		⑤描述敏感度分析		
结果				
研究对象	13	①报告研究的各个阶段研究对象的数量，如可能合格的数量、被检验是否合格的数量、证实合格的数量、纳入研究的数量、完成随访的数量和分析的数量 ②描述各个阶段未能参与的原因 ③推荐使用流程图		
描述性资料	14	①描述研究对象的特征（如人口学、临床和社会特征）以及关于暴露和潜在混杂因子的信息 ②指出每个有意义变量有缺失值的研究对象数目 ③队列研究：总结平均的和总的随访数量以及随访天数		
结局资料	15	报告发生结局事件的数量或根据时间总结发生结局事件的数量	报告各个暴露类别的数量或暴露的综合指标	报告结局事件的数量或总结暴露的测量结果
主要结果	16	①给出未校正的和校正混杂因子的关联强度估计值和精确度（如95%CI），阐明根据哪些混杂因子进行调整以及选择这些因子的原因 ②当对连续性变量分组时报告分组界值 ③如果有关联，可将有意义时期内的相对危险度转换成绝对危险度		
其他分析	17	报告进行的其他分析，如亚组和交互作用分析及敏感度分析		
讨论				
重要结果	18	概括与研究假设有关的重要结果		
局限性	19	结合潜在偏倚和不精确的来源，讨论研究的局限性；讨论潜在偏倚的方向和大小		
解释	20	结合研究目的、局限性、多因素分析、类似研究结果和其他相关证据，谨慎给出一个总体的结果解释		
可推广性	21	讨论研究结果的可推广性（外推有效性）		
其他信息				
资助	22	给出研究的资金来源和资助者（如有可能，给出原始研究的资助情况）		

*表示在病例对照研究中分别给出病例和对照的信息；如果可能，在队列研究和横断面研究里给出暴露组和未暴露组的信息。

（四）STARD 声明

利默等人在研究中发现许多研究设计缺陷都会导致过高估计诊断准确性。设计欠佳的研究可能获得对诊断试验准确性过度夸大的结果，导致诊断试验在尚不成熟的情况下过早地用于临床，可能误导医生在个体患者的治疗中做出错误的决策。同时，一项设计实施好的诊断研究，不一定有高质量的报告。很多杂志上发表的诊断研究由于未能提供足够的信息用以判断该诊断试验的敏感度和特异度,因而无法对诊断试验的质量做出评价。具有方法学缺陷的研究往往会人为地夸大试验结果。为了规范和提高诊断性试验研究报告的质量,诊断准确性研究报告标准(Standards for Reporting Diagnostic Accuracy,STARD)指导委员会提取可能有用的条目形成了一份清单,再由研究人员、编辑及相关专业组织成员在共识会议中对这份清单进行讨论,最终制定出一份 STARD 清单(表 8-4)。

表 8-4　STARD 清单

条目	编号	描述
题目或摘要		
	1	确定文章为诊断试验,使用至少一个准确性评价指标(如灵敏度、特异度、预测值或受试者工作特征曲线面积)
摘要		
	2	结构式摘要,包括试验设计、方法、结果和结论(具体指导可参考 STARD 摘要)
引言		
	3	科学和临床背景,包括待评价诊断方法的预期用途和作用
	4	研究目的和假设
方法		
研究设计	5	在完成待评价诊断试验和参考标准之前(前瞻性研究)收集数据,还是之后(回顾性研究)
受试者	6	纳入标准
	7	基于哪些条件招募合适的受试者(如症状、以往检查结果、注册登记数据库等)
	8	何时何地纳入合适的受试者(场所、地点和日期)
	9	研究对象的选择是否连续的、随机的还是方便样本
检测方法	10a	充分描述待评价诊断方法的细节,使其具备可重复性
	10b	充分描述参考标准的细节,使其具有可重复性
	11	选择参考标准的理由(如存在其他可替代的参考标准)
	12a	描述待评价诊断方法的最佳截断值或结果分类的定义和原理,区分截断值是否为预先设定的还是探索性的
	12b	描述参考标准的最佳截断值或结果分类的定义和原理,区分截断值是否为预先设定的还是探索性的
	13a	待评价诊断方法的检测人员或是读取结果人员是否知晓研究对象的临床资料和参考标准结果
	13b	参考标准的评估者是否知晓研究对象的临床资料和待评价诊断方法结果
分析	14	用于评估诊断准确性的计算或比较方法
	15	如何处理待评价诊断方法或参考标准的不确定结果
	16	待评价诊断方法或参考标准中缺失数据的处理方法
	17	任何关于诊断准确性变异的分析,区分是否为预先设定的还是探索性的
	18	预期样本量及其计算方式
结果		
研究对象	19	使用流程图报告研究对象的入选和诊断流程
	20	报告研究对象的基线人口学信息和临床特征
	21a	报告纳入的研究对象的疾病严重程度分布
	21b	报告未纳入的研究对象的疾病严重程度分布
	22	报告实施待评价诊断方法和参考标准的时间间隔,及期间采取的任何临床干预措施

续表

条目	编号	描述
检测结果	23	比照参考标准的结果，使用四格表来展示待评价诊断方法的检测结果（或分布）
	24	报告诊断准确性的估计结果及其精度（如95%可信区间）
	25	报告实施待评价诊断方法或参考标准期间出现的任何不良事件
讨论		
	26	研究的局限性，包括潜在的偏倚来源，统计的不确定性及外推性
	27	实际意义，包括待评价诊断方法的预期用途和临床作用
其他信息		
	28	研究注册号及注册名称
	29	能够获取完整研究方案的地址
	30	研究经费和其他支持的来源；经费赞助方的角色

诊断准确性研究摘要报告规范（Standards for Reporting of Diagnostic Accuracy for Abstracts，STARD for Abstracts）是用于规范期刊与学术会议论文摘要中诊断准确性研究的报告，由 STARD Group 的执行委员会撰写 STARD for Abstracts 的清单、声明和相关材料，并在执行委员会之间通过 Email 形成共识确定最终报告条目（表 8-5）。

表 8-5　STARD for Abstracts 报告规范

部分	编号	条目
背景与目的	1	可以判断为诊断准确性试验，至少使用一个准确性指标（如敏感度、特异度、预测值或受试者工作曲线下面积）
	2	诊断准确性研究目的
方法	3	数据收集：前瞻性或回顾性研究
	4	研究对象纳入标准以及数据收集的场所
	5	招募研究对象是连续纳入、随机选择还是方便抽样
	6	描述待评价诊断试验和参考标准（金标准）
结果	7	纳入分析的研究对象中患和不患目标疾病的人数
	8	待评价诊断试验准确性指标的点估计及精度结果（如95%CI）
讨论	9	研究结果的总结与解释
	10	临床实践的意义，包括待评价诊断试验的预期用途
注册	11	注册号码和注册机构名称

（五）CHEERS 声明

临床医生为患者做出决策时，在考虑到患者接受的诊断方法、干预措施和护理措施的有效性和安全性基础上，还需考虑患者的生命质量以及所花费的成本等问题。在医疗实践中，经济学逐渐深入到临床中来，被广泛地应用在临床实践的各个方面，于是便形成了临床经济学（clinical economics）。临床经济学是临床医生及相关人员用经济学原理评价临床诊断方法、治疗技术和干预措施的经济学效果，提出影响合理利用有限医疗卫生资源的因素，指导临床医师做出决策。因此，通过临床经济学评价，能够从经济学角度对当前临床干预活动进行比较和评价，为临床医生提供决策依据，选择最能够充分利用医疗卫生资源的方案，以避免不必要的浪费和损失。

卫生经济学评价报告标准共识（Consolidated Health Economic Evaluation Reporting Standards，CHEERS）清单是国际药物经济学与结果研究协会（International Society for Pharmacoeconomics and Outcome Research，ISPOR）于 2009 开始，历时 4 年，经过系统评价和两轮德尔菲专家咨询后确立的。CHEERS 清单内容共包括 6 个部分，涵盖了标题和摘要、前言、研究方法、研究结果、讨论和其他，共计 24 项条目，适用于原始研究和经济模型的报告（表 8-6）。

表 8-6　CHEERS 清单

条目	编号	内容描述
标题和摘要		
标题	1	确定研究是经济学评价，或使用相关的术语，如"成本-效果分析"，并描述比较的干预措施
摘要	2	提供结构化摘要，包括目的、角度、情景、方法（包括研究设计和输入参数）、结果（包括基本情况和不确定性分析）和结论
前言		
背景和目的	3	明确阐述更广泛的研究背景 描述研究的问题及其与卫生政策或决策的相关性
研究方法		
目标人群和亚组	4	描述目标人群和亚组分析的特征，以及选择目标人群和亚组分析的原因
研究情景和地点	5	陈述需要在什么系统内做决策
研究角度	6	描述研究的角度及其相关成本的评估
对照	7	描述拟比较的干预措施（策略）并说明选择的原因
研究时间跨度	8	说明评估成本和结果的时间跨度，并说明选择时间跨度的原因
贴现率	9	报告选用何种贴现率来评价成本和结局，并说明选择的原因
健康结局的选择	10	描述在评价过程中用什么结局测量收益及相关的分析类型
效果测量	11a	基于单个研究估计：详细描述单个有效性研究的研究特征，并说明为什么单个研究能够充分提供临床有效性数据
	11b	基于多个研究估计：详细描述研究的纳入标准及临床有效数据的研究方法
基于偏好的结果测量和评价	12	如果适用，描述用于估计结局偏好测量的目标人群和方法
资源和成本评估	13a	基于单个研究的经济学评价：描述与不同干预措施相关的资源所使用的评估方法。描述评价每个资源项目的单位成本时所采用的主要和次要研究方法。描述任何用于近似估计机会成本所作出的任何调整
	13b	基于模型的经济学评价：描述与模型健康状态有关的资源使用的评估方法和数据来源。描述评价每个资源项目的单位成本时所采用的主要和次要研究方法。描述任何用于近似估计机会成本所作出的任何调整
货币，价格日期和转换	14	报告估计的资源数量和单位成本的日期。如有必要，描述将估计的单位成本调整为年度成本的方法。描述将成本转换为通用货币的方法及其汇率
模型的选择	15	描述使用的决策分析模型的类型并给出理由。强烈建议利用图呈现模型结构
假设	16	描述支持决策分析模型的所有结构或其他假设
分析方法	17	描述评价中所采用的所有分析方法。应该包括：处理偏态、缺失值或截尾数据的方法；外推法；合并数据的方法；验证或调整数据（如半周期的修正）的方法；处理人群异质性和不确定性的方法
研究结果		
研究参数	18	报告所有参数值、范围、参考值，以及（如果使用的话）所有参数的概率分布。在合适的情况下，报告不确定性分析中参数分布的依据和来源。强烈建议使用表格来表示输入的参数值
增量成本和产出	19	对于每个干预措施，应该报告各种主要的成本和结果的均值，以及比较组之间的均数差值。如果可以，报告增量成本效果比

续表

条目	编号	内容描述
不确定性	20a	基于单个研究的经济学评价：描述增量成本和增量效果时抽样的不确定性，以及对方法学假设（如贴现率、研究角度）的影响
	20b	基于模型的经济学评价：描述所有输入参数的不确定性对结果的影响，以及与模型结构和假设有关的不确定性
异质性	21	如果适用，应报告成本、结果或成本效果方面的差异，可以用不同基线特征的患者亚组之间的变异来进行解释，或者通过额外的信息也不可能降低所观察到的效应变异来进行解释
讨论		
研究结果、局限性、适用性和现有知识	22	总结重要的研究结果，并描述研究结果如何支持研究结论。讨论研究结果的局限性、适用性，以及这些结果是否符合现有的知识
其他		
资助来源	23	描述研究受到的资助以及资助在选题、设计、实施和报告中的作用。描述其他非货币支持的来源
利益冲突	24	根据期刊的规定，描述研究参与者之间任何潜在的利益冲突。若没有相关期刊规定，建议作者应根据国际医学期刊编辑委员会的推荐意见进行报告

（六）ARRIVE 指南及扩展版

动物实验是指在实验室内，为了获得有关生物学、医学等方面的新知识或解决具体问题的新技术，使用动物开展的科学研究，与临床研究一起被认为是现代医学研究的两条基本途径。动物实验在基础研究中扮演重要的角色，是连接基础研究和临床试验的重要桥梁，其结果直接影响着研究课题成果的确立和水平的高低。生命科学领域许多里程碑式的研究成果都来自动物实验，美国政府资助的所有生命科学领域的研究项目中，70%左右的课题使用动物实验。动物实验最基本的目的是初步验证干预措施的安全性和有效性，为新干预措施是否可以进入临床研究阶段提供科学证据，以保护 I 期临床试验的志愿者。但在方法学方面普遍存在一些问题，大大降低了临床前动物实验的真实性和可靠性，如非随机的研究，对照设立欠佳，动物质量未标准化，观察指标单一，结果报告不完整、可重复性差等。

国际实验动物 3Rs 中心（The National Center for the Replacement, Refinement and Reduction of Animals in Research，NC3Rs）对其所资助的动物实验报告进行回顾性分析后发现：许多被资助的动物实验都缺乏对实验设计、实施和分析等一些重要信息的报告，41%的报告未说明该实验的假设和目的、动物的实验数量和所用实验动物的基本特征，30%的实验未描述其统计学方法以及未采用正确的统计指标描述统计结果。分别有 87%和 86%的实验未实施"随机分配"和"盲法"，更加严重的是在 33 个实施了"随机化"原则的动物实验中，仅 9%（3/33）的实验在其研究报告论文中阐述了具体的随机化方法，使得这些由国际实验动物 3Rs 中心所资助的动物实验研究成果的利用率和转化率低下，最终导致国际实验动物 3Rs 中心科研基金的投入与产出不成正比。因此，论文报告质量存在的不充分和不完整现象，报告质量低下问题严重阻碍了动物实验科学的实用价值。报告规范的建立和实施可以保障动物实验的科学性和动物实验所提供的信息可被充分地复核和利用，是提高和促进其成果进一步转化和利用的重要手段和途径。

在基础研究特别是在动物实验领域，直到 2009 年以后，动物研究体内实验报告（Animals in Research Reporting in Vivo Experiments，ARRIVE）指南和金标准报告清单（Gold Standard Publication Checklist，GSPC）等一些有关动物实验报告规范的研究才陆续发表。其中，ARRIVE 指南由国际实验动物 3Rs 中心资助研发，该指南不仅旨在提高动物实验的报告质量，更是作为动物实验在设计、实施阶段的参考依据，以此提高其方法学质量。ARRIVE 指南包括题目、摘要、前言、方法、结果和讨论 6 部分，共 20 项条目，评估内容包括动物的数量和特点、饲养场所和饲养、采用的实验方法、统计方法和分析方法等（表 8-7）。

表 8-7　ARRIVE 指南

内容	条目	具体描述
题目		
	1	对文章内容精确简明的描述
摘要		
	2	内容包括研究背景、目的、动物种系、关键方法、主要结果和结论
前言		
背景	3	①充分、科学的背景（既往工作的相关参考文献），以明确研究目的和内容，并解释实验方法和基本原理；②解释所用动物种类和模型的选择依据，阐述科学目的、适用范围，该研究与人体生物学的关联程度
目的	4	描述研究的主要和次要目的，或者被验证的具体研究假设
方法		
伦理声明	5	伦理审查权限的性质，相关证书［如《动物（科学程序）法案（1986）》］，与研究相关的国家或机构的动物护理和使用指南
研究设计	6	①实验组和对照组的数量；②为降低主观性偏倚的影响而采取的所有措施，如分配实验动物（如随机化分组程序），评估结果（如是否实施盲法并描述施盲对象和时机）；③实验单元，如单个动物、组群或一笼动物为单位；④用时线图或流程图解释实验实施的全过程
实验步骤	7	对每个实验或每个实验组包括对照组，提供所有实施过程中准确的详细资料，包括：①何法（药物配方和剂量，给药部位和途径，麻醉镇痛药物的应用和检测，手术步骤，动物处死方法），描述所使用的专业设备的详细信息，如供应商；②何时（实验日期）；③何处（饲养笼、实验室和水迷宫）；④何因（特定麻醉药物的选择缘由、给药途径和药物剂量）
实验动物	8	①描述实验动物的详细资料，包括种类、品系、雌雄、发育阶段（年龄均值或中位数）和体重（体重均值或中位数）；②提供进一步的相关信息，如动物来源、国际命名、遗传修饰状态（如基因敲除或转基因）、基因型、健康/免疫状态、未使用药物或未进行测试和先前的程序等
饲养场所和饲养	9	①饲养场所（如设备类型、无特定病原体、笼舍类型、垫底材料、同笼同伴数量、饲养鱼类水箱的形状和材料等）；②饲养条件（如繁殖计划、光/暗周期、温度和水质等；鱼类饲养食物的种类、食物和水的获取和环境净化等）；③实验前、中和后期动物福利有关的评估和干预
样本量	10	①特别说明实验中使用的动物总数和每个实验组中分配的动物数；②解释动物实验所需样本量的计算方法/公式；③标明每个实验独立重复的动物数量
动物实验组的分配	11	①详细描述动物如何分配到各实验组的详细信息，包括随机化分组，如果进行配对应介绍匹配条件；②描述各实验组对实验动物进行处理和评估的顺序
实验结果	12	明确界定主要和次要实验测量指标的评估（如细胞死亡、分子标记和行为改变）
统计方法	13	①提供每种分析所使用统计方法的详细信息；②特别说明每个数据集的分析单位（如单个动物、一组动物和单神经元）；③描述用来评估的数据是否满足统计学方法的假设及所采用的方法
结果		
基线数据	14	对于每个实验组，报告干预或测试前动物的有关特征和健康状况（如体重、微生物状况和药物测试），以表格形式表示
数据分析	15	①报告进入每一项分析中每组的动物数量，报告确切数字（如 10/20，而不是 50%）；②对于分析中未纳入的任何动物或数据，需说明原因
结果和评价	16	报告每一项分析的结果及精确度测量（如标准误或置信区间）
不良反应	17	①给出每个实验组所有重要不良反应详细信息；②描述为减少不良反应而对实验计划书所作出的修改

续表

内容	条目	具体描述
讨论		
诠释/科学内涵	18	①解释结果时需考虑研究目的、假设以及文献报道的当前的理论和其他相关的研究；②评价研究的局限性，包括造成偏倚的任何潜在来源，动物模型的局限性以及与结果相关的不精确性；③描述该研究方法或研究发现对于替代、优化或减少动物使用（3R 原则）的意义
概括/转化	19	评论是否或如何使本研究成果转化到其他物种或系统，包括与人体生物学相关的研究
基金支持	20	列出本研究涉及的所有资金来源（包括授权号）和研究资助者及其作用

GSPC 清单是国际实验动物 3Rs 中心在 ARRIVE 指南的基础上，联合荷兰拉德堡德大学和奈梅亨医学中心共同研制，并于 2009 年在罗马召开的第七届生命科学领域实验动物使用及替代法世界大会（World Congress on Alternatives and Animal Use in the Life Sciences）上经各国专家讨论确定的。GSPC 清单包括前言、方法、结果和讨论 4 部分（表 8-8）。

表 8-8　GSPC 清单

内容	条目	具体描述
前言		
背景信息	1	①说明与文章主题相关的文献，包括全球目前已得到什么样的结果；②描述所关注主题当前知识存在的不足；③本研究的目的或者目标
研究问题及假设	2	①明确、具体；②如果可能，使用 PICO（T），P：患者组或动物物种；I：干预措施（或暴露）；C：比较/对照组；O：结局指标及测量；如适用，T：干预持续时间
临床关联或其他研究的相关性	3	①选择特定动物模型的依据；②所使用动物模型的特异性
方法		
实验设计（如可能）	4	如完全随机化设计、区组设计、析因设计、重复测量设计和序贯设计
实验分组和控制	5	①运输动物设施后检疫和适应时期，动物种类，品系命名（准确的遗传学编码），动物的起源和来源，遗传背景（远亲杂交、近亲交配、子一代杂种、突变体、转基因、同基因型和染色体取代等）与生殖，实验单位的定义（单个动物/一笼动物），每组动物的数量（可能的检验效能或样本量计算），雌雄、年龄（实验开始和结束时）和体重（实验开始时）。②微生物状况：常规/无特定病原体（SPF）/限菌、无菌；保护微生物状况的措施，如开放式系统，封闭系统，独立通风笼架，隔离。③饲养场所：温度和湿度范围及调节与否，通风，加压或减压，每小时换气，灯光（自然光或灯光、每24 小时光照时间、光强度、开灯时间和光强度的逐渐下降），噪声（音乐等）。④笼子：样式和大小，每个笼子的动物数量及独立饲养的原因，垫料（参照或类型）是否有分批次的检验证明，有无笼子的排泄物收集和类型，更换笼子的频次，频次处理。⑤营养：类型（天然成分的膳食、按化学成分合成的膳食或纯化膳食），成分或批号（如可能，需标注参考文献），预处理，饲养方式（自由采食、饲料喂养和限制喂饲等），如果不是随意进食需说明，提供食物的量，饲养的频率和时间。⑥水：类型（分析证书中与否），预处理（酸化或氯化的浓度），饮水时间表，饮水量（随意否），供水频率（如有限制），变化频率，瓶或自动给水系统。⑦动物分配到各实验组的方法。如动物随机分配到某个特定实验组的方法。⑧描述在动物中如何定义疾病和干预措施。⑨描述从实验中剔除动物的原因。⑩描述对照组，解释设置该对照组对回答研究问题的重要性
法规与伦理	6	①遵守国家监管原则的说明；②一个独立的组织机构来描述伦理和质量评估（如伦理委员会机构）
干预措施	7	①时间表：实验中干预的日期和时间、在干预与采样或采样过程之间的时间；②干预类型；③描述操作技术或使用的其他技术和材料；④剂量和（或）干预频率（适用时）；⑤给药途径：肠内（口服或直肠）、肠外和经皮；药物和剂量测试（产品名称、制造商、浓度）；⑦其他使用的产品（产品名称、制造商、浓度）；⑧采样方法和时间（血、尿等）；⑨麻醉（持续时间、用药类型和方法）；⑩镇痛（用药类型和方法）；⑪安乐死（用药类型和方法）；⑫描述动物在干预结束后的总体福利和折中福利；⑬补救措施的应用

续表

内容	条目	具体描述
结局指标	8	①描述目标参数和测定方法：包含重要的生理参数和参考值来定义动物福利；②描述是否和（或）如何对实验工作人员施盲；③描述所使用的统计方法
结果		
结果	9	①描述主要结果；②实验中提前死亡动物的数量和原因（尸检结果的简短说明）；③剔除动物（说明数量和原因）；④进入统计分析的动物总数；⑤简短描述纳入动物的特性；⑥因患病或剔除动物调整后的效能分析（判定研究的可靠性）；⑦描述干预中最重要的相关生理参数（如温度、体重和心率等）
讨论		
讨论	10	①对主要发现进行讨论；②讨论结局的（间接）临床意义和整个研究的科学意义；③确定是否继续研究的必要性

ARRIVE 指南和 GSPC 清单在评价条目上有较大的差别，但其核心评估内容大同小异，均包括了动物实验的报告要点。虽然两者目前均非官方强制性的研究报告标准，但大多数学者都认为其是撰写和发表动物实验的有效参考清单和写作指南，可确保动物实验所提供的信息被充分地评估和利用，以促进基础研究评审过程的完整性和透明化。

（七）COREQ 声明

定性研究统一报告标准（Consolidated Criteria for Reporting Qualitative Research，COREQ）报告清单是由澳大利亚悉尼大学公共卫生学院艾利森 • 唐组织，并与另外两位澳大利亚医学科研人员携手，综合参考之前已发表的定性研究报告规范制定的，包括研究团队和过程反映、研究设计、分析与报告 3 部分（表 8-9）。

表 8-9　COREQ 报告清单

条目	编号	内容
第一部分：研究团队和过程反映		
研究者个人特征		
访谈者/组织者	1	哪位/些文章作者实施的访谈或焦点组访谈？
学位/学历	2	研究者的学位是什么？如哲学博士或医学博士
职业	3	在研究进行时，研究者的职业是什么？
性别	4	研究者是男性还是女性？
经验和培训	5	研究者的经验和培训情况如何？
研究者与参与者的关系		
关系建立	6	与参与者的关系是在开始研究前就建立了吗？
参与者对访谈者的了解	7	参与者了解访谈者的哪些信息？如个人目标及研究依据和理由
访谈者特征	8	文中报告了访谈者/组织者的哪些特征？如偏倚、研究结果猜测、进行研究的原因和兴趣
第二部分：研究设计		
理论框架		
方法学观念和理论	9	文章报告了何种在研究中被应用的方法学观念、理论方法？如扎根理论、话语分析、人种学和内容分析
选择参与者		
抽样	10	如何选择参与者？如目的性抽样、便利性抽样、连续性抽样、滚雪球抽样

条目	编号	内容
与参与者沟通的方法	11	如何与参与者沟通？如面对面、电话、信件或电子邮件
样本量	12	研究中有多少参与者？
拒绝参加研究或中途脱落	13	多少人拒绝参加研究或中途脱落？原因何在？
场所		
资料收集场所	14	在哪里收集的资料？如家里、诊所、工作场所
在场的非参与者	15	除了参与者与访谈者外，是否还有其他人在场？
样本描述	16	样本的主要特征都是什么？如人口学信息、日期
收集资料		
访谈提纲	17	访谈中所用到的问题、提示和提纲等是否由文章作者提供？是否经过预访谈检验？
重复访谈	18	是否进行过重复访谈？如果进行过，有多少次？
音/像录制研究	19	是否通过录音或录像收集资料？
场记	20	在个体访谈/焦点组访谈过程中和（或）结束后是否做了场记？
时长	21	个体访谈或焦点组访谈的时长是多少？
信息饱和	22	是否讨论了信息饱和问题？
转录文字及返还	23	访谈转录成文字后是否返还给参与者征询意见和（或）纠正错误？
第三部分：分析与报告		
分析资料		
资料编码的数量	24	共用了多少个代码对资料进行编码？
描述编码树	25	作者是否描述了编码树？
主题来源	26	主题是预设的，还是源自获得的资料？
软件	27	是否用了软件来管理资料，软件的名称和必要信息是什么？
参与者检查	28	参与者是否提供了对研究结果的反馈？
报告		
报告引文	29	是否用了参与者引文来说明主题/结果？每条引文是否都有身份标记？如参与者编号
资料和结果的一致性	30	根据报告的资料能否得出研究的结果？
重要主题的清晰报告	31	研究结果中是否清晰报告了重要主题？
次要主题的清晰报告	32	是否有对特殊案例的描述和对次要主题的讨论？

（八）PRISMA 声明及扩展版

1. PRISMA 声明

1996 年，来自加拿大的大卫·莫赫教授等 30 位临床流行病学专家，成立了 Meta 分析报告质量（Quality of Reporting of Meta-Analyses，QUOROM）制定委员会，致力于从证据的检索、纳入何种证据的决策、原始研究特征的描述、定量数据的合并、可靠性和与内在真实性相关的问题及与外在真实性相关的临床意义，共 6 个方面来规范 Meta 分析的报告标准。最终，制定委员会发表了 QUOROM 标准，包括一个 21 项条目的清单及一个文献检索与筛选的流程图。2005 年，仍然由大卫·莫赫教授、道格拉斯·阿尔特曼教授等一些临床流行病学、统计学、临床医学方面的专家，成立了系统评价和 Meta 分析优先报告条目（Preferred Reporting Items for Systematic Reviews and

Meta-Analyses，PRISMA）制定委员会，修订并扩充了 QUOROM 清单条目及流程图。

PRISMA 清单包括题目、摘要、背景/前言、方法、结果、讨论、基金资助共 7 个方面的 27 项细则条目（表 8-10）。

表 8-10 PRISMA 清单

评估内容	具体条目	内容描述
题目		
	1. 题目	确定报告是系统评价还是 Meta 分析或两者兼有
摘要		
	2. 结构式摘要	提供结构式摘要，包括临床可应用性、背景、目的、资料来源、纳入标准、入选者和干预手段、评估研究和合并资料的方法、结果、局限性、结论和主要发现的应用、系统评价的注册号码
背景/前言		
	3. 前言	描述进行评价的理由，陈述哪些问题已经知道
	4. 目的	提供所提出临床问题的详细说明，以 PICOS 形式
方法		
	5. 计划书和注册信息	说明是否已有研究方案，在哪里能查到（提供网址），有可能的话，提供注册情况包括注册号码
	6. 纳入标准	说明根据研究特点（如 PICOS，随访间期）和报告特点（如年份、语言及发表状态）作为纳入标准的理由
	7. 文献信息来源	所检索信息来源的细节（如数据库所包含的时间跨度，与研究作者联系以确定附加的研究）以及最后检索日期
	8. 检索方法	至少对一种数据库呈现电子检索策略，包括任何限制
	9. 纳入研究的筛选方法	陈述选择纳入研究的过程（如初筛、是否符合纳入标准以及纳入系统评价等步骤）
	10. 数据提取过程和方法	描述从报告中提取数据的方法（如预提取过程、两人独立完成）
	11. 资料提取的具体条目	列出并定义在资料中能找到的所有变量（如 PICOS、经费来源）
	12. 单个研究偏倚	描述各项研究评估偏倚风险的方法，这些信息如何用于数据合并中
	13. 概括效应指标	陈述主要指标的测定（如 RR）
	14. 结果合并方法	描述处理资料及合并研究结果（如进行了 Meta 分析，则说明异质性检验的方法）
	15. 研究间偏倚	指出可能影响累积证据的偏倚风险的测定（如发表偏倚，在研究中的选择性报告）
	16. 其他辅助分析方法	描述进行其他分析的方法（如敏感性分析或亚组分析、Meta 回归）
结果		
	17. 研究选择结果和流程图	给出初筛、评价符合纳入标准以及最终纳入的研究数目，并说明被排除的理由，以流程图表示
	18. 纳入研究的特征	列出每个研究的特征、资料提取时的 PICOS，样本大小，随访时间等，并列出参考文献
	19. 研究内部偏倚	列出每个研究偏倚风险数据，如有可能提供各种结局水平的测定
	20. 单个研究结果	对每个结局（利益和害处），列出：①每个干预组简单表；②合并效应和可信区间，最好用森林图
	21. 结果的综合	列出所做每个 Meta 分析的结果，包括可信区间和异质性检验的结果
	22. 研究间偏倚结果	提供评价研究间的偏倚信息
	23. 其他辅助分析结果	提供已做好的其他分析结果，如亚组分析、敏感性分析和 Meta 回归

评估内容	具体条目	内容描述
讨论		
	24. 证据综合结果	总结主要发现，包括每个主要结果的证据强度，考虑到其与主要利益集团的相关性（如健康保健提供者、使用者和制定政策者）
	25. 局限性	探讨研究层面和结局层面的局限性（如偏倚风险）以及系统评价的局限性（如检索不全面、报告偏倚）
	26. 结论	联合其他证据解释结果，给出对未来研究的启示
基金资助		
	27. 基金资助	描述系统评价的经费来源，或其他支持（如资料的提供），经费支持对系统评价所起的作用

2. PRISMA 声明扩展版

已有研究表明，随机对照试验的最终报告相对于其研究方案存在着严重的报告偏倚，尤其是测量指标的选择性报告。因此，为了保证系统评价/Meta 分析的可靠性、完整性和透明度，预先制定并注册研究方案至关重要，此举亦能减少系统评价/Meta 分析不必要的重复。为了规范系统评价/Meta 分析研究方案的报告，莫赫等于 2015 年发表了 PRISMA-Protocol。PRISMA-Protocol 的报告条目共 26 项，涉及管理信息、介绍以及方法等 3 个方面的内容。具体为：题目（识别、更新），注册，作者（联系方式、贡献），修正，资助（来源、资助者以及两者的角色），介绍（理论基础、目的），方法（纳入标准、信息来源、检索策略、研究记录、数据条目、结局和优先次序、单个研究偏倚风险、数据合成）。

对于公平性系统评价/Meta 分析的报告同样需要指南来进行规范，而由于其特有的方法学问题使 PRISMA 声明并不适用。因此，以韦尔奇·薇薇安为代表的小组在 PRISMA 声明的基础上编制了 PRISMA-Equity，为公平性系统评价/Meta 分析的透明报告提供指南。与 PRISMA 声明相比，PRISMA-Equity 补充了 20 项与公平性问题有关的条目，涉及清单的各个方面。主要包括：①标题（条目 1）：明确公平性系统评价关注的是公平性问题。②结构式摘要（条目 2、2A、2B）：描述研究问题、详细报告与健康公平有关的结果及结果的适用性。③前言（条目 3A、3B、4、4A）：理论基础中提供逻辑模型/分析框架介绍干预措施影响健康公平的机制和理论假设；目的中报告健康公平和不利条件如何被定义及阐述要探讨的健康公平研究问题。④方法（条目 6、6A、7、8、11、14、16）：纳入标准需描述纳入公平性系统评价的特定研究类型的合理性及确定的测量指标的合理性；信息来源需描述与公平性相关的数据库及其他信息来源；检索条目中需报告用于公平性系统评价研究的检索词、检索策略；列出并定义与公平性相关的可获得的资料条目；报告健康不公平结果的综合分析方法以及描述公平性问题相关的其他综合分析方法。⑤结果（条目 18、21、23）：报告所有相关研究对象的人口学特征以及对研究对象及干预措施有重要意义的环境因素。⑥结论（条目 26、26A）：描述研究证据应用于所关注弱势群体时的实际适用范围与局限性以及对公平性相关的研究、卫生服务实践和政策的提示意义。

对于个体病例数据（individual patient data，IPD）系统评价/Meta 分析的报告，标准的 PRISMA 声明并没有涵盖到其重要的方面，如 IPD 的获取、核查、合成以及如何处理没有提供 IPD 的研究。为解决这些问题，PRISMA-IPD 于 2015 年被发表在 *JAMA* 杂志上。与 PRISMA 声明相比，PRISMA-IPD 修订了 23 项与 IPD 有关的条目，并且增加了 4 项新的条目。主要包括：①结构式摘要（条目 2）：基于 PRISMA-Abstracts 报告条目，PRISMA-IPD 对摘要作出了更为详细的报告要求。该部分应尽可能多的呈现与 IPD 方法和结果有关的重要信息。②理论基础（条目 3）：应阐述采用 IPD 方法的优势。③方案和注册（条目 5）：提供包含详细数据分析方法的研究方案或可获得研究方案的途径。④纳入标准（条目 6）：应报告适用于个体水平的纳入排除标准。⑤研究和数据获取（条目 7、17）：信息来源中应报告检索相关研究的数据库及其他信息来源；对于 IPD 的获取应说明 IPD 可及时的研究数和病例数，当不可及时，应报告原因。⑥数据的收集、管理和核查（条目 10、11、A1、A3）：报告 IPD 的获取、管理方法及如何对已获得的 IPD 进行标化和转化。核查并报告 IPD 的完整性。⑦偏倚风险评估（条目 12、19）：描述 IPD 的核查结果是否影响了对单个研究偏倚的评估及有什么影响。⑧对于 IPD 不可及研究的处理（条目 15、17、22、23）：描述纳入和获得 IPD 的研究数和病例数，报告不可获得的 IPD 是否带来潜在的偏倚，比较纳入研究或不能获取 IPD 而排除的研究的分析结果。⑨综合方法（条目 13、A2、14）：描述所有的结局分析、亚组分析并说明这些是否为预先设定。描述合成 IPD 数据的 Meta 分析方法，说明选用的统计学方法和模型。⑩从研究对象层面探索效应变异（条目 4、A2、21）：在前言目的中描述对特殊类型研究对象层面亚组分析的假定，方法学部分描述探索效应变异的方法，并在结果部分呈现每个被检查的特征的交互作用评估结果。

2015 年 6 月，赫顿等发表了针对网状 Meta 分析（network meta-analysis，NMA）的 PRISMA 扩展声明，用以指导和改善网状 Meta 分析的撰写和报告。PRISMA-NMA 在 PRISMA 声明的基础上修订了 11 项与网状 Meta 分析有关的条目，并增加了 5 项新的条目。主要包括：①标题（条目 1）：明确报告是网状 Meta 分析或 Meta 分析相关形式。②结构式摘要（条目 2）：描述综合方法为网状 Meta 分析，报告治疗排序结果，并简洁地概括纳入分析治疗的双臂比较结果。③前言（条目 3）：在理论基础中描述制作该网状 Meta 分析的原因和必要性。④方法（条目 6、S1、13、14、S2、16）：纳入标准需清楚地描述纳入治疗网络的治疗措施，并说明被合并为同一节点的任何治疗措施；网状图的构建需描述探索研究中治疗网络几何体的方法，以及相关的潜在偏倚；描述治疗排序、累积排序概率曲线下面积及呈现 Meta 分析综合结果的修正方法；描述的分析方法包括多臂试验的处理、方差结构的选择及贝叶斯分析中先验分布的选择、适合模型的评估；描述治疗网络中直接和间接证据一致性的评估方法以及存在不一致性时的处理方法；其他分析应描述治疗网络构建的选择和贝叶斯分析中先验分布的使用。⑤结果（条目 20、21、23）：单个研究结果中描述较大的治疗网络的信息修正方法；描述双臂比较结果以及其他被探索的概括效应量；描述不一致性调查的结果；描述研究网络几何体的选择和贝叶斯中先验分布的选择。⑥讨论（条目 25）：局限性中需描述对统计学假定有效性的评估以及关注的网络几何体的评价。

（九）ENTREQ 指南

2010 年加拿大温哥华定性卫生研究合成国际研讨会和 2011 年澳大利亚悉尼定性卫生研究协作研讨会分别对研发定性研究合成报告标准进行了专题讨论和任务布置。提高定性研究合成报告透明度（Enhancing Transparency in Reporting the Synthesis of Qualitative Research，ENTREQ）指南于 2012 年正式发布，ENTREQ 指南主要针对定性卫生研究的合成，也适合作为其他类型定性研究合成报告的基础规范，尤其是对干预措施进行评价的定性研究。同时，ENTREQ 指南还适用于已发表的定性研究合成的严格评价。ENTREQ 指南包含 5 个主要领域的 21 项条目（表 8-11）。

表 8-11　定性研究系统评价报告规范（ENTREQ 指南）

编号	条目	具体描述
1	目的	陈述研究问题及合成方法
2	合成方法学	确定支撑合成的方法或理论框架，并根据选择的方法阐述原理（如 Meta 民族志、主题分析综合法、关键解释合成、扎根理论合成、现实主义者综合法、累积 Meta 分析、Meta 研究、框架合成）

编号	条目	具体描述
3	检索方法	指出检索是否预先计划（包括制定全面的检索策略去寻找所有可用的研究）或可重复（寻找所有可能的概念直到达到理论性饱和）
4	纳入标准	详细说明纳入排除标准（如依据人口、语言、年份限制、出版物的类型、研究类型）
5	资料来源	当进行检索时，描述所使用的信息来源[如电子数据库（MEDLINE、EMBASE、CINAHL、psycINFO、Econlit）、灰色文献数据库（学位论文、政策报告）、相关组织网站、专家意见、常用网站搜索（Google 学术搜索）、手工检索、参考文献]；并提供使用这些资料来源的理由
6	电子检索策略	描述文献检索的过程（如提供带有与人口、临床或健康主题、经验或社会能力等方面相关术语的电子检索策略，定性研究滤器和检索限制）
7	研究筛选方法	描述研究筛选的过程（如依据标题、摘要或全文进行筛选，以及筛选研究的独立评价者数量）
8	研究特征	说明纳入研究的特征（如出版年份、国家、参与者数量、资料收集过程、研究方法学、资料分析方式及研究问题）
9	研究筛选结果	确定筛选出来的研究数量并提供排除研究的原因[如进行全面的检索，提供纳入研究的数量和排除研究的理由，并用图/流程图表示；重复检索并分别描述纳入排除标准是基于研究问题的修改，和（或）对理论发展作出贡献]
10	评价的基本原理	描述用于评价纳入研究特征或选定结果的基本原理和方法（如行为的有效性和稳定性评价，报告的透明度评价，结果的内容及效用评价）
11	评价条目	陈述用于评价研究和选择结果的工具，如现有的工具（CASP、QARI、COREQ、Mays、Pope）或评价者开发的工具，并描述和评估研究小组、研究设计、资料分析及解释报告规范等方面的情况
12	评价过程	指出评价是否由多个评价者独立进行及是否需要达成共识
13	评价结果	说明质量评价的结果，如果有可能的话，指出哪些文章是基于评价衡量/排除的，并给出理由
14	资料提取	说明对主要研究的哪些部分进行了分析及资料如何从主要研究中提取（如所有文本标题下的"结果/结论"都以电子信息的方式被录入计算机软件）
15	软件	如有，说明所使用的计算机软件
16	评价者数量	确定参与资料编码和分析的人员
17	编码	描述资料编码的过程（如逐行编码每个检索概念）
18	研究对比	描述研究内部和研究之间如何设置对比（如后续研究是被编码到预先存在的设想中，新设想是在必要时创建）
19	主题来源	解释主题或概念的产生是采用归纳法还是演绎法
20	引文	要求提供主要研究的引文以说明主题/概念，并确定其是否为引文
21	合成结果	说明丰富的、引人注目的和超越主要研究总结的新见解（如新的解释、证据模型、概念模型、分析框架、新理论或构念的发展）

ENTREQ 指南是为研究人员和评价者提供标准，以提高定性研究合成的报告质量的工具。该指南对于想要学习如何进行定性研究合成撰写和阅读定性研究合成的研究者有重要的参考价值。

（十）RIGHT 声明

为了规范临床实践指南报告方式，提高其质量，2004 年 4 月 26 日，来自美国、英国和加拿大等国家的 23 名不同领域的指南专家在美国纽黑文召开了指南标准会议（Conference on Guideline Standardization，COGS），旨在制定标准的指南报告规范，以提高指南的质量和促进其实践转化。COGS 的指南报告规范是一个包含 18 项条目的清单，每一项条目均经过系统、严格的过程制定并达到共识（表 8-12）。

表 8-12　COGS 临床实践指南报告规范

条目	主题	解释
1	概述	包括指南的发表日期、状态（原始稿、修改稿、更新稿）、纸质和电子版来源的结构式摘要
2	重点	描述指南中关于原发性疾病或健康状态的干预方法、卫生服务或技术，简要说明在指南制定过程中考虑过可用于预防、诊断或治疗的替代方法
3	目标	介绍遵循指南预期可达到的目标，包括制定此指南的指导思想
4	使用者/使用场所	描述指南的目标使用者（如卫生保健服务提供者的类别/患者）和将会使用此指南的机构和场所
5	目标人群	明确指南适用的目标人群和排除标准
6	制定者	明确制作组织的责任和提供制作指南小组中成员的姓名和资质，并阐明其中潜在的利益冲突
7	资金来源/资助者	介绍制定指南的资金来源/资助者及其在指南制定和报告中的作用，表明有无潜在的利益冲突
8	证据收集	描述检索文献的方法，包括检索时间、检索数据库的范围和筛选证据的标准
9	推荐等级标准	描述用于证据质量评价的证据分级标准和指南所使用的证据分级体系。推荐的等级表明应遵照该项指南操作的重要程度，该等级的确定是基于证据的质量和预期的获益或伤害的大小
10	证据合成的方法	描述如何由证据形成推荐意见，如证据表、Meta 分析和决策分析等
11	发布前预评价	介绍指南制定者在指南的发布前如何评价和测试指南
12	更新计划	表明有无指南的更新计划，如果可行，注明此版指南的终止日期
13	定义	对不常用的术语和容易引起误解而影响指南正确使用的术语给予定义
14	推荐意见和理由	详细说明指南中推荐的干预方案及其适用条件。注明推荐意见的形成过程，每条推荐意见都必须有相应的证据支持。按照第 9 条标准，说明证据的质量及其推荐级别
15	潜在的利益冲突和伤害	描述遵照指南的预期收益和潜在风险
16	患者的意愿	当推荐意见里含有确凿的个人主观选择和意图因素时，描述患者意愿会起到的作用
17	实施步骤	尽可能根据指南描述的干预方案的步骤和决策给出实施步骤
18	实施中可能遇到的问题	描述执行指南的预期障碍，提供辅助文献及出处以供指南使用者和患者参考，推荐用来评价指南执行过程中出现变化的标准

2013 年，来自中国、美国、加拿大、英国、德国等 12 个国家以及包括 WHO、EQUATOR 协作网、GIN、Cochrane 协作网、GRADE 工作组、AGREE 工作组等 7 个国际组织的 30 余名专家，共同成立了国际实践指南报告标准（Reporting Items for Practice Guidelines in Healthcare，RIGHT）工作组。该工作组历时 3 年，完成了包含 7 大领域，22 项条目的报告清单，是当前全球唯一一个适用于指导卫生政策与体系、公共卫生和临床医学指南的报告标准，也是医学指南领域唯一一个由中国学者牵头制定的国际标准（见第七章表 7-4）。

（十一）HTA 的报告清单

卫生技术评估（Health Technology Assessment，HTA）的报告清单是由国际卫生技术评估机构协作网（International Network of Agencies for Health Technology Assessment，INAHTA）制定的用于 HTA 报告的清单（表 8-13），该清单不但可以评价 HTA 报告的质量，还可以作为撰写 HTA 的依据。

表 8-13　2007 版 HTA 报告清单

结构	具体条目
初步信息	1. 是否注明联系方式，以便向研究者索取更多信息？
	2. 是否所有参与制作 HTA 报告的人员都有其特定职责？
	3. 是否对相关利益冲突做出声明？
	4. 是否有本报告接受外部同行评审的声明？
	5. 是否提供了非专业人员能读懂的摘要？
为什么实施技术评估	6. 提供的参考能否解决政策问题？
	7. 提供的参考能否解决所涉及的研究问题？
	8. 是否详细说明了评估范围？
	9. 是否对被评估的卫生技术问题进行了简要描述？
评估如何实施	10. 使用哪些数据源？
	11. 是否有基于选择的数据和信息做出的评估和分析信息？
背景	• 是否考虑了法医学影响？
	• 是否提供了经济学分析？
	• 是否考虑了伦理学影响？
	• 是否考虑了社会影响？
	• 是否能更深一层考虑（利益相关者、患者、消费者）？
评估结果和结论的意义	12. 是否针对结果进行讨论？
	13. 是否清晰阐述了评估的结论？
	14. 对未来的决策有无建议？

第三节　中医药不同类型的报告规范

一、中医药临床研究方案报告规范

中医药临床研究方案报告规范（SPIRIT-TCM 2018）在 SPIRIT 2013 扩展声明的条目清单基础上，基于共识调研的反馈进行了修改，最终经由一次共识会议定稿。工作组修订了 SPIRIT 2013 原始条目中的"题目""背景和理念""目的""合格标准""干预措施""结局指标"和"数据收集方法"7 项条目。扩展内容引入了中医学中证候的概念和 3 项主要的中医药干预措施，同时匹配了实例及说明。SPIRIT-TCM 2018 扩展声明为研究者设计高质量的临床试验提供了依据。其原则的广泛传播和应用将有助于持续推进中医药在医疗健康实践的国际化应用（表 8-14）。

SPIRIT-TCM 2018 扩展声明的特点包括证候与中医药干预措施。

证候，是中医学理论中的核心概念，是中医学诊断和治疗的基础。现今许多证候诊断标准已被临床研究采用作为特定证候的纳入和排除标准。在 SPIRIT-TCM 2018 扩展声明中，强烈建议涉及证候的研究在"题目"（条目 1b），"背景和理念"（条目 6a），"目的"（条目 7），"合格标准"（条目 10a），"结局指标"（条目 12）及"数据收集方法"（条目 18）等条目中描述证候的相关内容。

表 8-14　SPIRIT-TCM 2018 扩展声明条目清单

条目	SPIRIT 2013 声明与 SPIRIT-TCM 扩展声明
试验管理信息	
题目	1. 题目应描述该研究的设计、人群、干预措施，如果适用，也要列出题目的缩写
	1a.*说明针对的患者人群是：（1）某个西医定义的疾病，（2）某个西医疾病的特定中医证型，或（3）某个中医证型
	1b.*说明研究干预措施是：（1）中药复方，（2）针刺，（3）灸法，或（4）其他中医干预措施
试验注册	2a. 试验的标识符和注册名称，如果尚未注册写明将注册机构的名称
	2b. WHO 临床试验注册数据所包括的所有数据集
试验方案的版本	3. 日期和版本的标识符
基金	4. 基金的财政&物资和其他支持的来源和种类
角色和责任	5a. 方案贡献者的名称、附属机构和角色
	5b. 试验赞助者的名称和联系方式
	5c. 如有试验资助者和赞助者，其在研究设计、收集、管理、分析及诠释资料、报告撰写、出版等环节的角色，以及谁拥有最终决策权
	5d. 试验协调中心、指导委员会、终点判定委员会、数据管理团队和其他监督试验的个人或团队的组成、作用及各自的职责，如果适用（参见 21a 关于资料监控委员会的内容）
引言	
背景和理念	6a. 描述研究问题，说明进行试验的理由，包括对相关研究（已发表的与未发表的）中每个干预措施的有效性及不良反应的总结
	1*基于中医理论解释研究原理及进行试验的原因
	2*详尽描述所采用的中医药干预措施的原理，并给出相关参考文献
	3*若西医干预措施作为基础治疗，或作为治疗中的合并干预措施，需提供增加试验中医干预措施的相应原理。若适用，需说明试验的中医干预措施（尤其是中药复方）与西医干预措施潜在的相互作用，并注明来源
	6b. 对照组选择的解释
	*根据特定的干预措施，详尽描述对照组的原理及选择原则（即中药复方、针刺、灸法或其他中医干预措施），考虑：1）与试验干预措施的相似性；2）盲法的成功实施
目的	7. 特定的目的或者假设
	*说明特定中医药干预措施研究的目的或假设是针对（1）某个西医定义的疾病，（2）某个具有特定中医证型的西医疾病，或（3）某个中医证型
试验设计	8. 试验设计的描述，包括试验种类（如平行组、交叉、析因以及单一组），分配比例及研究框架（如优劣性、等效性、非劣势性、探索性）
研究设置	9. 研究设置的描述（如小区诊所、学术性医院）、资料收集的国家名单、如何获得研究地点的信息数据
合格标准	10. 受试者的纳入、排除标准。如适用，行使干预措施的研究中心和个人的合格标准（如外科医生、心理治疗师）
	10a.*说明是否招募特定中医证型的受试者，若是，应详细说明其 1）诊断标准，和 2）纳入和排除标准。须使用公认的诊断标准，或提供可以查阅详细解释的参考文献
	10b.*建议描述参与研究人员（如受试对象筛查者、医护提供者、结局评估者、数据分析者）的角色、资质及相关经验
	10c.*建议描述参与中医药试验的研究中心资质及相关经验

续表

条目	SPIRIT 2013 声明与 SPIRIT-TCM 扩展声明
干预措施	

11a. 每组的干预措施,有足够的细节可以重复,包括怎样及何时给予该干预措施

  1.*详细描述试验干预措施且有足够的细节可以重复

    1A.*中药复方

固定组成的中药复方

1. 复方的名称、出处和剂型(如汤剂、颗粒剂、散剂、丸剂)

2. 复方中所有组成药物的名称、产地、炮制方法、剂量。中药名称应以至少两种文字表示:中文(拼音)、拉丁文或英文。同时应注明入药部位

3. 每种药物的认证方法,为何要进行,以及将在何时、何地,由何人,如何进行

4. 复方的制作方法

5. 每种药物及整个复方的质量控制方法

6. 复方的安全性评估,包括重金属和有毒元素试验、农药残留试验、微生物限量试验、急性/慢性毒性试验

7. 中药复方的剂量,以及其制定依据

8. 给药途径(如口服、外用)

个体化中药复方

1. 参见固定组成的中药复方第1~8项报告内容

2. 附加资料:复方将如何、何时和由何人进行加减

中成药

1. 组成、剂量、疗效、安全性及质量控制方法等具体内容可参照公开的文献资料,如药典

2. 复方详细信息的说明,包括:(1)产品名称(即商品名),(2)生产厂家,(3)生产批号,(4)生产日期及有效期,(5)辅料的名称及含量,(6)是否有额外的质量控制方法

声明该中成药在本试验中所针对适应证是否与已公开的资料相同

1B.*针刺

1. 治疗环境和受试者体位

2. 每一受试者每次治疗单元用针的数目(如可能,使用均数和范围表示)

3. 使用的穴位名称和位置(单侧/双侧)。穴位名称应使用中文(拼音)和国际穴位代码表示

4. 进针的角度及深度应采用具体的计量单位或特定的组织层面描述

5. 引发的机体反应(如得气或肌肉抽动反应)

6. 针刺刺激方式(如手针刺激、电针刺激)。如果采用电针刺激,应注明电针仪的品牌、生产厂家及使用频率

7. 留针时间

8. 针具类型,包括直径、长度、生产厂家和材质

9. 治疗单元数

10. 治疗的频次和持续时间

1C.*灸法

1. 治疗环境和受试者体位

条目	SPIRIT 2013 声明与 SPIRIT-TCM 扩展声明
	2. 每一受试者每次治疗单元使用灸法材料的数目（如可能使用均数和范围表示）

2. 每一受试者每次治疗单元使用灸法材料的数目（如可能使用均数和范围表示）

3. 使用的穴位名称和位置（单侧/双侧）。如适用穴位名称应使用中文（拼音）和国际穴位代码表示

4. 灸法的程序及操作规范（如直接灸/间接灸、温和灸/雀啄灸、温针灸温灸器灸）

5. 引发的机体反应（如皮肤感觉发热、皮肤发红、烧灼痛）

6. 灸疗时间

7. 灸疗材料（如艾绒、艾炷、艾条、药敷贴，同时应注明材料尺寸及生产厂家）

8. 治疗单元数

9. 治疗的频次和持续时间

2.*详细描述对照组干预措施且有足够的细节可以重复

2A.*中药复方

安慰剂对照

1. 每种成分的名称和剂量

2. 描述安慰剂与试验中药复方的相似性（如颜色、气味、味道、包装）

3. 质量控制和安全监测的标准和方法，如有

4. 给药途径、剂量、疗程

5. 生产信息：何时、何地，由何人或何机构，如何制作

阳性药物对照

（1）中药复方可参见条目 11a. 1A

（2）化学药物需描述药名、给药途径、剂量、疗程

2B.*针刺

空白对照或等候组对照

描述与试验干预措施相应的治疗前、治疗中和治疗后各个时期的特殊安排（如治疗前进行的检查，治疗中维持相同的生活方式和用药，治疗后的补偿性治疗.)

假针刺或类似针刺的对照

说明假针刺或类似针刺的对照与试验组针刺的相似性，并详细描述条目 11a. 1B 的内容

2C.*灸法

空白对照或等候组对照

描述与试验干预措施相应的治疗前、治疗中和治疗后各个时期的特殊安排（如治疗前进行的检查，治疗中维持相同的生活方式和用药，治疗后的补偿性治疗）

假灸法或类似灸法的对照

说明假灸法或类似灸法的对照与试验组灸法的相似性，并详细描述条目 11a. 1C 的内容

11b. 中止或者修改已分配给受试者干预措施的标准（如由于危害或受试者要求或病情的改善/恶化等而改变药物的剂量）

11c. 提高干预方案依从性的策略，以及其他监督依从性的措施（如药物片剂的归还，实验室的检查等）

11d. 在试验期间允许或禁止使用的相关护理和干预措施

*建议描述将施予试验组及对照组的其他干预措施，且有足够的细节可以重复，如救援干预措施等

| 结局指标 | 12. 主要、次要和其他结局指标，包括特定的测量变量（如收缩压），量化分析（如从基线开始的改变；最终值；至终点事件发生的时间等），整合数据的方式（如中位数、比例）及每个结局指标的时间点。强烈推荐解释所选有效或危害结局指标与临床的相关性 |

续表

条目	SPIRIT 2013 声明与 SPIRIT-TCM 扩展声明
	12a.*说明中医相关指标作为结局指标的依据（如与辨证相关的症状和体征在程度和范围上的变化）
	12b.*详细说明中医相关结局指标的评估，内容包括（1）测量的方法及标准（如出现频率，症状和体征的严重程度评分，已验证的证候问卷，评估时间点的选择及相关依据），（2）评估人资质（如相关评估经历，年资），（3）提高评估质量的方法（如多次重复观察，评估人员培训），以及（4）相关参考文献
受试者时间表	13. 招募、干预措施（包括预备期和洗脱期）、评估和访问受试者的时间表。强烈建议使用示意图（参见图表）
样本量	14. 预计达到研究目标而需要的受试者数量以及计算方法，包括任何临床和统计假设
招募	15. 为达到足够目标样本量而采取的招募受试者策略
干预措施的分配方法（针对对照试验）	
分配序列产生	16a. 产生序列分配的方法（如计算机产生随机数字）及分层法中任何需考虑的因素。为了减少随机序列的可预测性，任何预设的限定细则（如区组法）应以附件的形式提供而试验招募者或干预措施分配者均不应获得这些数据
分配隐藏机制	16b. 用于执行分配序列的机制（如中央电话；按顺序编码，密封不透光的信封），描述干预措施分配之前的任何为隐藏序号所采取的步骤
分配实施	16c. 谁产生分配序号，谁招募受试者，谁给受试者分配干预措施
盲法	17a. 分配干预措施后对谁设盲（如受试者、医护提供者、结局评估者数据分析者）以及如何实施盲法
	17b. 如果实施了盲法，在怎样的情况下可以揭盲，以及在试验过程中揭示受试者已分配干预措施的程序
数据收集、管理和分析方法	
数据收集方法	18a. 评估和收集结局指标、基线和其他试验数据的方案，包括任何提高数据质量的相关措施（如重复测量法，数据评估者的培训），以及研究工具（如问卷、化验室检测）可靠性和准确性的描述。如数据收集表没有在研究方案中列出，应指明可以找到其内容的信息数据
	*当试验针对的患者人群是某个西医疾病的特定中医证型，或某个中医证型时，建议基线数据应包含证候信息
	18b. 提高受试者参与性和完成随访的方案，包括退出或更改治疗方案的受试者需收集的结局数据
数据管理	19. 录入、编码、保密及储存的方案，包括任何用来提高数据质量的相关措施（如双重录入、资料值的范围检查）。如数据管理的具体程序没有在研究方案中列出，应指明可以找到其内容的信息数据
统计方法	20a. 分析主要和次要结局指标的统计方法。如统计分析方案具体程序没有在研究方案中列出，应指明可以找到其内容的信息数据
	20b. 任何附加分析的方法（如亚组分析和校正分析）
	20c. 统计分析未依从研究方案的人群定义（如按照随机化分析）和其他统计方法用来处理丢失数据（如多重插补）
监控方法	
资料监控	21a. 数据监控委员会的组成；简介其角色和汇报架构；表述其是否独立于赞助者和存在利益冲突；如具体的章程没有在研究方案中列出，应指明可以找到其内容的信息数据。反之，如不设数据监控委员会亦需解释其原因
	21b. 描述中期分析（或者）和停止分析的指引，包括谁（可以）将取得这些中期分析的结果及中止试验的最终决定权
危害	22. 有关干预措施或试验实施过程中出现任何不良事件和其他非预期反应的收集、评估、报告和处理方案
审核	23. 审核试验实施的频率和措施，以及这种审核是否会独立于研究者和赞助者
伦理和传播	
研究伦理的批准	24. 寻求研究伦理委员会/机构审查委员会（REC/IRBs）批准的计划

续表

条目	SPIRIT 2013 声明与 SPIRIT-TCM 扩展声明
研究方案的修改	25. 向相关人员（如研究者、REC/IRBs；试验受试者、试验注册机构、期刊、协调者）沟通重要研究方案修改（如纳入标准、结局指标、数据分析等）的计划
知情同意	26a. 谁将从潜在的受试者或监护人获得知情同意以及如何取得（参见第 32 项）
	26b. 如需收集和使用受试者的数据和生物标本做其他附属研究，应加入额外同意条款
保密	27. 为了保密，在试验前、进行中及完成后如何收集、分享和保留潜在和已纳入的受试者的个人资料
利益申报	28. 整个试验的主要负责人和各个研究点的主要负责人存在的财政和其他利益冲突
数据采集	29. 谁可以取得试验最终数据库的说明；以及限制研究者取得试验最终资料的合同协议的披露
附属及试验后的护理	30. 如果有的话，附属及试验后的护理，以及对于参与试验而引起危害而赔偿的相应条款
传播政策	31a. 试验者及赞助者将试验结果向受试者、医疗专业人员、公众和其他相关团体传递的计划（如通过发表、在结果数据库中报导或者其他数据分享的安排），包括任何发表限制
	31b. 合格的著作权指引及（使用任何专业作者的描述）会否使用专业撰写人员
	31c. 如果适用，确保公众取得整个研究方案、受试者层面的数据集和统计编码的计划
附录	
知情同意材料	32. 提供给受试者和监护人的同意书模板和其他相关文件
生物学标本	33. 如临床试验或未来的附属试验需采集生物学标本进行基因或分子测试，其收集、实验室分析和储存的方案

*为 SPIRIT-TCM 扩展声明；强烈建议结合《SPIRIT 2013 解释和详细说明》阅读本清单，以便对原条目进行重要阐述。

　　中医药干预措施与西医干预措施在本质上存在差异。最常见的中医药干预措施包括中药、针刺和灸法。对于中药来说，干预措施可以是提取物、单味药或是复方。为保证中药处方的组成和质量以及临床研究的可重复性，SPIRIT-TCM 2018 扩展声明强烈建议基于条目 11a. 1A 报告足够中药的相关信息（如药物来源、中成药的生产地、加工方法等）。针刺和灸法的相关操作细节也建议分别基于条目 11a. 1B 和条目 11a. 1C 报告。对照组的选择影响试验结果的解释。一个合适的对照组有助于评估试验所观察到的疗效是来源于干预措施本身，或是疾病本身的自然发展，还是受试者或研究者的期望。因此，SPIRIT-TCM 2018 扩展声明强烈建议对照组干预措施应遵照条目 11a. 2 进行详细报告，以此提供足够的信息给读者及审稿人评估试验是如何设计的。

　　SPIRIT-TCM 2018 扩展声明通过严谨、系统的过程开发完成，其条目包括 3 类主要的中医药干预措施：中药复方、针刺和灸法。扩展声明不仅有助于研究者设计高质量的临床研究方案，而且将有助于提高未来中医药临床试验的质量。

二、不同类型中医原始研究的报告规范

（一）中药复方临床随机对照试验报告规范

　　中药复方是传统中医药最主要的干预方式。自 1983 年第 1 篇中药随机对照试验发表之后，目前已有数万篇与中药复方相关的临床试验报告发表。然而这些研究报告的质量并不十分理想，这将阻碍中医药在临床实践的应用和发展。

　　2007 年，CONSORT-中药复方（CONSORT extension for Chinese herbal medicine formulas，CONSORT CHM Formulas）的初稿以中、英文同时发表，并公开征求各方意见。之后，工作组在不同的学术会议中报告及解说 CONSORT-中药复方的内容，以促进同行的关注及讨论。根据反馈

的意见和建议，工作组分别在成都和北京召开了专家会议深入讨论 CONSORT-中药复方的相关内容，对修改内容进行汇总和整理后，最终于 2016 年底完成修订。

2017 年 6 月 27 日，CONSORT-中药复方在 *Ann Intern Med* 期刊正式发表，这是该刊自创刊以来首次以英文、中文简体和中文繁体同时发表一篇研究文章，并配发编者按，这体现了国际医学界对中医药临床研究的重视。CONSORT-中药复方的发表对提高中医药临床试验报告质量，提升中医药临床研究证据的国际认可度具有里程碑式的重要意义。

CONSORT-中药复方是在 CONSORT 2010 声明的基础上，加入中医证候和针对中药复方特点的条目内容，新增了 1 项子条目"关键词"，便于中药复方临床试验报告的索引及文献检索，并对其中 7 项条目的内容进行扩展，包括文题、摘要和关键词、背景和目的、受试者、干预措施、结局指标、可推广性和解释，且针对中药复方的危害说明进行了修改，同时提供了报告实例和详尽的解说（表 8-15）。

表 8-15　CONSORT-中药复方条目清单

报告项目	条目	标准清单条目	CONSORT-中药复方
文题、摘要和关键词			
	1a	文题能识别是随机试验	说明中药临床试验是针对某个中医证型、某个西医定义的疾病或某个具有特定中医证型的西医定义的疾病（如适用）
	1b	结构性摘要，包括试验设计、方法、结果、结论几个部分（具体的指导建议参考"CONSORT for Abstracts"）	说明复方的名称、剂型及所针对的中医证型（如适用）
	1c		确定适当的关键词，包括"中药复方"和"随机对照试验"
引言			
背景和目的	2a	科学背景和对试验原理的解释	基于生物医学理论和（或）传统中医学理论的解释
	2b	具体目的或假设	说明中药临床试验是针对某个中医证型、某个西医定义的疾病或某个具有特定中医证型的西医定义的疾病（如适用）
方法			
试验设计	3a	描述试验设计（诸如平行设计、析因设计），包括受试者分配入各组的比例	
	3b	试验开始后对试验方法所作的重要改变（如受试者的纳排标准），并说明原因	
受试者	4a	受试者纳排标准	如招募特定中医证型的受试者，应详细说明其 1）诊断标准，和 2）纳入和排除标准。须使用公认的诊断标准，或提供参考出处，使读者能查阅其详细解释
	4b	资料收集的场所和地点	
干预措施	5	详细描述各组干预措施的细节以使其他研究者能重复试验，包括各干预措施实际上是如何及在何时实施的	不同类型的中药复方，应包括以下的内容： 5a. 固定组成的中药复方 　1. 复方的名称、出处和剂型（如汤剂、颗粒剂、散剂） 　2. 复方中所有组成药物的名称、产地、炮制方法和剂量。中药名称最少以 2 种文字表示：中文（拼音）、拉丁文或英文，同时建议注明入药部位 　3. 说明每种药物的认证方法，以及何时、何地、由何人或何机构、如何进行，说明有无保留样本。如有，说明在何处保存及可否获得

报告项目	条目	标准清单条目	CONSORT-中药复方
干预措施	5	详细描述各组干预措施的细节以使其他研究者能重复试验，包括各干预措施实际上是如何及在何时实施的	4. 组方原则、依据及方解 5. 支持复方疗效的参考数据（如有） 6. 复方药理研究（如有） 7. 复方制作方法（如有） 8. 每种药物及复方的质量控制方法（如有）。包括任何定量和（或）定性测试方法，以及何时、何地、如何和由何人或何机构进行，原始数据和样品在何处保存，可否获得 9. 复方安全监测，包括重金属和有毒元素试验、农药残留试验、微生物限量试验、急性/慢性毒性试验（如适用）。如有监测，在何时、何地、如何和由何人或何机构进行，原始数据和样本在何地保存，可否获得 10. 复方剂量及其制定依据 11. 给药途径（如口服、外用） 5b. 个体化中药复方 1. 参见 5a 第 1~11 项的报告内容 2. 附加资料：复方如何、何时和由何人进行加减 5c. 中成药 1. 组成、剂量、疗效、安全性及质量控制方法等具体内容可参照已公开的文献资料（如药典） 2. 说明复方的详细资料包括：1）产品名称（即商品名），2）生产厂家，3）生产批号，4）生产日期及有效期，5）辅料在成品中的比例，6）是否有附加的质量控制方法 3. 说明中成药在本试验中所针对适应证是否与已公开的资料相同 5d. 对照组 -安慰剂对照 1）每种成分的名称和剂量 2）描述安慰剂和试验中药从颜色、气味、味道、外观和包装等的相似程度 3）质量控制和安全监测的标准和方法（如有） 4）给药途径、疗程和剂量 5）生产数据，包括：何地、何时、由何人或何机构制作 -阳性对照 1）中药复方可参见 5a~5c 的内容 2）化学药品可参考 CONSORT 声明中条目 5 的内容
结局指标	6a	完整而确切地说明预先设定的主要和次要结局指标，包括它们是在何时、如何测评的	详细报告与中医证候相关的结局指标
	6b	试验开始后对结局指标是否有任何更改，并说明原因	
样本量	7a	如何确定样本量	
	7b	必要时，解释中期分析和试验中止原则	

续表

报告项目	条目	标准清单条目	CONSORT-中药复方
随机方法			
序列的产生	8a	产生随机分配序列的方法	
	8b	随机方法的类型，任何限定的细节（如怎样分区组和各区组样本多少）	
分配隐藏机制	9	用于执行随机分配序列的机制（例如按序编码的封藏法），描述干预措施分配之前为隐藏序列号所采取的步骤	
实施	10	谁产生随机分配序列，谁招募受试者，谁给受试者分配干预措施	
盲法	11a	如果实施了盲法，分配干预措施之后对谁设盲（例如受试者、医护提供者、结局评估者），以及盲法是如何实施的	
	11b	如有必要，描述干预措施的相似之处	
统计学方法	12a	用于比较各组主要和次要结局的统计方法	
	12b	附加分析的方法，诸如亚组分析和校正分析	
结果			
受试者流程（极力推荐使用流程图）	13a	随机分配到各组的受试者例数，接受已分配治疗的例数，以及纳入主要结局分析的例数	
	13b	随机分组后，各组脱落和被剔除的例数，并说明原因	
招募受试者	14a	招募期和随访时间的长短，并说明具体日期	
	14b	为什么试验中断或停止	
基线资料	15	用表格列出每一组的基线数据，包括人口学资料和临床特征	
纳入分析的例数	16	各组纳入每一种分析的受试者数目（分母），以及是否按最初的分组分析	
结局和估算值	17a	各组每一项主要和次要结局指标的结果，估计效应量及其精确度（如95%CI）	
	17b	对于二分类结局，建议同时提供绝对效应量和相对效应量	
辅助分析	18	所做的其他分析的结果，包括亚组分析和校正分析，指出哪些是预先设定的分析，哪些是探索性分析	
危害	19	各组出现的所有严重危害或意外效应（具体的指导建议参考"CONSORT for Harms"）	（此条目无扩展）
讨论			
局限性	20	试验的局限性，报告潜在偏倚和不精确的原因，以及出现多种分析结果的原因（如果有这种情况的话）	先导性试验的局限性，处理潜在偏倚的来源和其他有关可行性的不确定性
可推广性	21	试验结果被推广的可能性（外部真实性、适用性）	讨论中药复方于不同中医证候和疾病的作用

续表

报告项目	条目	标准清单条目	CONSORT-中药复方
解释	22	与结果相对应的解释，权衡试验结果的利弊，并且考虑其他相关证据	以传统中医学理论作解释
其他信息			
试验注册	23	临床试验注册号和注册机构名称	
试验方案	24	如果有的话，在哪里可以获取完整的试验方案	
资助	25	资助和其他支持（如提供药品）的来源，提供资助者所起的作用	

（二）针刺临床随机对照试验报告规范

针刺临床试验干预措施报告标准（Standards for Reporting Interventions in Clinical Trials of Acupuncture，STRICTA）首次发表于 2001 年，目的是提高针刺随机对照试验中干预措施报告的完整性和透明度，以便更清楚地解释和重复这类试验。此后，进行了针对 STRICTA 清单应用情况的若干研究，这些研究结果表明：STRICTA 对提高针刺试验报告质量有一定帮助，但其中一些条目定义不够清晰且应用范围有限。此时，CONSORT 的扩展版已发展到非药物治疗和实用性试验的报告规范，然而针刺试验报告的一些特殊内容不能适用于这些扩展版。

2010 年，由我国学者中国循证医学中心李幼平和吴泰相教授参与修订的针刺临床研究报告规范 2010（Standards for Reporting Interventions in Clinical Trials of Acupuncture，STRICTA 2010）正式发表。这是全球范围内第一个针对中医药针刺干预措施研究的报告规范，旨在更准确地报告以针刺为干预措施的临床试验，提高试验的严谨性和科学性，确保试验的可重复性。

STRICTA 2010 是在 STRICTA 2001 的基础上进行修订的，STRICTA 工作组、CONSORT 工作组和中国 Cochrane 中心共同协作，召集由针灸师、期刊编辑和报告指南制定者等 47 名专家组成的专家小组对清单的修改稿提出反馈意见，后于德国弗莱堡召开工作会议，对清单和反馈意见进行进一步修订和对照检查，逐项讨论清单项目并对更新后的清单草案内容达成一致，同时制定对清单每一条目的解释。

STRICTA 2010 报告清单由 6 项一级条目 17 项二级条目组成，分别就针刺治疗的合理性、针刺细节、治疗方案、辅助干预措施、治疗师的背景以及对照或对照干预进行了详尽的解释（表 8-16）。

表 8-16　STRICTA 2010 条目清单

条目	细节
1. 针刺治疗的合理性	1a）针刺治疗的类型（如中医针刺、日本汉方医学针刺、韩国韩医针刺、西医针刺、五行针刺、耳针等）
	1b）提供针刺治疗的理由、依据的历史背景、文献来源和（或）共识，均需有适当的参考文献
	1c）说明何种治疗发生了改变
2. 针刺细节	2a）每一受试对象每一治疗单元用针的数目（需要时用均数和范围表示）
	2b）使用的穴位名称（单侧/双侧）（如无标准名称则说明位置）
	2c）进针的深度，采用指定的计量单位，或特定的组织层面
	2d）引发的机体反应（如得气或肌肉抽搐反应）
	2e）针刺激方式（如手工行针刺激和电刺激）
	2f）留针时间
	2g）针具类型（直径、长度和生产厂家或材质）

条目	细节
3. 治疗方案	3a）治疗单元数
	3b）治疗单元的频数和持续时间
4. 辅助干预措施	4a）对针刺组施加的其他附加干预的细节（如灸、拔罐、中药、锻炼、生活方式建议）
	4b）治疗场所和相关信息，包括对治疗师的操作指南，以及给患者的信息和解释
5. 治疗师的背景	5）对参与研究的针灸师的描述（资质或从业部门、从事针刺实践时间、其他相关经历）
6. 对照或对照干预	6a）援引资料证明研究相关信息中选择对照或对照措施的合理性
	6b）精确地描述对照或对照措施。如果采用假针刺或其他任何一种类似针刺对照，按照上述条目1~3详细描述

三、中医二次研究的报告规范

针刺系统评价与 Meta 分析报告规范

系统评价和 Meta 分析是公认的最高级别证据，也是临床实践指南中形成推荐意见的主要证据来源。为了提高系统评价和 Meta 分析文章报告的质量，2009 年由国际著名专家组成的 PRISMA 小组发布了 PRISMA 声明。我国学者通过分析现有的针刺系统评价和 Meta 分析质量评价的研究，发现 PRISMA 不能完全适用于规范针刺领域，尤其是针刺干预的特征信息方面。2016 年，兰州大学杨克虎教授团队和 PRISMA 工作组合作，制定了适合于针刺系统评价和 Meta 分析的报告指南（Preferred Reporting Items for Systematic Reviews and Meta-Analyses of Acupuncture，PRISMA-A）。PRISMA-A 清单共 32 项条目，其中包含 5 项新增条目，6 项改编条目以及 21 项 PRISMA 原始条目（表 8-17）。

表 8-17　PRISMA-A 条目清单

条目	内容
标题	
标题	1*明确报告是系统评价、Meta 分析还是两者兼有；如果研究了具体的针刺类型，则应该在题目中说明，如手法针刺或电针
摘要	
结构式摘要	2 提供结构式摘要：包括研究背景、目的、资料来源、纳入排除标准、研究对象和干预措施、研究评价和综合的方法、结果、局限性、结论和主要发现、系统评价的注册号
前言	
理论基础	3*在背景中描述已知的针刺干预对目标疾病或症状的作用原理；若适用，需具体到拟研究的特定类型的针刺干预，并描述不同针刺类型之间的效果是否有差异
研究目的	4 基于研究对象、干预措施、对照措施、结局指标和研究类型（PICOS）5 个方面提出所需解决的清晰明确的研究问题
方法	
方案和注册	5 如果已有研究方案，则说明方案内容并给出可获得该方案的途径（如网址），并且提供现有的注册信息，包括注册号
纳入排除标准	6 详细说明作为纳入排除标准的研究特征（如 PICOS 和随访时间）和报告特征（如发表年份、语言和发表状态），并给出理由
	6a 1●描述目标疾病的西医诊断标准
	2●如果适用，描述目标疾病在传统医学中的诊断标准，例如中医
	6b●描述拟纳入的具体针刺类型，例如手法针刺、电针或火针等
	6c●如果适用，描述拟关注结局指标在传统医学中（如症状缓解得分）或西医中（如疼痛强度量表和 VAS 量表）的评估或分类标准或工具

续表

条目	内容
信息检索来源	7*描述检索的所有信息来源（如数据库、检索时间范围、是否联系研究作者确定是否存在更多相关研究），并报告最后检索的日期。如果适用，报告检索的针刺或传统医学相关的数据库或补充检索方法
文献检索	8*提供至少一个常用数据库（如 MEDLINE）完整检索策略，包括所有限定条件，以保证检索方法的可重复性。当系统评价同时检索了常用综合数据库和传统医学数据库时，则至少提供一个常用综合数据库和一个传统医学数据库的完整检索策略
研究筛选过程	9 说明纳入研究的筛选过程（包括初筛、合格性判断及纳入系统评价等步骤，还可包括纳入 Meta 分析的过程）
数据提取过程	10 描述资料提取方法（如设计提取表格、独立提取、重复提取）以及任何向纳入研究作者获取或确认资料和数据的过程
数据提取条目	11*列出并定义要搜集的所有数据类型（如 PICOS 和资金来源）；如适用，描述参考用于制定数据提取表的工具（如 STRICTA 和 TIDieR），对于干预措施信息的提取，针刺干预和对照（如假针刺）的详细程度应该一致
单个研究偏倚	12 描述用于评价单个研究偏倚风险的方法（包括该方法是用于研究层面或结局层面），以及在资料合并中该信息如何被利用
概括效应指标	13 说明主要的综合结局指标，如相对危险度（risk ratio）、均值差（mean difference）
结果综合	14 描述结果综合的方法，如果进行了 Meta 分析，则说明异质性检验方法（如 I2）
研究偏倚	15 详细评估可能影响数据合并结果的偏倚（如发表偏倚和研究中的选择性报告偏倚）
其他分析	16 描述研究中的其他分析方法，如敏感性分析或亚组分析，Meta 回归分析等，并说明哪些分析是预先计划的
结果	
研究筛选结果	17 报告文献筛选的相应数量，包括每个一步骤排除的文献数量和原因，最终纳入文献的数量，最好提供清晰的流程图
研究特征	18*对于每项研究，报告提的研究特征（如研究样本量、PICOS、随访时间）并提供所纳入研究的引文。参考 TIDieR 模板和 STRICTA 总结针刺干预特征，将每项研究的针刺干预细节总结在表格中
	18a●报告所纳入研究对实施针刺后出现的典型针刺感应（即"得气"）的描述情况
单个研究偏倚	19 报告每个研究中可能存在的偏倚风险评价结果和相关信息，如果条件允许，还需要说明结局层面的评价结果
单个研究结果	20 针对所有结局指标（有效性或安全性），说明每个研究中各个干预组结果的简单合并（a），以及综合效应值及其置信区间（b），最好以森林图的形式报告
结果综合	21 报告每个 Meta 分析的结果，包括置信区间和异质性检验结果
研究间的偏倚	22 报告对研究间可能存在的偏倚评价结果，如发表偏倚
其他分析	23 如果做了其他分析，则报告其他分析的结果，如敏感性分析、亚组分析和 Meta 回归分析等
讨论	
证据总结	24 总结研究的主要发现，包括每个主要结局的证据强度；分析结果与主要利益集团的关系，如医疗保健提供者和政策制定者
局限性	25 探讨研究层面和结局层面的局限性（如偏倚风险），以及系统评价的局限性（如检索策略不全面，存在报告偏倚等）
结论	26 给出对结果的概要性解析，并提出对未来研究的启示意义
资金支持	
资金支持	27 描述系统评价和 Meta 分析制作过程中的资金和其他支持（如提供资料）来源以及资助者在完成系统评价中的作用

改编条目；●新增条目；其余为未改变的 PRISMA 条目。

（李 博 石兆峰 李 江 胡嘉元）

第九章　循证中医药的挑战与前沿

第一节　古籍文献证据评价

循证医学注重群体性研究证据，以高质量临床试验和系统评价为代表。但是中医临床证据不可能只局限在这些方面。中医学是在实践中逐步形成的，历经数千年历史的检验，数量巨大的中医古籍同样具有证据学的意义，只是缺乏应用科学的方法进行归纳、验证和提炼。如果完全忽视中医古籍的循证价值，抛弃数千年的经验积累，仅关注现代的研究证据，那么循证医学理念和方法在中医学中的运用是不完整的。因此，重新审视中医古籍文献，采用循证医学方法指导古籍证据的认识和评价，是中医药循证医学自我完善和独特发展的必经之路。

一、起源

（一）古籍内涵与价值

中医古籍是指 1911 年（包括 1911 年）以前编撰出版的以手工纸为主要文字载体的中医书籍，承载着历代医家宝贵的学术思想与临床经验，是中医药得以传承和发展的坚实基础与重要保障。中医与现代医学分属两种不同的学术体系，中医非常强调传统文献（如经典）在临床证据中的重要性，认为中医经典以及古典文献是重要的中医临床证据，是现代研究证据无法替代的。现代医学则是在不断地对历史上的错误修正中前进的，大多数现代医学知识具有阶段性。

（二）古籍文献证据特点

中医学具有自成体系的理论系统和诊疗程序，其精华是整体观念、辨证论治以及个体化治疗的实践模式。中医古籍内容多是经过历代医家在临床实践中反复验证确有疗效的，具有非常重要的实用价值。深入研究中医古籍中所蕴含的学术思想与内容是有效传承和持续发展中医药学的基础和重要途径。因此，提高临床疗效，培养高质量的人才需要"读经典、做临床、拜名师"。

循证医学强调重视获得并运用科学证据，同时也不排斥临床经验。中医古籍文献涵盖丰富的个性化和传承论证临床证据，这些大量的、自成体系的经验性证据是在整体观、辨证论治的个性化治疗思想的指导下，在巨大的观察样本、长期反复验证的基础上建立的。中医传授方式的特点，也保证了中医证据的科学性。传统中医的师带徒形式保证了中医学术思想及临床经验继承的连贯性，后学的医疗技能往往与老师一脉相承，一个学派的学术思想和临床经验的形成往往是长期反复验证的结果，排除其学派主观性成分，被继承下来的学术思想和临床经验是疗效相对较好的。其证据均是以专家经验为主体的，由于师承传授，具有学术思想一脉相承的特点。

西医和中医两种医疗体系和实践模式之间存在巨大差异，两者难以用同一尺度进行衡量，且中医药所特有的人文因素在现代研究方法中亦未得到体现。故此建立符合研究中医理论与特色的证据分级体系，如何使中医古籍知识得到更科学化、条理化、证据化的运用，已成为循证中医临床实践指南制定方法学研究的热点和难点。

（三）古籍文献证据评价肇始

2007 年，有学者基于牛津大学循证医学中心证据分级标准，提出了一份针对传统医学证据级别分级建议的参考依据及推荐体系（采用 GRADE 工作组 2004 年发表的专家共识）。该体系将古籍文献证据归于"古今医家经验"范畴中且隶属于证据分级中的Ⅳ、Ⅴ级（疗效的不确定性），无法作为推荐的依据。

2008 年，有研究者提出，针灸临床实践指南中文献的分类大体分为古代文献、专家经验及现代文献，建议将纳入的古代文献根据记载的完备程度、源流性、可靠性等综合评估。2010 年，有学者提出将古籍按照引用率进行排序分级，以便将古籍文献纳入现代研究之中，从而进行统一的权衡评价。证据分级体系主动融入古籍因素，初步形成了具有中医文献特色的临床证据分级及评分体系。该体系同样将古籍文献的价值定位于辅助证明或提升现代研究证据级别，研究中涉及不同古籍的初步量化分级。

二、进展

随着古籍文献证据分级标准的逐渐发展，有的团队提出应将古籍文献进行分类研究，并构建了古籍文献证据分级标准，以最大程度上切合临床实践指南的可实施性。

中医诊疗证据按时间以及文献内容分别进行分类，分为 3 类：第一类是汉代以前的文献，属经典类，如《黄帝内经》《神农本草经》《难经》《伤寒杂病论》等；第二类是魏晋至清代时期的文献，属子、集类，它们在继承经典基础上有所发扬与创新，同时有大量记载临床经验的文献；第三类是民国以后，包括医案、医话、培训教材等，这些文献记录的临床经验更翔实，并且与现代临床更接近。

有研究者采用专家咨询的方法构建中医临床证据分级与评分体系，研究发现"目前仍在使用的四大经典医籍""目前仍在使用的国家标准及行业制定的标准""多个随机对照试验的系统评价""经过系统整理的名老中医经验（以国家中医药管理局确认的名老中医为准）"四个条目是中医临床的最高证据，而"无对照的病例观察""医案医话"两个条目是中医临床的最低证据（表 9-1）。

表 9-1　中医临床证据分级与评分标准

证据级别		证据	评分
Ⅰ类	Ⅰa	目前仍在使用的四大经典医籍	每项 10 分
		目前仍在使用的国家标准及行业制定的标准	每项 9 分
	Ⅰb	多个随机对照试验的系统评价	每项 9 分
		经过系统整理的名老中医经验（以国家中医药管理局确认的名老中医为准）	每项 9 分
Ⅱ类	Ⅱa	单个正确设计的随机对照试验的结果	每项 7 分
		目前仍在使用的国家统编教材	每项 6 分
	Ⅱb	设计良好的半随机对照试验	每项 6 分
Ⅲ类		目前仍在使用的其他古代经典医籍	每项 5 分
		无对照的病例观察	每项 2 分
Ⅳ类		医案医话	每项 2 分

"古代文献有记载，历代医家有传承，近代医家在应用"，以此为基础对古典文献的证据力度评价方法进行探索。依据古代文献源流出处和应用，提出了中医古代文献的证据分级标准（表 9-2）。

表 9-2　中医古代文献的证据分级

分级	分级依据
一级	经典著作；官修、政府颁发医籍；针对特定干预措施常出现在不同医籍（不少于 5 本医籍）
二级	历代医家著述，方法多次出现，可传承；地方政府编撰的医籍；针对特定干预措施常出现在不同医籍（出现在 2～4 本医籍）
三级	名家经验；专科著作中的相关内容
四级	符合规范的医案医话、个案报道、专家经验

有学者将古籍文献中的证据视为古籍载录证据。以针灸古代医籍为研究对象，古籍载录证据涵盖清代以前所有针灸治疗类文献，从内容形式上说主要包括以疾病为纲的针灸处方文献和针灸医案。主要考虑医籍质量、医家资质、记载形式（医案、论述）、证据应用强度、内容完备程度等因素（表 9-3）。其中珍籍指大型丛书《针灸古典聚珍》中收录的 67 种针灸医籍。古代针灸经典著作指《素问》《灵枢》《难经》《针灸甲乙经》。初步确定的古代针灸名医有 33 位，包括：黄帝、扁鹊、华佗、涪翁、郭玉、曹翕、吕广、皇甫谧、王叔和、徐秋夫、徐文伯、葛洪、甄权、杨上善、孙思邈、王焘、王惟一、王执中、何若愚、阎明广、窦汉卿、王国瑞、滑寿、徐凤、凌云、高武、汪机、马莳、杨继洲、李时珍、吴昆、张景岳、李学川。"记载为历代沿用"指该治疗方案在历代专著中重复应用。

表 9-3　古籍载录证据质量评价表

序号	评价项目	评价指标	评分标准
1	来源可靠性	医籍为珍籍	1 分
2	来源可靠性	医籍为经典著作	2 分
3	应用强度	记载为历代沿用	2 分
4	专家资质	医家为针灸名医	1 分
5	内容性质	记载为医案	2 分
6	内容性质	记载为论述	1 分
7	记载内容完备	对病因、病机、治疗方案、疗效记录完备	1 分

有学者在对当前中医诊疗指南证据评价方法进行梳理分析的基础上，结合中医学理论及临床特色，提出将中医诊疗证据分为理论证据和研究证据两类，分别进行证据分级。古籍文献属于理论证据（表 9-4）。

表 9-4　理论证据分类、分级与评价

证据级别	诊断措施	干预措施
Ⅰa	《黄帝内经》《伤寒杂病论》《难经》等东汉及汉之前的著述支持	《黄帝内经》《伤寒杂病论》《难经》等东汉及汉之前的著述支持
Ⅰb	晋到清代医家相关的论述，具有较好的传承	晋到清代医家相关的论述，具有较好的传承
Ⅱ	晋到清代医家相关的论述，传承存在不一致	晋到清代医家相关的论述，传承存在不一致
Ⅲa	近现代（民国—当代）名中医的著述中明确阐述	近现代（民国—当代）名中医的著述中明确阐述
Ⅲb	近现代（民国—当代）名中医医案能体现	近现代（民国—当代）名中医医案能体现
Ⅳa	教材、行业规范性文件	教材、行业规范性文件，专著
Ⅳb	专著	一定数量单个病例报道

　　有学者把证据类型进行划分，分为诊断类证据与防治类证据两大类，又将防治类证据分为知识类证据（主要来源于经典著作、代表性古籍）和案例类证据（主要来源于医案、医话类古籍）。通过运用循证实践的原则与思想及具体量化方法对防治证据所来源的古籍和证据本身内容进行评价（表9-5）。

表 9-5　中医古籍防治证据评价分级量表

分类		条目	分值	权重
一、证据所来源古籍的评价指标		1. 被引量	根据检索的条数所在范围赋予分值	3.5
			>5 000：5 分；>160～≤5 000：3 分；>30～≤160：1 分	
		2. 版本量	根据查到的版本数所在范围赋予分值	3
			>20：5 分；>10～≤20：3 分；>2～≤10：1 分	
		3. 古籍知名度	①官修文献即经典类著作：计5分	3.5
			②某学派或学科的代表著作：计4分	
			③中医学教材中介绍的著作（上述除外）：计3分	
			④某一学派或学科的其他著作（上述除外）：计2分	
			⑤一般中医学著作：计1分	
二、证据内容的评价指标	（一）知识类证据	1. 对疾病防治相关内容叙述是否全面？	全面计5分；基本全面计3分；不全面计1分	2.5
		2. 其他知识类古籍对该证据的研究情况？	根据检索的条数所在范围赋予分值	2.5
			>1 300：5 分；>500～≤1 300：3 分；>10～≤500：1 分	
		3. 案例类古籍对该证据的应用情况？	根据检索的条数所在范围赋予分值	2.5
			>250：5 分；>50～≤250：3 分；>2～≤50：1 分	
		4. 现代文献对该证据的研究情况？	根据检索的条数所在范围赋予分值	2.5
			>30 000：5 分；>6 000～≤30 000：3 分；>750～≤6 000：1 分	
	（二）案例类证据	1. 诊疗信息是否全面？	全面计5分；基本全面计3分；不全面计1分	2
		2. 是否对疗效进行报告？	5分：有效；3分：病情几乎无变化；0分：无效、病情加重或未报告	2
		3. 是否对疾病的诊次进行报告？	是：计5分；否：计0分	2
		4. 是否有按语或说明诊疗依据思路？	5分：详细地叙述；3分：粗略地叙述；0分：对治疗或研究无借鉴或指导价值或未有按语的说明	2
		5. 现代文献对其研究情况？	根据检索的条数所在范围赋予分值	2
			>30 000：5 分；>6 000：3 分；>750：1 分	

三、未来展望

　　当前各古籍文献分级与推荐体系在不同领域、不同程度上得到了临床应用。2008 年，有团队将提出的针灸指南制定方法陆续应用于指导 35 项针灸循证指南的研制过程中。2011 年，各类针灸研究证据质量评分标准和分级标准用于制定《循证针灸临床实践指南：面瘫》的过程中。2012 年，中医文献分级标准及推荐级别在中医儿科临床实践指南的制/修订中得到了较为广泛的应用。有学者依据古籍文献源流出处和应用提出的中医古代文献的证据分级标准在中华中医药学会最新制/修订的中医临床诊疗指南和治未病标准中也已得到应用。2014 年，高血压病病证结合中医诊疗指南的研制运用了证据的分级与推荐标准。2019 年，古籍与古籍证据分别进行评分与分级的方法在中医头痛临床实践指南中得到应用。

纵观中医古籍文献证据分级体系的发展历程，影响古籍文献评价的因素纷繁复杂，不同类别的古籍文献在指南中的作用和价值不同，如何根据中医古籍的特点进行评价及应用依然是循证方法学家面临的挑战。

目前针对中医古籍证据的评价与分级尚未形成完善的体系。部分研究团队将古籍文献嵌套于现代研究证据的评价体系和推荐体系之中。有学者建议将此类证据称为"前体证据"，通过一定的转化流程，可形成循证医学领域下的证据，如果某一项的古籍文献或医家经验具有临床研究的支持，则可以应用现代研究证据的评价方法；如尚未有相应的临床研究支持，"前体证据"则是现代研究证据的一个重要补充，对临床起着启示作用。

目前中医古籍评价体系中对针灸干预相关古籍的评价研究较少，考虑到针灸古籍与中医古籍存在的差异，目前已形成的评价体系并不适合针灸古籍的评价。在临床上是难以应用一套标准来衡量不同专业或疾病主题的古籍和医家的，古籍文献在循证实践指南中运用时，应考虑到不同性质、不同类别的古籍文献在作为指南支撑证据时有着不同的作用，需要对其进行分类评价。

临床实践指南有利于推动中医古籍证据的传播与应用，卫生经济学分析是指南制定中考虑的因素之一，后期开展中医古籍证据的经济学评价研究很有必要。随着中医学走向世界舞台，如何使古籍文献得到更加科学化、合理化、证据化地运用具有十分重要的现实意义。

第二节　中医临床研究核心指标集

一、起源

在中医临床研究中，结局指标的选择缺乏规范性及合理性，如同类临床研究中结局指标选择差异大、远期终点指标应用少、患者报告结局指标缺乏、中医特色指标关注不足、临床安全性指标报告不充分、结局指标测量工具的质量参差不齐等。这会导致同类临床研究由于结局指标的异质性无法在系统评价中进行合并，无法为临床实践提供更高级别的证据，甚至夸大或缩小干预措施的临床疗效，造成选择性报告偏倚。这些情况不仅会在一定程度上造成临床研究的价值降低，也可能因患者承担了参与临床研究的风险导致伦理问题的出现，实际上对证据体的贡献很小。

核心指标集是指特定疾病领域所有临床研究中应当报告的最小的指标集合。在 19 世纪 70 年代末，WHO 率先提出在肿瘤临床试验中采用标准化的结局指标，并制定了指导手册。1992 年起，风湿病临床研究结局评估（Outcome Measures for Rheumatology Clinical Trials，OMERACT）工作组致力于风湿病临床研究核心指标集的测量，并取得了突出进展。2010 年，临床研究领域的方法学专家发起了有效性试验核心结局指标测量（core outcome measures in effectiveness trials，COMET）行动，致力于核心指标集的构建、推广与应用。2013 年，中医药领域学者首次将核心指标集引入国内，并分析构建中医临床研究核心指标集的必要性和可行性。此后，越来越多的中医研究者开始关注核心指标集的构建。

二、进展

（一）中医临床研究核心指标集注册情况

自 2013 年以来，国内研究者陆续在 COMET 数据库注册中医药领域核心指标集研究。2020 年，中国中医药循证医学中心中医药循证研究注册平台上线了中医临床研究核心指标集项目注册平台。截至 2022 年 6 月，共有 72 项中医药领域核心指标集在国内外核心指标集研究平台注册，几乎都由国内学者发起。

在注册的核心指标集研究中，疾病类型排前三位的分别是心脏与循环疾病（15 项）、神经疾病（12 项）、癌症（7 项），与全球完成的核心指标集研究所涉及的主要疾病类型相似（排名前三的疾病类型是癌症、风湿病、神经疾病）。中医药领域核心指标集研究的疾病类型分布见图 9-1。

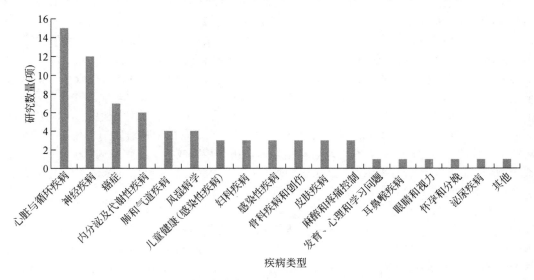

图 9-1 中医药领域核心指标集研究疾病类型分布

（二）中医临床研究核心指标集文献研究进展

1. 文献研究概况

自 2013 年以来，核心指标集相关论文的数量不断增多，截至 2022 年 7 月，已有近百篇核心指标集相关论文发表，但是论文主题主要集中于构建中医药领域核心指标集的必要性、研究方法及思路等，正式发表的研究方案及研究结果报告很少。这种情况与核心指标集研究从设计、实施到完成的周期较长有关。

2. 疾病研究进展

目前中医药领域核心指标集研究尚处于起步阶段。研究的疾病领域主要集中于循环系统疾病、神经系统疾病和癌症等，且涉及的疾病类型不多，疾病范围远远不能涵盖中医的优势病种。此外，在疾病的选择上，不同研究者限定的核心指标集的疾病范围有一定差异，既有包含于多个具体疾病中的慢性腰痛，也有仅限定应用于一个疾病的，如心肌梗死。疾病范围较大可能会导致难以达成共识，或达成共识的结局指标数量较少，一些特定疾病的核心指标无法纳入，从而出现研究重复的情况。如慢性腰痛中医临床研究核心指标集中，慢性腰痛的范围较广，既包括腰椎间盘突出引起的腰痛，也有腰肌劳损引起的腰痛。而在 COMET 数据库中注册的研究中，已有涉及腰椎间盘突出症的核心指标集研究。这种情况在一定程度上会造成研究的重复和浪费，也可能会让使用者感到困惑。

3. 中医临床研究核心指标集中存在的问题与解决方法

（1）中医特色体现不明显 现今中医药领域的学者普遍认为应构建中医特色核心指标集，但在目前已有的核心指标集研究中，中医特色体现不明显。这些研究在干预措施方面虽然涉及中医药疗法，在纳入的结局指标方面，也不乏一些理化指标，但这些理化指标是否能突出中医特色，是否与中医证候表现相关，尚缺乏证据。

（2）中医证候指标报告不规范 虽然有些研究推荐了中医证候（如中医证候评价、中医证候积分）指标，然而中医证候是望闻问切四诊合参后得到的症状/体征的组合，每种证候应该报告哪些核心的症状/体征尚缺少证据。并且目前不同的文献及行业标准所推荐的一些疾病的常见证型、证型的临床表现都有一些区别，这也会造成中医证候指标报告的异质性。

基于这些问题，有学者提出中医核心证候指标集的概念及构建方法，将其作为普适性核心指标集的补充，已在相关研究中应用。中医核心证候指标集指特定疾病最常见的证候类型及在同类中医临床研究中，每种证候应当报告的核心症状/体征。中医核心证候指标集不仅能体现中医特色，也能为中医药诊疗信息的规范化提供基础，值得中医药领域核心指标集研究者的关注。

（3）安全性评价指标关注不足 在中医核心指标集研究中，研究者往往关注疗效评价指标，对安全性评价指标的关注不足。由于部分中成药上市前缺少Ⅰ～Ⅲ期临床安全性研究数据，药品说明书中安全性信息缺项情况普遍，无法有效指导临床安全用药。同时在临床实践中，国内大部分研究者首选中西医结合治疗，这种情况下出现的不良反应难以判断是由中药造成的，还是联合用药产生了新的化学反应，或是因中药组分与联合应用的西药组分相同或类似导致超剂量使用或效应叠加，给临床研究的安全性评价带来困难。因此，国内有学者将中西药联用临床安全性评价引入核心指标集，并在相关疾病中应用。

（4）方法学研究不充分

1）缺乏适合中医药领域的核心指标集报告标准：在核心指标集的研究方法方面，国内已将 COMET 工作组制定的核心指标集报告规范（Core Outcome Set-Standards for Reporting，COS-STAR）、核心指标集研究标准（Core Outcome Set-Standards for Development，COS-STAD）、核心指标集研究方案的标准报告条目 COS-STAP 声明（Core Outcome Set-Standardised Protocol Items：the COS-STAP Statement）等引进国内，这将有助于提高中医药领域核心指标集的研究及报告质量。

2）核心指标集研究方法缺少规范和证据支持：目前，核心指标集的研究方法尚缺少规范和证据支持，特别是在选择结局指标框架和确定核心指标的共识过程中，一些不确定因素可能会导致核心指标集结果的不同。

结局指标框架目前常用的有 9 种，对结局指标的维度分类各有不同。如 WHO 对健康的定义包含身体、心理、社会 3 个维度；5Ds 包括死亡（death）、不适（discomfort）、残疾（disability）、药物毒性（drug toxicity）、成本（dollar cost）等 5 个维度；国际功能、残疾和健康分类包括身体功能、身体结构、活动和参与、环境因素等 4 个维度；患者报告结局测量信息系统保留了 WHO 健康框架，将自我报告的健康状况分为身体健康、心理健康和社会健康；Porter 结局层次共 3 层层次结构，每层级包含两个级别结局维度；健康相关生活质量概念模型包含生物和生理因素、症状、功能、总体健康认知和整体生活质量等 5 个维度；风湿学中的结局测量 Filter 2.0 核心集框架包括死亡、生活影响、病理生理表现等 3 个核心指标域；Cochrane 结局框架中不同研究者的分类不同，有 11～15 个不同的结局指标类别；Williamson/Clarke 结局框架共 38 个结局类别。这些结局框架多属于核心结局指标域范畴，缺少结构化的分级和标准化的分类。另外，仅 Williamson/Clarke 结局框架、5Ds、

Porter's 结局层次、Cochrane 结局框架这 4 个结局框架提及了安全性相关的结局指标（不良事件/药物毒性）。目前尚无在核心指标集研究者中达成共识的结局指标框架，但是选择不同结局指标框架则会导致不同研究指标域的差异，特别是在结局指标数量比较多，研究者先确定核心指标域的情况下。

共识过程中，尤其是在德尔菲调查阶段，专家小组数量、参与者人数、问卷调查说明、德尔菲调查的轮次、调查问卷的结构、问卷中条目的顺序、开放性问题、评分系统、反馈方法、保留或删除条目、失访或失访偏倚、共识的定义及程度等选择的不同均可能影响研究结果。虽然目前尚无得到广泛认可的方法，但《COMET 手册》中对核心指标集研究中，对这些影响因素存在的问题、目前研究现状进行了详细描述，并推荐了相关意见，可供研究者参考。

三、未来展望

研发符合中医药本体特点的临床疗效评价创新方法与技术是中医药发展面临的重大工程技术难题。中医药领域核心指标集的开展，是规范临床研究中结局指标选择的途径，为科学表达中医临床疗效提供基础。随着中医药领域核心指标集研究数量的增多，制定高质量且能被广泛应用的中医药核心指标集是研究者亟待解决的问题。

（一）完善中医药领域核心指标集研究的方法学

随着中医药领域核心指标集及核心证候指标集数量的增多，根据其研究方案、研究报告及研究方法中存在的问题，应进一步拓展 COS-STAR、COS-STAD 及 COS-STAP 标准，使之能适应中医药领域核心指标集及核心证候指标集研究。

目前已完成的中医药领域核心指标集被临床研究/系统评价引用的并不多，出现这种情况的原因可能与这些研究公布/发表的时间较晚、核心指标集的推广不足、结局指标的选择缺乏证据与价值评价有关。对于纳入核心指标集的结局指标，是否与疾病的状态匹配、是否能反映干预措施的特点、是否能体现辨证论治的特征、是否能体现中医的人文价值、是否能反映患者的整体情况、替代指标是否与终点事件相关等问题尚不明确。在未来的研究中，研究者需关注如何遴选结局指标，尤其对于普适性指标而言，结局指标的重要性判断主要是基于不同利益相关群体的经验，如病死率往往会被认为是许多疾病的关键指标，但是在很多情况下，临床研究中出现死亡的情形很少。因此可以通过开发结局指标遴选框架来提高核心指标的遴选价值。

从当前国际上核心指标集研究来看，随着研究数量的增多，势必会出现一些类似的研究在适用范围及研究结果上相互交叉重叠。为减少不必要的重复和浪费，可以将母方案设计方法引入到中医药领域核心指标集的构建中。如伞式研究设计可以用来构建普适性的核心指标集，再根据疾病的干预措施构建不同干预措施特色的核心指标集，也可以构建"病证结合"模式下中医核心证候指标集；篮式研究模式可以用于同一干预措施下疾病分类或亚型较多，或疾病在不同人群中差异较大的情况，或者对证候类中药而言，进行以证统病模式下的研究时，可通过构建疾病特异性的核心指标及证候指标，再进一步通过 Meta 分析或共识方法，确定普适性的核心指标集及核心证候指标集。

（二）关注安全性评价指标

除了疗效指标外，安全性指标也是不可忽视的环节。近些年，国内外的研究者开始在核心指标集的构建中关注安全性指标，中医领域的研究者也提出了安全性评价核心指标集的构建方法，并应用于心血管病中，值得更多中医研究者的关注。特别是对于以中西药联用为主的临床研究及临床实践来讲，梳理特定疾病常用中、西药的不良反应，构建相关疾病临床安全性评价核心指标集，将为中医药的临床安全性评价提供更充足的证据。

（三）拓展核心指标集的应用场景

中医药领域核心指标集的适用范围主要是临床研究，注册的研究中大部分适用于临床研究和临床实践。核心指标集构建的初衷是希望通过提高同一临床研究中结局指标报告的一致性，使更多临床研究能纳入系统评价，从而为临床实践提供更高级别证据。因此，对于证据转化研究而言，无论是系统评价还是指南制定都建议使用核心指标集。

目前完成的中医药领域核心指标集的应用情况并不乐观。已公布的中医药领域核心指标集被临床研究、系统评价引用的较少，目前尚无研究被临床实践指南采纳。在指南制定过程中进行临床问题构建时，结局指标的选择主要是基于专家、实施者及其他群体的意见，虽然也会对结局指标重要性进行分类，但整体而言缺乏规范的结局指标选择流程及方法。因此，在未来的研究中，可探索在指南制定中应用核心指标集的方法。

（四）加强不同利益相关群体的合作

随着中医药领域完成的核心指标集数量增多，研究者应关注如何推广核心指标集，使之能更广泛地应用。促进核心指标集推广应用的一个关键途径是加强不同利益相关群体的合作，特别是企业、政策制定者、临床试验注册平台和期刊编辑。

企业作为主要的利益相关方，选择性报告对自己有利的疗效评价指标，忽略安全性指标的可能性最大。研究者需向其强调，报告核心指标集中的结局指标并不意味着不能报告其他指标。使用核心指标集的指标，有利于证据的积累，对于说清楚、讲明白中医药的疗效有极大帮助。对政策制定者而言，如能在中药新药评审中要求开展的临床研究使用核心指标集，则有助于从同类药物中筛选出优势品种，促进决策。临床试验注册平台可要求临床研究者在进行研究注册时参考相关的核心指标集报告结局指标。期刊也可要求研究者在提交临床研究方案及结果报告的论文中使用核心指标集，若研究者使用了核心指标集，有助于发现潜在的选择性报告偏倚；若无法报告或完全报告相关的结局指标，可要求研究者说明理由，有助于后续核心指标集的更新和完善。

第三节　中医叙事医学

一、起源

叙事医学是在临床、研究、教育中运用人类的叙事来医治的医学方法，是由具有叙事能力的医者实践的医学。叙事医学从文学理论、叙事学、审美理论、欧陆哲学和文化研究中集成知识养料，是在美国医学人文运动发展后期伴随着医学界在"技术至上"的医疗环境中对"人性化模式"与时俱进的追寻下产生的一种全新医学实践方式。

（一）叙事医学的形成

自 3500 余年前埃及纸草书记载医典以来，人类医学历经神灵主义医学模式、公元前几百年的自然哲学医学模式、公元 16～17 世纪盛行的机械论医学模式、18～19 世纪兴起的生物医学模式，以及 20 世纪 70 年代提出的生物-心理-社会医学模式几大阶段，从科学角度看来医学历史的发展稳中有进。16 世纪以来采用物理学、化学、生物学乃至系统生物学的理论解释"人的健康与疾病"

促成了医学理论与实践的巨大进步，然而从医学人文的角度审视整个医学模式的演变，对"患病的人"除生物属性之外的社会与心理属性的整体关注却经历了历史倒退后的迂回发展。

神灵主义医学模式如巫术和祝由术尤为重视采用精神疗法和心理暗示诊疗疾病。作为东方自然哲学医学模式典型代表的中医，其整体观念强调五脏一体观、形神一体观，以及人与自然、社会环境的统一性。将生命活动比作机械运动的机械唯物主义自然观认为"疾病"是人体"某个零件出了故障"，因此只需"头痛医头，脚痛医脚"。还原论指导下的生物医学模式专注于对精准病因和病变部位的"单病单因"因果性规律探寻以及通过"观察—假设—求证—结论"的理性逻辑分析健康与疾病。统治16～19世纪的机械论与生物医学模式忽视了人的社会属性和心理属性，强行拆离了病的人与人的病，数据与技术取代了面对面的安慰与照料，这一情形随医疗技术进步而愈演愈烈。第二次世界大战前后整个自然科学领域兴起了一股回归社会人文的思潮，在此背景下，20世纪中期，医学人文运动方兴未艾，医学界开始反思医疗实践的本质，积极探索关注患者疾患苦痛的方法，为叙事医学的出现埋下伏笔。

2000年，美国哥伦比亚大学内科学教授、内科医生、文学博士丽塔·卡伦受早年参加"文学与临床想象力"工作坊经历的启发，在《文学与医学：源起与归处》一文中首次提出"医学实践中的叙事能力"这一概念。2001年，她在《Ann Intern Med》发表文章《叙事医学：形式、功能和伦理》，正式使用"叙事医学"来定义"具有叙事能力的医者实践的医学"，并将叙事能力定义为"感知、解释他人困境并被其感动而自觉采取行动的能力"。相较于形而上的医学人文理论，叙事医学可具化为实践，用于帮助医者将从医学人文教育中汲取的内在素养和职业精神外化成临床实践中的具体行为。

（二）叙事医学理论概述

1. 叙事的原理

叙事的原理即"文本间性"，即大量精读或创作小说、诗歌、剧本、医者自传、行医札记或其他文本，以及深度欣赏或亲自创作音乐、视觉艺术，表演艺术等，解析其表达思想，文艺作品中的情节就会烙印在思想中并在医者行为中得以表达与再现。Science杂志刊出的一项试验证实相较于阅读非虚构材料，阅读文学作品可提升解读他人观点的能力、增强社会感知力和情商。因此，这一原理被用来培养叙事能力和开展叙事实践。

2. 叙事医学三要素与两个工具

关注、再现和归属是叙事医学的三要素。叙事医学实践应当允许患者"自由地倾诉"，医者应做到"专业地倾听"。关注表现为整个医患交际过程中富有同理心的倾听、及时敏锐地捕捉有效信息，这通常对诊断有重要意义。再现既可表现为在诊疗过程中医生用富有逻辑的专业性语言再现从关注中获得的信息，向患者求证进而做出准确诊断；也可表现为医生用反思性的文字撰写平行病历，再现临床经历，赋予其所闻所感以形式和意义。关注与再现的叙事实践在医患之间、医者与自己、同事之间以及医生与社会之间引入了一种归属关系，因而归属是叙事的结果。

细读与反思性写作是叙事医学用来培养叙事能力的两个工具。细读训练的目的在于培养医者快速识别文本框架、形式、时间、情节和意图的能力，使其能够熟练而敏锐地从复杂文本中获取有效信息，以便在医疗实践中自然而然地运用这种能力。细读促成内化，而写作是思想的外化。反思性写作，如用非技术的语言书写平行病历，可通过自由切换进入事件的个体角色，深刻体察他人的体会与处境，从而建立主体间关系，进而反思临床实践。

（三）中医叙事医学概述

在中国，叙事医学的概念首先在2006年出版的《健康大视野》刊登的一篇译作中出现。2011

年，我国学者原创的介绍叙事医学的文章发表，标志着叙事医学研究的开端。2014 年，王永炎院士在中国中医科学院中医临床基础医学研究所的求知读书交流会上提出将中医人文观念与叙事医学理念结合、坚持循证医学同时学习叙事医学，在新医改背景下促进医学与人文协同发展，为中医叙事医学研究揭开了序幕。

中医叙事医学是中国特色的叙事医学研究典型，指有叙事能力的医务人员在中医临床、研究、教育中运用人类的叙事来医治的医学方法。中医学是发祥于中国古代的研究人体生命、健康、疾病的科学，是用朴素的自然主义唯物论与辩证法认识与解释健康与疾病的一系列自然科学与人文社会科学的知识体系总和。

中医与叙事医学有着天然的亲近感。首先，在认识论层面，尽管现代中医研究充分利用了先进的科学技术与方法，但始终坚守中医传统理论的根本底色。中医以整体观念为主导思想，一方面将人看作是生理与心理的有机整体，用"五脏一体""形神一体"认识生理，用"有诸内，必形诸外""无神则形不可活，无形则神无以生"解释病理，用"视其外应，以知其内脏""病在上者下取之，病在下者高取之""形以治神，调神以治形"进行诊治，避免了只顾局部不看整体与只能治病不能治心。另一方面，中医对人的社会属性有深刻认识，注重考察患者所处的社会环境变化对生理、病理与疾病防治的影响。其次，在方法学层面，叙事医学以细读与反思性写作作为主要实践工具。中国传统教育包括中医教育也始终把细读与背诵文学作品、撰写读后感作为基础课程，这与现在的叙事医学细读训练极其相似。中医医案及按语是历代医家对系列病历的理法方药与临诊心得记录，常夹叙夹议，是临床常规病历与平行病历的结合体。但应注意医案按语更偏重诊疗经验总结，行医行为的反思，而非平行病历所关注的患者主观感受和其心理状态与病因解读、诊疗方案接受程度、病情转归的关系分析。

二、进展

中医叙事医学是叙事医学在中医学领域的延伸，其实践主体包括中医、中西医结合医务工作者和患者，以中国原创"象思维"为基础，强调整体观念的指导思想，坚持以患者为中心的同时弘扬传统医德。目前，中医叙事医学研究蓬勃发展，叙事医学理念被应用于中医研究的诸多领域，形成了若干固定的研究方向，下面从期刊教材、理论研究、实践与应用、规范化研究四个方面总结中医叙事医学研究进展。

（一）期刊教材

2015 年，北京中医药大学主办的中医药学术期刊《现代中医临床》杂志开创了《叙事医学》专栏。2018 年 7 月，叙事医学领域的第一本专业学术期刊《叙事医学》创刊。2019 年，《医学与哲学》杂志开设了《叙事医学》专栏。同年，北京中医药大学东方医院联合中国中医科学院临床基础医学研究所等单位为中医临床专业硕士编写了教材《叙事医学与中医临床》。2020 年，《中医杂志》连载《叙事医学与中医》专栏，11 篇文章从理论、方法与实践三个层面展示了中医叙事研究的图景。2021 年，北京大学医学出版社发行了首部中医叙事医学专著《情绪管理与健康》。此外，多部中医药教材如人民卫生出版社于 2018 年出版的《循证中医药》、2022 年出版的《循证中医护理》均编排了中医叙事医学研究的章节。

叙事医学专栏的开创和《叙事医学》杂志的创刊极大地促进了中医叙事医学研究的发表，在中国知网以"中医""叙事医学"为检索词进行主题检索，结果显示自 2015 年起每年均有文献发表且数量呈逐年上升趋势。

（二）理论研究

西方叙事医学的理论基础是现象学和叙事诠释学。现象学重视以一个整体进入到疾病与治疗之世界的患者的生活体验。叙事诠释学强调用故事来反映与解释经历，并在持续双向交流中重塑经历。通常可在现象学、叙事诠释学、社会建构论等理论指导下采用医患沟通会话分析等社会科学研究方法开展对叙事医学理论基础的学理探究。例如，有学者采用参与式观察法调查某医院骨科门诊医患沟通过程，以叙事医学"关注""再现""归属"的理论框架对医患沟通文本进行分析，剖析矛盾产生的原因和医患沟通存在的问题；另有学者采用定性研究方法诠释肿瘤患者疾病叙事中的文化、社会关系与哲学要素，从中获得启示提出构建诊断-治疗-沟通三位一体的新型诊疗思维。以上两例均是深入理论研究面向改善实践的课题范式，但此类研究数量极少。

目前，中医叙事医学的理论研究主体为理论描述与关联分析性质，这种现状符合中医叙事医学研究处于初级阶段的基本情形。研究内容集中在将叙事医学的核心概念和理论与中医学核心概念和理论进行联系与类比，例如分析两者共通的医学人文关怀要素、疾病观与生死观；类比平行病历与中医医案医话、故事思维与象思维、叙事医学与针灸治神、叙事医学认知哲学与医者意也、叙事医学实践与辨证论治、细读方法与医案叙事分析方法；还有一部分文献描绘了叙事医学对循证中医药学科、培养医患沟通能力、构建新型医患关系、中医临床教育以及中医临床实践可能产生的应用前景。

（三）实践与应用

在叙事医学的实践与应用方面，基础性研究通过横断面调查了解医学生或医务人员的人文关怀能力、对叙事医学的认知现状，以及分析中西医医学生在叙事医学上的不同视野等；进一步的研究包括以医护工作者为受众的临床实践研究、以医学生为受众的教学实践研究，以及应用叙事医学进行中医研究方法学创新的相关研究。

1. 临床实践

目前大部分研究从提倡和建议的角度探讨实践叙事医学对中医心身疾病、抑郁症、糖尿病、妇产疾病、不孕症、消化系统疾病、男科疾病、中医慢性疾病等临床诊疗工作的有益作用；少部分研究在特定群体的患者中应用了叙事医学人文关怀或构建了中医平行病历并报告了实践体会。

由于叙事医学的实施是由上到下，即先开展教育培训、进行考核，再由具有叙事能力的医务人员开展实践，继而评价教育的效果（即叙事能力的改变）和实践的效果（即对决策质量、医患关系、临床效果等的作用）。完整而成体系的临床实践研究若想要观察到效果需要较长的时间周期，中医叙事医学研究发展历程较短，故这类研究尚待开展与发表。有两个课题组按照这一经典思路较早开展了部分研究内容，虽各有局限和不足，但其经验教训为后续研究提供了有益参考。中国中医科学院中医临床基础医学研究所构建了"读故事—听故事—讲故事—写故事"的中医叙事医学实践模式，对某医院三个中西医结合科室的 23 名医务人员根据预先制定的课程表进行了为期 10 周共计 20 课时的培训，包括理论学习、对话练习、阅读分享和平行病历分享四个板块，以定性结合定量的方式评价了该实践对医患关系、共情能力、职业倦怠的影响。上海中医药大学附属曙光医院注重顶层设计，制定了领导班子统筹、职能科室协调、临床科室实践的模式，并将其实践纳入各类考核机制的中医叙事医学实施方案，开展了精细阅读、"60 秒听患者说"训练、构建中医平行病历、同伴教育等活动，之后使用问卷评价参与实践医者叙事能力的改变。

2. 教学实践

教学是实践叙事医学的另一个重要阵地。丽塔·卡伦所在的哥伦比亚大学于 2009 年创立了叙事医学专业的理学硕士项目，国外高等院校经过多年的教学积累已形成较为成熟的"细读—反思—

回应"的三步走教学模式，而国内开设叙事医学课程的高等院校（包括中医类院校）有限，尚未有中医叙事医学教材出版，主要研究主题为提倡在中医教学、规范化培训中体现叙事医学理念，对叙事医学在中医教学实践中局部应用的心得体会等。值得注意的是，国内护理学者在叙事医学教学方面先行一步。例如，第二军医大学护理团队开发出叙事护理学课程并开展了教育实验论证其效果与可行性、南京医科大学护理团队编制并验证了"叙事能力量表"用以评价教学效果。

3. 创新应用研究

近年来，部分中医学者致力于应用叙事医学探索构建与创新中医临床研究方法学，形成了整合循证医学与叙事医学的中西医结合医患共建系列研究方向，如医患共建临床治疗模式构建方法、医患共同决策模式构建方法、医患共建临床试验方案设计方法、医患共建临床结局指标体系的方法等。例如，医患共建的中医临床疗效评价研究将叙事医学理论与实践应用于中医临床疗效的多维度、个体化评价，同时与混合方法研究、真实世界研究等临床研究热点难点主题深度结合。此类研究是叙事医学在中医临床研究领域的延伸与扩展，是具有中医特色的创新了的叙事医学研究。此类方法学研究有利于中医学对叙事医学的认识、吸收、再创造，构建的方法与模式尚待进一步实证研究的检验与优化。

（四）规范化研究

平行病历是叙事医学引入我国后医学界较早形成的一个研究焦点，中医学者在叙事医学实践与培养叙事能力的过程中经过持续的经验总结，归纳出中医平行病历的书写规范，用于指导临床实践与教学。2019 年，中国中医科学院研究团队通过对撰写平行病历的医者进行质性研究、平行病历书写实践以及汇总专家意见等方法，归纳提出中医平行病历书写规范，内容包括中医平行病历的概念、书写目的、体裁形式、主要内容、书写流程、交流分享、书写原则以及注意事项等。其中，中医平行病历的主要内容包括患者印象、故事讲述和医者反思按语三个部分。患者印象是指撰写医者了解的患者的各方面信息；故事讲述是医患交际互动过程产生的故事；医者反思按语是医者在故事发生发展过程中的触动和反思。2020 年出版的国家卫生健康委员会住院医师规范化培训规划教材《叙事医学》中将平行病历的一般内容归纳为：①病痛折磨、身心感受；②情绪崩溃、情感动荡；③生命阴影、死亡恐怖；④诊疗事件、医患冲突；⑤工作失误、认知变换；⑥人性真相、亲情纷扰；⑦温情感动、生命感悟。教材中还提出平行病历的评价标准包括叙事主角在事件中所处的位置、叙事的可靠度、事实真相的稳定性、视角的偏颇程度、行动选择的伦理性，以及反思与共情的表现。以上对平行病历的规范化研究探索为进一步在临床实践与教学中普及平行病历撰写、利用好这一工具实践叙事医学奠定了基础。

三、未来展望

纵观近几年来中医叙事医学的研究，主题覆盖面较广但其深度、动力与持续性不足。目前中医高等院校对医学人文学科重视不够、较少设置叙事医学课程，且通常将其设为选修课程。中医叙事医学尚未形成课程体系，专业教材与学术期刊尚未出现。随着 2018 年叙事医学入选我国住院医师规培课程及 2021 年教育部高等学校医学人文素养与全科医学教学指导委员会将叙事医学设为医学人文课程思政重要课程，中医叙事医学作为一门医学人文课程的重要地位有望得到进一步提升。

在临床实践方面，叙事能力作为一种认识、感知、解释、回应疾病的故事及他人困境的能力，其养成并不是一蹴而就的，而是与医学知识、行医技能一样需要长期持续的培养。事实上，由于叙事医学实践、叙事能力培养的模式缺乏高层认可、制度支持、绩效鼓励、行业规范与评价体系，在原本就繁忙的临床工作中，为长远地提高医疗服务质量而开展的叙事医学实践难以保证质量与可持续实施。亟须基于理论的实证研究为叙事医学找寻证据，结合中医文化与中西医结合医疗环境探索切实可行且可持续的实践模式与临床路径，促进其本土化扎根与发展。

在叙事医学创新应用方面，与中医循证医学相结合的方法学研究正成为一个蓬勃发展的重要研究领域。叙事医学与循证医学的交叉融合是临床医学发展的必然趋势。与其他学者同步，中医学者正在努力弥合两者的鸿沟，正如丽塔·卡伦所说"仅有证据是不够的，故事也是证据"。中医循证医学的发展首先要借鉴叙事医学的新理念与新方法，继而形成科学观和人文观的有效往来，如更高效准确地收集、测量与评价主观信息用于临床决策，避免一味追求高质量证据、忽视证据的人文内涵而发生"好的证据"就是"好的实践"的还原主义错误，通过叙事医学扩展循证医学的人文内涵，通过循证医学捕捉叙事医学的临床价值，理论论证结合实证研究将极大拓展中医叙事医学研究的发展前景。

第四节　数　智　中　医

随着人工智能（artificial intelligence，AI）、5G、物联网、大数据、数字孪生、元宇宙、传感与全息等新兴技术的快速发展，数智化颠覆了传统的医学诊疗模式和研究模式，推动了医学模式的变革。中医药现代化需要与现代科学技术结合，通过将中医学与信息科学、计算机科学、工程科学、生命科学、人文科学等学科深度交叉融合，搭建数智化和智能化的中医药交叉学科。

一、起源

国家杰出青年基金获得者，国家"万人计划"科技创新领军人才，岐黄学者商洪才研究员首次在中国中医药报（2022年3月16日3版）上刊登了《"数智中医"推动中医药循证研究》一文，并提出了数据筑基，智慧引航的"数智中医"发展理念。

面向持续积累、质量向好、加速流动的中医药临床信息势能，推动信息与技术的一体化进步，以智能方法对临床数据提出高水平的质量和结构要求，以规范数据向智能方法提供常态化的运转和迭代支撑，从而实现"数据筑基，智慧引航"。加强临床采集、数据治理的过程管理质量，推进临床数据、研究数据的标准统一互通，促进不同类型、不同来源的决策信息融合，协同有序地形成高质量信息进而优化中医临床资源配置，以精准决策提升中医临床诊疗的能力和效率，以模式生态化疏导既往、未来的数据与方法，以资源可及性减少信息产用的成本和壁垒。

在这种情况下，急需一种数智化的中医药融合研究方法，数智中医应运而生。所谓数智化就是数字化加智能化，是结合数字化与智能化的概念。这个概念包含数据、数字化、人机和智能。数据经过一定形式数字化后，利用智能算法将人对这些数据的认识赋予机器，构建人机的深度互动，使机器继承人的某些逻辑与智能，逐步实现感知智能和认识智能。

将数智化概念引入到中医药研究中，初步形成了数智中医（digital and intelligent traditional Chinese medicine or "smart data" for traditional Chinese medicine，DITCM），它是指将中医药相关的文本、图像、脉搏、声波、化学信息、临床信息和生物信息等转变为可以度量的数字、数据，再以这些数字、数据建立起适当的数字化模型，并借助计算机网络、大数据、物联网、数字孪生和人工智能等技术，解决中医属性（体质、证候、症状、药性等）的智能辨识、基于中医四诊（望闻问切）的智能诊疗、中药制造的智能控制、中医药临床疗效和安全性智能评价等关键科学问题，实现中医药数字化和智能化，为中医药研究、传播和科普提供基础服务，为人类疾病诊断、治疗和预后提供智能化的健康服务。

　　数智中医新方法在中医药领域崭露头角，将为中医药的临床数据采集、分析提出新要求，为中医药的临床诊疗带来新的支撑。在中医药临床决策中，传统的辨证论治诊疗能力得到整体增强，临床证据的数量和质量稳步提升，与新技术的结合方兴未艾。

　　中医能否走向信息化最关键的是数据。中医能否走向智能化，实现更好辅助诊疗，关键在于对数据的建模与解释。中医诊疗"四诊信息"的临床数据是主观文本信息的记载，例如，舌苔白腻，舌质有点偏暗紫等日常问诊的各种文本还附带着细腻的描述副词。将穿戴式脉诊仪戴在手腕上，可以检测脉搏频率等脉象信息；运用智能化的目诊仪、望诊仪、手诊仪、面诊仪等，可以采集到人体各个部位的图像。数智中医药是将这些具有中医属性的特征数字化，借助人工智能的手段实现智能中医诊疗、中药的智能制造、中医药临床疗效和安全性智能评价等。人工智能与中医的融合，为中医疗效优势的客观呈现和中医精准诊疗提供了新思路。

二、进展

（一）数智中医药研究方法在医疗健康服务中的应用

　　目前，中医正在向现代化和数智化迈进，其地位也在不断提高。智能中医是指借助中医体系下的智能医学的概念和技术，实现中医诊疗的智能化。将中医作为一个整体的医疗体系与对抗疗法医学相结合，构建系列改善人体健康的技术与方法，例如搭建中医药健康管理云平台和智能中医服务系统。逐步实现高效的人机对话并对相关信息的处理分析，根据个人不同的体质状况提出针对性的健康处方，对不同体质个体进行个性化的调理改善，达到精准化个体医疗保健。在中医药服务上实现智能中药药房、智能服务和智能诊疗环境，形成中医诊疗和中药配送服务，实现中医药服务的信息化和智能化。

（二）数智中医药研究方法在中医药大数据中的应用

　　中医药大数据具有中医辨证论治和理法方药等独特属性，需要与中医独特属性相关联，是为了解决中医药临床疗效、基础研究和实际应用（中药药物开发、临床诊疗装备研发等）中的科学问题而服务。在现代生物医学的飞速发展以及人们对中西药医疗资源的需求逐渐增加的大时代背景下，加上新一代信息技术的快速发展，中医药古籍的电子化数据、个人诊疗健康记录、医保信息、临床诊疗数据、基因组数据等已经大量积累，为中医药领域大数据研究提供了良好的基础条件。

　　大数据促进了生物医学发展，也为中医药发展开辟了新途径。利用大数据技术，集中中医药特色资源，构建服务于大众的服务平台，例如中医药传统知识资源数据库、中医临床文献大数据平台、中医健康管理与养生保健平台等，这些滞留在中医药海洋中的资源在大数据技术的帮助下可为人们提供中医药特色服务。

　　大数据给中医发展带来新思路、新方法，通过大数据技术连接，在中医理论与中医临床实践之间搭起桥梁。大数据技术给浩瀚的中医药学宝库挖掘提供可量化的数据基础和可实践的数据存储与数据处理手段。将大数据技术应用到中医药研究中可从整体角度阐释中医蕴含的科学内涵，逐步形成基于大数据的中医药循证证据，这种研究模式符合中医药整体观的理念。

（三）基于数智中医药研究方法的中医药属性（体质、证候、症状、药性等）的辨识

　　中医是经过长期临床应用而总结的实践医学。因为中医药有其独特的属性（体质、证候、症状、药性等），而这些也是中医辨证施治的基础。中医利用中国传统的朴素哲学理论和思想来调整患者的身体健康和生态平衡。其中，中医体质、证候和症状与人体健康状态密切相关。与现代生物医学

不同，中医通常使用四诊方法（望、闻、问、切）来了解病理状况，注重分析患者的宏观功能信息。中医认为，疾病的发生及发展与体质差异有一定联系。利用数智中医药研究方法，可以为中医证候、体质、症状、药性等的辨识提供方法和技术支持。

1. 数智中医药研究方法在中医诊断中的应用

中医在诊断方法方面积累了非常丰富的实践经验。中医诊断是基于"辨证论治"的原则，主要通过四诊（望、闻、问、切）等手段充分收集患者的健康状况和疾病症状，并构建一个描述患者情况的模型过程，它反映了患者的精神和身体状况。以此为基础，阐释发病机制，进而确定诊疗手段以及预判疾病的发展过程。根据推断发病原因的过程，结合大量临床经验，从而选择合适的治疗方法。

2. 数智中医药研究方法在中医证候辨识中的应用

中医证候学是研究疾病的证候本质，证候的发生、发展与转归规律，辨证方法及疗效判断的一门学科。证候是疾病发生、发展过程中某一特定空间、时间的本质特征、情状、现象、信息流。证候是疾病本质与现象的统一体，藏于内的"证"通过现于外的"候"而反映出来。"候"代表患者临床表现出的一组症状和体征。中医证候分类是对不同个体患病期间整体功能状态分类的方法，是中医临床诊断疾病的主要辨证基础，也是中医辨证论治的主要依据。

在推进中医证候分类的数字化、自动化与智能化的过程中，各种方法被用来进行中医证候的辨识。中医证候量表在中医证候转化为临床疗效评价中起着重要作用，将中医证候量表作为中医人工智能获取深度学习资料的途径，运用人工智能学习中医证候量表中的逻辑关系和医学知识，为智能化中医药临床决策与疗效评价模式的构建提供思路。中医证候量表与人工智能的有机融合推动了中医智能化临床决策与疗效评价模式的构建，具有重要的现实意义。也有研究采用了一种利用患者询问信息和基于中医知识的模式之间的关系来提取候选模式的方法。运用中医问诊规范化量表采集临床症状和体征，并运用机器学习和深度学习方法对中医的证候进行辨识。运用贝叶斯网络算法、K最近邻算法、支持向量机算法 3 种常用数据挖掘分类算法对围绝经期综合征四诊信息数据进行分析。利用随机森林和多标记学习以及深度学习等方法进行慢性胃炎中医证候辨识。将临床中不同疾病，例如胃食管反流病、糖尿病、高血压、冠心病等的证候相关的变量数字化后，通过人工智能算法对中医证候进行辨识。对于隐藏在《中医诊断学》中的文本数据，将中医证候和临床症状进行编码处理后，运用人工神经网络、支持向量机对其证候不同类别进行辨识。

3. 数智中医药研究方法在中医体质辨识中的应用

体质是个体在生命周期中形成的形态结构、生理功能和心理状态方面相对稳定的固有特质。体质因人而异，"王琦中医体质九分法"将中医体质分为平和质、气虚质、阳虚质、阴虚质、痰湿质、湿热质、血瘀质、气郁质、特禀质，是目前权威且主流的体质划分方法。中医体质、证候和症状等的辨识是中医把握健康的钥匙，在精准地辨识中医状态后，对偏颇的状态进行调理干预，可使机体达到阴阳平衡。

中医体质与人体健康状态密切相关，而且中医体质分类是体质研究的基础和核心内容。利用人工智能等新一代信息技术量化人体体质数据，并结合中医专家知识挖掘中医体质诊断知识或经验，为中医体质辨识智能化及自动化发展提供新思路。

为了数字化关联中医体质，很多研究进行了深入的探讨。现在有基于图像建立神经网络和支持向量机的客观化舌象和形体特征的辅助中医体质识别模型，还有基于临床中医体质数据和人面部图像特征等方面，运用视觉几何群网络 16（visual geometry group network 16，VGG-16）和NASNetMobile 等深度神经网络对人的体质进行数智化辨识。总之，利用现代生物医学技术手段，将人体体质相关联的数据数字化，然后基于这些数据进行智能化建模，从现代科学的角度阐释中医体质科学内涵和新的表征手段。

4. 数智中医药研究方法在中医症状研究中的应用

中医症状是中医辨证论治的核心依据，也是人工智能实现辅助诊疗的主要输入特征，表述统一、内涵明确的症状对中医症状数智化、中医临床数据挖掘等研究工作具有重要的基础性作用。

目前症状在中医药数智化研究中的应用主要存在以下几个问题：①相近或相同语义的症状术语表述不统一，如何系统识别并集成不同表述的症状术语同义词，为多来源症状数据挖掘和分析提供方便统一、规范化的症状术语标准；②中医症状的语义内涵具有多样性，如何利用数智中医药的方法使中医症状的语义准确表达患者的身体状态；③中医临床医师对患者的症状描述差异较大，缺乏统一的规范术语表述。

方剂规律分析是中医药继承临床经验、提高临床质量的一项重要任务。近年来，人们提出了许多发现规律的方法。针对正则性发现的具体问题，开发了一个称为 HS2Vec 的二部嵌入模型来检测规律，该模型基于异构网络探索草药和草药症状的多重关系。这对基于规则发现药物与症状的关系非常有效。有研究从舌诊、脉诊、情绪识别、病历数据四个层面对患者的数据进行分析，利用深度学习和机器学习算法对抑郁症患者的症状识别，在构建不同任务模型来探索中医的症状-证候-药物的对应关系时，研究者采用注意力机制智能地判别症状与证候之间的相关性，为症状合理分配贡献权重，实现了自动化的证候诊断，为临床的辨证提供辅助决策支持。

5. 数智中医药研究方法在中药药性中的研究

中药药性，是指中药所具有的与治疗作用有关的性能，可概括为四气五味、归经、升降浮沉、有毒无毒等。中药药性理论是中医药基础理论重要的一部分，是中华民族先辈们几千年的临床实践总结，中药药性反映了中药治疗过程中所表现出的特有属性或性质。主要包括四气（寒、凉、温、热）、五味（酸、苦、甘、辛、咸）、归经（肝、心、脾、肺、肾、心包、胆、小肠、胃、大肠、膀胱、三焦）、升降浮沉、毒性等。为解决中药药性概念描述抽象、模糊导致难以准确把握其本质特性的问题，训练逆传播（back propagation，BP）神经网络药向量值比药性的初始药向量值更能反映中药的属性特征。

同时，有学者基于中药药性基本理论，将中药的药性属性向量化，并利用机器学习（K 邻近，支持向量机）和深度神经网络（深度置信网络 DBN，卷积神经网络 CNN）算法构建清热药和活血化瘀药的判别模型，预测模型性能优良。基于随机森林构建的中药寒、热药性映射到代谢组学空间中，并基于代谢组学数据构建随机森林分类模型，能够很好地实现中药寒热药性的判别。

6. 数智中医药研究方法在中医药临床有效性与安全性研究中的应用

临床疗效是医学发展的核心与基础，中医药的有效性已经过数千年的临床验证，对我国人民群众的健康保障发挥着重要的作用。但是，中医药的临床有效性与安全性评价还有很长的路需要走。

临床"有毒"中药数智融合研究新模式，以"数据筑基，智慧引航"为核心理念，提出中药循证毒理学的研究思路，充分利用大数据与人工智能等前沿信息技术，凝练数智融合为核心的研究方法和技术路径，最终实现"有毒"中药辨识和预测研究模式的根本提升。

将中医临床疗效相关的属性数字化是解决中医药临床有效性和安全性的智能化预警的基础。利用中医药数智化方法研究预测中西药或处方治疗疾病，改善症状等有效性。因为中医药治疗疾病大多以复方为主，其作用于人体的规律极其复杂。为了从复杂的临床用药数据中挖掘出背后隐含的知识，需要运用数智中医药的研究方法，将中医药临床数据数字化处理后构建相应的智能预测模型，从而挖掘出中医药临床有效性和安全性的规律。有研究基于机器学习挖掘中药及处方治疗阿尔茨海默病、慢性阻塞性肺疾病、失眠等的用药规律。针对中医诊断中存在的问题，对肝炎的诊断和临床效果进行了模糊综合评价。该方法的基础是模糊诊断模型，且已被实现用于肝炎的诊断，其在实践中的价值已通过肝炎肝硬化的临床综合征实例得到验证。说明基于模糊认知图（FCM）的方法可以提高中医决策的效率和精度，提高临床诊疗的有效性和安全性。

7. 数智中医药研究方法在中医电子病历中的应用

电子病历（electronic medical record，EMR）是由医疗保健提供者编写的用来描述患者医疗活动的个人病历，包含了大量关于临床诊断和治疗事件的信息。自中国《电子病历基本规范（试行）》出版以来，电子病历前所未有地扩张，已经产生了一个坚实的数据体系。电子病历的命名实体识别（NER）有助于从大量的非结构化文本中提取重要信息，为医学数据的挖掘和应用奠定基础。中医记录包含了大量的临床信息，如主诉、四诊和治疗措施等文本信息，需要自然语言处理技术对电子病历中的非结构化数据加以处理。中医记录中的正常症状是中医证候鉴别和准确诊断的基础。专家特有的电子病历为从数据驱动的角度理解中医提供了机会。

有研究采用 BiLSTM-CRF、LatticeLSTM-CRF 和 BERT 三种模型，对中医电子病历中出现的命名症状实体进行识别。总体而言，BERT 模型的实验结果最好，准确率为 89.94%，召回率为 88.27%，F1 值为 89.10%。有研究就基于 1980～2015 年 35 年内 26 000 多名不同患者的 73 000 多次就诊的全面信息，利用中文自然语言处理技术有效地处理大量的中医电子病历，从而运用统计分析来学习中医临床实践的原理。

8. 数智中医药研究方法在中医药语义文本挖掘中的应用

传统中医是一个非常庞大而复杂的医学知识体系，其中大部分是人类世代相传的临床经验，而这些经验大部分是以文本的形式储存的。这些中医药文本中蕴含了众多的领域知识和概念间的相互关系。中医药等数据密集型领域大规模信息不仅包含大量的临床实践的信息，还包括高度凝练的中医药理论。对于大量的中医药语义文本，我们要做的工作一方面是各种中医药文本信息的处理，另一方面是中医药语义文本的智能理解。

构建领域本体是一种表示知识的形式化方式，其中知识的概念和关系都是基于逻辑的。专业的优质中医语料库是高质量中医药语义研究的基础。有研究提出了一种基于多种百科全书组合的中医语义关系语料库构建方法，对于已知的概念对，可以根据百科全书搜索引擎的统一资源定位符（URL）特性自动构造搜索请求，得到一些搜索结果，并使用正则表达式从搜索结果中提取有意义的文本，形成语义关系语料库。TCMSem 的数据集涵盖了具有尽可能多的语义类型的医疗实体和关系，并运用单词嵌入（word embedding）检测同义词和搭配，从而启动对单词嵌入的多样化和全面的评估。有研究利用 DartOnto 构建了一个名为"中医统一语言系统"（UTCMLS）的中医领域本体，实现了对中医领域的全面覆盖。利用 UTCMLS 本体可以通过手工编辑语义注释，自动获取信息，获取中医知识资产。利用 DartGrid 技术框架构建了大规模的中医语义网络本体，包括 5000 个概念和 20 000 个实例。

语义网络和本体为生物医学科学引入了结构良好的受控词汇表。症状和综合征之间的直接对应关系可以格式化为语义推理规则，作为医学本体上的附加知识。利用基于医学本体论的语义推理能力，提出了一种简化的基于规则的中医发热性疾病理论诊断系统。

每年都有许多支持中医治疗的科学研究发表。随着网络和信息技术的快速发展，网络资源越发复杂，很难使用搜索引擎来直接获取知识。而且，当今跨越网络的中医领域已经发展出无数不同的孤立医学数据库，这给中医药数据的共享和管理带来极大挑战。有研究整合了异构分布式中医数据库和服务，为科学家提供了语义上优越的经验，以支持中医学科的协同研究。

中医药文本处理也是数智中医药研究中关键的环节。英文的行文中，单词之间是以空格作为自然分界符的，而中文只是句和段能通过明显的分界符来简单划界，唯独词没有一个形式上的分界符。为了处理成句成段的中文，就需要对中医药文本进行分词。有研究在分支熵法的基础上，结合条件熵变异差的假设和语义泛化的思想，在基于域字典的原始语料库中进行词频统计，并对高频词的文本进行对齐统计。在探索草药相关数据集实体关系分类问题中，有学者基于卷积神经网络的分段注意机制，通过单词嵌入来提取局部语义特征。然后，通过连接不同的嵌入特征来对这些关系进行分类，得到了与其他更先进的深度学习方法相比更好的结果。

三、未来展望

数智中医的研究涉及中医相关的多维复杂数据，需要结合中医学、中药学、计算机科学、信息科学、生命科学、现代医学等多学科的理念与方法，从多角度解码中医的科学内涵提供多方位的阐释，为全面摸清中医的深层内涵提供依据。数智中医技术方法与理念将高效引导中医药信息势能发挥积极作用，为解决中医临床研究、中医药基础研究、中医药应用等多方面的科学问题提供数字化和智能化的融合方法与技术，和中医药发展过程中遇到信息孤岛、多维复杂数据处理、可解释模型构建等问题的解决提供实用的技术与方法。

第五节　中医卫生经济

在中医药领域开展卫生经济评价，有利于提高中医药卫生资源的合理配置与使用效率，促进中医药成果转化，推动中医药发展。中医药卫生技术评估是围绕中医药卫生技术在生命周期中不同阶段的价值，对其进行系统全面的评价，为各层次的决策者提供合理选择，促进更加公平、高效和高质量的中医药卫生系统发展的方法和过程。然而中医药卫生经济评价和卫生技术评估在我国起步较晚，目前尚处于萌芽阶段，有待未来开展更多中医药领域的相关研究。

一、起源

（一）卫生经济学的定义和起源

卫生经济学是经济学的一门分支学科，它应用经济学的基本理论和方法研究卫生领域中的经济现象和经济活动，目的是揭示经济主体之间的经济关系和经济活动中的经济规律，以解决卫生领域中的经济问题，并为制定相关的卫生经济政策提供信息。

卫生经济学是在 20 世纪 50～60 年代形成和发展起来的一门学科。1952 年，瑞典经济学家缪尔达尔在《世界卫生纪事》上发表题为"卫生经济学的定义"的论文。这篇文章从社会整体出发，研究经济和社会诸多因素的相互影响，论述卫生事业对经济发展的重大意义，被认为是卫生经济学的第一篇著作，标志着西方卫生经济学的产生。1958 年，美国学者默西金在华盛顿《公共卫生报告》上发表了题为"卫生经济学的定义"的论文，明确提出卫生经济学的定义是"研究健康投资的最优使用的科学"。20 世纪 60 年代以后，卫生经济学研究在欧美国家进一步开展起来。1968 年，WHO 在莫斯科召开了第一次国际性的卫生经济学讨论会，出版了论文集《健康与疾病的经济学》。此后，卫生经济学进入更为广泛发展的时期。

中国的卫生经济学研究始于 20 世纪 70 年代末期。1978 年以后，我国卫生部门总结了新中国成立以来卫生事业建设的经验教训，分析了卫生管理体制上存在的弊病和造成卫生资源严重浪费的原因，探讨卫生工作中的一系列经济理论问题和实际问题，着手改革管理体制，并采取了加强经济管理的措施，从而推动了卫生经济学研究的开展。1982 年，我国建立了中国卫生经济研究会（1984年改名为中国卫生经济学会）。自此，卫生经济学研究在我国也开始蓬勃发展。

人类资源的有限性和需求的无限性使得卫生经济学评价应运而生。卫生经济学评价指应用一定的技术经济分析与评价方法，对卫生资源投入和产出相联系进行比较评价，目的是探讨有限的资源如何发挥其最大的作用。卫生经济学评价对于进一步合理配置资源、减少资源浪费、合理确定并有效实施卫生规划有着非常重要的意义。

（二）卫生技术评估的定义和起源

卫生技术在医药卫生领域获得了越来越广泛的应用和推广，其发展大大增强了医院诊断和防治疾病的能力，改善了人群的健康水平。但与其他科学技术的发展和应用一样，卫生技术具有两面性。它在发挥积极作用的同时，也可能带来一些负面影响。人们希望在享受卫生技术带来的提升诊疗质量、改善健康结果等益处的同时，能够最大程度避免或管控卫生技术可能带来的负面影响。正是在此需求背景下，卫生技术评估（health technology assessment，HTA）应运而生，其通过对卫生技术运用的安全性、有效性、经济性以及社会伦理等方面进行综合评价，为医疗人员决策提供信息，促进更加公平、高效和高质量的卫生系统的建立。

1972 年，美国成立世界上第一个 HTA 组织，之后欧洲各国的 HTA 机构相继成立。这一时期，HTA 从无到有，从开始到发展，成为政府进行循证决策的主要方法。亚太各国的卫生评估体系建立于 20 世纪 90 年代。在我国，HTA 工作起步较晚，属于新兴的领域，但发展迅速。1994 年，我国第一家 HTA 中心在上海医科大学（现复旦大学上海医学院）成立，随后各种卫生技术评估和研究中心相继成立，开展了很多 HTA 研究。

二、进展

（一）卫生经济学评价的方法

目前卫生经济学评价常用的方法有 4 种。

1. 最小成本法（cost minimization analysis，CMA）

疗效相同的不同治疗方案，在安全性和有效性相等的情况下，选择成本最低的治疗方案。如同一药物可能存在不同的给药方法，最小成本即是分析不同给药方法间的成本差异。成本根据在卫生服务中与卫生服务项目的关系分为直接成本、间接成本和隐性成本。药物治疗、其他治疗的花费或消耗的资源属于直接成本，其中包括直接医疗成本和非直接医疗成本。直接医疗成本包括医生的时间和工资、药物、医院和其他保健成本。非直接医疗成本主要包括患者和家属的伙食费、旅费和营养食品费等。因伤病、休工、休学、过早死亡所造成的工资损失等属于间接成本。隐性成本指的是与生活质量相关的成本，其中包括由疾病造成的疼痛，如诊断治疗过程中的担忧和痛苦、生活上的行动不便、精神上的紧张和不安等。

2. 成本-效果分析（cost-effectiveness analysis，CEA）

将某卫生规划或卫生活动每个方案的成本与效果相联系进行分析与评价。此方法使用效果表示产出，适用于改善解决同一健康问题的不同方案之间的比较。成本-效果分析的原则是选择成本尽量低、效果尽量好的方案。基本方法是：成本相等，选择效果好的方案；效果相等，选择成本低的方案；成本效果均不等，选择获得单位效果所需成本最低的方案。成本-效果分析相对比较简单，易于操作，但是使用范围比较窄，要求各个不同方案的效果具有可比性。

3. 成本-效益分析（cost-benefit analysis，CBA）

将某卫生规划或卫生活动每个方案的成本与效益相联系进行分析与评价。该方法使用效益表示产出，可以用于改善解决同一健康问题或不同健康问题的各种方案之间的比较。成本-效益分析的基本原则是选择成本尽量低、效益尽量好的方案。由于成本和效益都使用货币形式表达，通过贴现可以直接比较每个方案的总成本和总效益，从经济学的角度分析，效益与成本相差越大的方案越值得实施。成本-效益分析评价的常用方法主要包括净现值法、净年值法、效益-成本比法和内部收益率法这四种方法。

4. 成本-效用分析（cost-utility analysis，CUA）

成本-效用分析是在成本-效果分析的基础上发展起来的，把成本同项目的效用进行对比，即通过比较项目投入成本量和健康效益产出量，来衡量卫生项目或治疗措施效率。临床应用时，它以质量调整生命年（quality-adjusted life year，QALY）为指标，目的在于评估和比较每 QALY 所需成本的多少，全面考虑某一种特定人群的生理、心理健康和社会适应等各方面，把生命的质量和数量结合在一起并以时间为测量单位。QALY 描述了特定人群在身心健康上花费一定费用所获得的最大满意度。它采取问卷的方式调查患者对某种诊疗方法结果的主观评价，即被试者评价不同诊疗方法造成的生活质量的差别，但是表达评价的方式并不是"货币"，而是效用值。投入（成本）仍以货币为单位，除以效用值即为每效用单位所需要花费的成本，也就是成本-效用比（cost-utility ratio，CUR）。通常可以使用生命数、生命年数、质量调整生命年数、失能调整生命年数等来表示各个方案所获得的效用。成本-效用分析可以从整体上全面衡量患者生活质量的改善情况，而中医的两大特点即"整体观念"和"辨证论治"，强调阴平阳秘，预防传变的理论和思路，最终从整体上调节患者的健康状况及生活质量，因此评价中医药参与的治疗疾病的方法，成本-效用分析可能更为合适。

成本-效果分析和成本-效益分析的理论和方法是在 20 世纪 50 年代后期逐步形成和发展起来的。二者作为评价卫生计划和决策的工具，在 20 世纪 70 年代已经被许多国家接受。尽管目前我国卫生经济学评价已广泛应用于药品管理等政策制定中，但在中医药领域的应用尚处于萌芽阶段。中医药的评价更倾向于有效性和安全性，忽略了对疾病负担和卫生经济学的评价。

目前已经形成多种常见的卫生经济学评价通用指南，包括卫生经济学研究质量评价（Quality of Health Economic Studies，QHES）工具和卫生经济学评价报告标准共识（Consolidated Health Economic Evaluation Reporting Standards，CHEERS）清单等，其中 CHEERS 被广泛认可。卫生经济标准的共识（The Consensus on Health Economic Criteria，CHEC）被认为是卫生经济学项目评价的最低标准。WHO 也相继发布了总体成本-效果分析相关指南和监测及反映整体系统的成本-效益评价指南。

（二）卫生技术评估的进展

20 世纪 80 年代中期至 90 年代中期，HTA 越来越受到重视，瑞典、法国、英国、西班牙和芬兰等纷纷建立起国家级的 HTA 机构，以参与宏观卫生决策。与此同时，美国、加拿大等早已建立起 HTA 机构的国家也开始了新的探索，力求建立与决策者之间的良好沟通以使 HTA 更好地应用于实践。20 世纪 90 年代末至今，受经济、社会等外力因素影响，一些发展中国家在这一时期开始建立本国的 HTA 机构。以泰国卫生干预和技术评估项目（Health Intervention and Technology Assessment Program，HITAP）和韩国国家循证医疗合作局（National Evidence-Based Healthcare Collaborating Agency，NECA）为代表，在 HTA 领域不断发展成熟，成为亚洲国家构建与应用 HTA 的典范。而此时，走在前列的发达国家已经开始将 HTA 运用于更直接具体的影响医疗机构管理者及临床医生的决策中。

目前国际上已发布多个 HTA 的方法学指南，例如 WHO 在 2011 年发布了《医疗器械卫生技术评估》，欧洲卫生技术评估网络（European Network for Health Technology Assessment，EUnetHTA）在 2016 年发布了《HTA 联合行动 2012-2015：HTA 核心模型（3.0 版本）》，瑞典卫生技术评估委员会（Swedish Agency for Health Technology Assessment and Assessment of Social Services，SBU）在 2018 年发布了《卫生保健和社会服务方法评估手册》，英国国家健康与临床优化研究所（National

Institute for Health and Clinical Excellence，NICE）在 2018 年发布了《技术评估过程指南》。WHO 也于 2021 年发布了《卫生技术评估机制制度化的指导》，旨在促进和推动 HTA 机制制度化的建立。

2012 年，我国卫生事业"十二五"规划中提出了完善 HTA 制度，促进 HTA 建设的建议。2016 年，国家卫计委在全国科技工作会议上提出要组织开展我国 HTA 相关制度的研究，提出正在起草《关于促进卫生技术评估工作的指导意见》《卫生技术评估指南》和《卫生技术评估管理办法》等相关文件。同年 10 月，国家卫计委科教司出台的《关于全面推进卫生与健康科技创新的指导意见》中指出，要建立 HTA 体系，制定 HTA 实施意见，加强卫生健康技术评估。

（三）中医药卫生技术评估的进展

中医药是我国重要的卫生、文化和经济资源。《健康中国"2030"规划纲要》《关于促进中医药传承创新发展的意见》《中华人民共和国基本医疗卫生与健康促进法》等一系列国家政策文件的出台，鼓励支持中医药事业的发展。中医药卫生技术可归纳总结为 5 类：①中药类，包括中药材、中药饮片、中成药以及中草药制剂等；②中医适宜技术类，包括针刺类技术、推拿类技术、刮痧类技术、骨伤类技术等；③中医诊疗仪器设备类，包括诊断设备（如脉诊仪、舌诊仪等）、治疗设备（如红外穴位治疗仪、磁疗治疗仪等）；④中医诊疗方案类，包括诊疗方案、临床路径、临床实践指南等；⑤其他类，包括中医相关组织系统、中医相关的公共卫生计划等。

中医药 HTA 对中医药卫生技术的安全性、有效性、经济性、社会适应性（社会、法律、伦理、政治）等进行系统全面的评价，围绕中医药卫生技术在生命周期中不同阶段的价值，为各层次的决策者提供合理选择中医药卫生技术的科学信息和决策依据，有利于提高中医药卫生资源的配置与使用效率，促进更加公平、高效和高质量的中医药卫生系统发展。然而中医药 HTA 起步较晚，目前尚处于萌芽阶段。最早提及中医药 HTA 的是四川大学华西医院的学者李静，该学者在 2002 年发表文章，认为有必要采用科学的研究方法和客观的疗效指标，对中医药进行严格评估，提供真实、可靠的客观证据。国外学者于 1999 年和 2006 年分别针对针刺治疗慢性腰痛和中医药的有效性和安全性开展 HTA，为政府医疗卫生机构提供决策分析报告。近年来，我国也陆续开展了一些中医药 HTA 的相关研究，如吴树龙等在 2019 年对康莱特注射液辅助治疗非小细胞肺癌的安全性、有效性、经济性进行快速 HTA；崔伟曦等在 2020 年对 5 种清热类中药注射剂（热毒宁注射液、喜炎平注射液、痰热清注射液、醒脑静注射液、血必净注射液）的必要性、安全性、有效性、经济性等进行 Mini-HTA；韩向莉在 2017 年针对耳穴压豆联合痰瘀双解方治疗冠心病合并抑郁症的有效性和安全性开展 HTA。

三、未来展望

在我国卫生政策的大力支持下，国家加快推进医药卫生领域改革，卫生经济评价和 HTA 的理念与方法得到了强有力的支持和推动，其在药品目录遴选、医保报销决策、医疗设备配置、医院按病种付费的实施等领域均开展了许多探索和应用。在中医药领域开展卫生经济评价和 HTA，无疑是提升中医药发展的一个科学的方法与手段。未来开展中医领域的卫生经济学评价和 HTA，首先，需要从国家、卫生部门到中医医院不断支持和重视这一领域，上层部门的支持和推动，有助于确立卫生经济评价在中医药领域应用的决策地位，保证稳定的项目和经费来源，形成科学客观的评估结果并提高其公信力。其次，需要尽快完善和强化相关政策和指南规范等，在医疗机构引进中医新技术、开展中医药评价等过程中使用卫生经济评价的方法。再次，应探索建立符合中医药特色且被公认的经济学评价体系，同时加快贯通中医药和卫生经济学领域的复合型人才的培养。除此之外，还应将中医药优势病种作为中医药卫生经济学评价的"先锋"。开展对于优势病种卫生经济学的评估，有助于体现中医药独特的临床价值。

第六节　中医调摄护理

中医治疗主张"三分治、七分养"，养即是调养、护理。中医护理学是祖国医学的重要组成部分，是在中医理论指导下，在预防、保健、康复和养生等领域，运用传统的中医护理理念与技术，对服务对象（如患者）进行照护，以促进疾病康复、维护人民健康的一门综合性的应用科学。伴随着中医药学的发展，中医护理学也经历了漫长的发展阶段，积累了丰富的护理实践经验，建立了具有中医特色的护理技术和方法，形成较为系统的中医护理理论体系，并逐渐发展成为一门独立学科。近年来，随着现代医学模式和疾病谱的转变，以及国家对中医药事业发展的重视，中医护理也获得了前所未有的发展机遇。特别是中医循证护理的发展，致力于促进证据的生成、传播和利用，不断推动我国中医护理实践和学科的发展。

一、起源

中医护理的历史起源可以追溯到远古时期。在原始社会的生活实践中，人们使用简单的劳动工具，依靠集体的智慧，逐渐积累了保护自身的生活和劳动经验。人类在获取食物的过程中，逐渐建立了对动植物的营养及药用价值的认识；在追捕野兽的过程中，不可避免地会遇到一些意外的损伤或疼痛，在疼痛肿胀处进行揉捏、按压或抚摸，用树叶涂裹伤口等，在与大自然长期斗争的过程中，逐步地积累了原始的医药护理知识。原始人类在石器时代已经学会了打磨石器，出现了"砭石"和"石针"，据此推测，当时的人们已经会用石块捶拍、刺压病痛部位来治疗、缓解疼痛，这些都被认为是早期中医护理技术的雏形。到了商代，伴随着手工业生产技术的进步，医疗工具的制作材质和技术也得到了改进，砭石逐渐被金属的刀针所代替。

夏、商、周时期，随着社会生产力的发展和进步，人们对于预防疾病、维持健康的认识和做法有了相应的发展和提高。早在殷商时期，人们就有了关注个人卫生的意识和知识，有了洗脸、洗脚、洗澡等卫生习惯。在周代，医学已经出现了"食医""疾医""疡医""兽医"的分科。在饮食方面，强调饮食必时，即饮食要顺应四时，并有了对情志护理和环境护理的相关认识和论述。

《黄帝内经》是我国现存成书最早的一部医学典籍，成书于战国至秦汉时期。本书对整体观念、人体的阴阳五行、藏象经络、疾病的病因病机、诊法治则、预防养生、护理等方面作了较全面的阐述，提出了中医护理的基本原则，包括生活起居、饮食、情志护理、服药护理、病情观察等，也阐述了针灸、推拿等中医传统护理技术的操作流程，奠定了中医护理学的理论基础。

秦汉时期，中医护理学的理论有了较大发展。《难经》是中医古典名著之一，以假设问答、解释疑难的形式编撰而成，共阐述了 81 个问题。本书既阐述了人体的脏腑、经络、疾病的诊断防治等基础理论，也进一步阐述了饮食护理与疾病的关系，补充了《黄帝内经》的不足。东汉末年张仲景所著《伤寒杂病论》，后世分为《伤寒论》和《金匮要略》两书。该书不仅讲述疾病的病因、病机、治法和方药等理论，也对煎药的方法、用药的注意事项、饮食禁忌及病情观察的要点有所阐述，为中医临床辨证施护奠定了理论基础。此外，《伤寒杂病论》中还记载了药物灌肠、舌下给药、敷药疗法等护理给药途径。

后汉著名医家华佗首创"麻沸散"用于外科手术治疗。华佗在古代"导引"的基础上，创造了一套模仿五种动物的动作和形态，来舒展筋骨，畅通经脉的保健运动方法"五禽戏"，从而将体育锻炼与医疗护理有机地结合起来。《神农本草经》是我国现存最早的药物学专著，全面地总结了战国至东汉时期医药学家的用药知识和经验，并对服药的时间和方法进行了描述。

二、进展

（一）魏晋南北朝时期

晋代中医外科护理有了一定发展，如《刘涓子鬼遗方》中就记载了对腹外伤患者做肠管脱出还纳时，对环境清洁、外敷药的干湿度等的要求。东晋葛洪《肘后备急方》是集中医急救，传染病，内、外、妇、骨科等的总论述，书中对各科的护理均有涉及。

（二）隋唐时期

隋代巢元方《诸病源候论》，是阐述各种疾病的病理证候方面的专著，其中发展和补充了大量的疾病护理方法和技术，如提倡以脉象、肤温等来观察中风、温热病等患者的病情变化，并发展了养生的护理技术，如用呼吸法、健身法、搂肚法等来增强体质。

《备急千金要方》是唐代著名医家孙思邈所著，书中详细阐述了食疗养生、孕产妇及婴幼儿护理等内容，并记载了用细葱管为患者导尿的方法。孙思邈特别重视护理与养生，《备急千金要方》中记载了漱津、琢齿、摩眼、挽发等养生保健方法。《外台秘要》是唐朝又一伟大医学著作，该书对伤寒、温病、疟疾、霍乱等传染性疾病高度重视，在总结前人经验的基础上，对疾病的机理、治则、方药等都进行了系统的归纳整理。对围产期孕产妇和婴幼儿的护理也有详细阐述，丰富了中医临床护理的理论。

（三）宋、金、元、明、清时期

宋金元时期，医学发展迅速，医家辈出，涌现了许多各具特色的医学流派。这一时期内科、妇科及儿科等疾病的护理理论与实践都有了一定的进步和发展，至今对临床护理工作仍有一定的指导意义。在宋金元时期的医学著作中，可以发现较多有关中医护理内容的记载。其中，《保生要录》为我国较早的关于养生保健和生活护理的专著。

明清时期，诸多医家在总结前人临床实践经验的基础上，经过理论探讨和临床验证，推动了中医学理论体系的不断完善，也推动了中医护理理论体系的进一步发展。明代吴有性的《温疫论》中，阐述了温病的护理方法，并提出用药物进行空气消毒；《古今医统大全》中提出痨病患者应予以隔离，以防传染，这些都为温病护理提供了宝贵经验。明代《普济方》首创"将护"一词，在书中详细地论述了新生儿哺乳、洗澡、啼哭等的护理方法。清代《侍疾要语》中记载了饮食、生活等护理措施，被认为是我国第一部中医护理学专著。

（四）近现代时期

1840 年鸦片战争以后，随着西方文化的大量涌入，西方医学也传入中国，并逐渐形成中西两种医学体系并存的形式。随着中西医双方在学术上不断沟通交融，出现了提倡用现代科学手段研究中医，即中医学理论科学化的思想。张锡纯所著的《医学衷中参西录》就是一部提倡中西医结合的专著。

新中国成立以后，党和政府高度重视中医药事业的传承和发展，大力扶持和推进中医药事业，使中医药临床、教学、科研各方面都得到了长足发展。伴随着中医药事业的发展，中医护理也得到了快速发展，1958 年，新中国第一部中医护理专著《中医护病学》出版。1999 年中医院校开始招收培养护理本科生，2003 年开始培养护理硕士研究生，并逐渐形成了多层次、多形式的中医护理教育人才培养体系，为党和国家培养了一支具备专业理论和技能的中西医结合护理人才队伍。近年来，中医辨证施护的理念和具有中医特色的护理操作技术，在各级中医和中西医结合医院的临床护理实践中得到广泛使用。随着中医护理教育、临床、科研、管理等各方面的全面发展，中医护理学科的理论与实践体系也逐渐走向成熟与完善。

三、未来展望

中医护理以整体护理观念、辨证施护为特色，在我国的医疗保健和疾病康复护理中发挥着重要作用。当前，党和政府大力扶持和发展中医药事业，中医护理事业的发展也获得了前所未有的机遇。为了使中医护理更好地适应现代医学模式与人类健康发展的需求，满足当前中医护理临床实践、教学、科研等发展的需要，必须强化中医护理人才培养、深入研究中医护理技术的规范化应用与推广、不断提高中医护理科研水平、推动中医循证护理的发展，促进中医护理向标准化、规范化和专科化方向发展。

（一）强化中医护理人才培养，提高专业化水平

《全国护理事业发展规划（2021－2025 年）》中指出，积极开展辨证施护和中医特色专科护理，强化中医护理人才培养，切实提高中医护理服务能力。当前，中医护理专业人才相对匮乏，在一定程度上阻碍了中医护理在科研、临床实践等各方面向更高更深层次的发展。未来应大力开展中医护理人才培养，尤其是加强中医护理的基础教育，并增加中医护理专业护士培训，进一步构建和完善多层次、多形式的中医护理教育培训体系，努力提高中医护理教育水平，不断提高中医护理专业人员临床辨证施护的能力，满足社会日益增长的中医护理需求，促进中医护理学科的持续发展。

（二）推动中医护理技术的规范化应用和推广

中医护理技术的规范化、专业化的发展问题，一直备受业内和社会的广泛关注。《全国护理事业发展规划（2021—2025 年）》中指出，健全完善中医护理常规、方案和技术操作标准，持续提升中医护理服务质量。随着当前社会人口老龄化趋势的加剧，慢性非传染性疾病患病人数不断增加，社会对于中医特色护理技术服务的需求也不断增加。为发挥中医护理特色优势，规范中医护理行为，提高中医护理效果，2006 年中华中医药学会发布《中医护理常规技术操作规程》，包括《中医护理常规》《中医护理技术操作规程》《中医护理文件书写规范》和《中医护理工作规章制度》四个部分，使中医护理工作逐步走向规范化、标准化，为中医护理工作进行行业标准化管理奠定了基础。2015 年，国家中医药管理局发布了《护理人员中医技术使用手册》，手册中详细介绍了临床常用的 18 项中医护理技术的适用范围、操作方法及流程等内容，进一步推动了中医护理技术专业化、规范化的发展。

（三）不断提高中医护理科研水平

为继承创新中医护理技术、传承发展中医护理文化底蕴，发挥中医特色护理优势，应积极开展中医护理科学研究，不断探索中医护理学的新理论、新方法和新技能。建立可持续发展的中医护理科技创新体系，培养高层次科研人才，为中医护理科研的发展提供强大、可持续的推动力。结合现代科学技术的不断发展，开展中医护理服务模式创新研究，发挥中医护理在慢性病防治、康复等方面的重要作用，促进中医护理进一步向社区和家庭拓展，向维持健康、促进健康领域延伸。加强中医护理的效果评价研究，加强中医护理循证研究，建立更加科学、合理的评估和评价体系等，从而促进中医护理的临床应用和发展创新，使中医护理向更加规范化、合理化和科学化的方向发展。

（四）中医护理专科化发展

近年来，随着中医临床专业分科的细化和现代护理模式的转变，中医护理专科化发展已成为中医临床护理的重要研究课题。国家卫生健康委印发《全国护理事业发展规划（2021—2025 年）》，提出积极开展辨证施护和中医特色专科护理，持续提升中医护理服务质量。中医护理专科化发展，有助于开展整体护理和辨证施护，培养中医护理理论扎实、技术娴熟的专业骨干人才，充分显示中医护理的特色和优势，契合我国社会对中医护理服务的需求。中医护理专科化发展有利于开展社区和居家老年人的中医药健康养老服务，为老年人提供规范、便捷的中医特色护理康复服务。因此，应积极开展中医护理专科护士培训，以打造中医护理专科队伍，促进中医护理可持续发展。

（五）推动中医循证护理的发展

循证护理已成为中医护理领域促进实践变革的重要理论与方法。临床护理工作者要及时更新知识，采用当前最佳证据指导临床护理实践，为患者提供有效护理。当前，虽然有越来越多的护理人员投入到中医护理的科研中，但高质量的护理研究资源仍然有限，研究结果的传播与推广不够充分，国内中医循证护理的研究与实践仍然处于起步阶段。因此，应积极开展中医循证护理研究，进行本土化高质量证据的研发，并促进证据的推广和应用，为临床护理实践提供科学证据。

第七节　中医临床真实世界研究

在中医自身发展规律的约束下，临床实践成为中医新思路、新学说、新理论、新方药、新技术等产生的根本源泉。近年来以临床流行病学和循证医学为代表的传统临床研究方法普及应用，中医药临床研究得到了迅速发展，尤其是随机对照试验的数量和质量都得到了极大提高。但随机对照试验因其设计方法脱离真实的临床实践场景，以及不能较好地融合中医自身的诊疗特点，难以为个体化的诊疗提供指导。因此，亟待构建适合中医个体化诊疗特点的临床疗效评价方法。随着医疗卫生循证决策的需求持续增加和信息技术的高速发展，中医临床真实世界研究（real world study，RWS）逐渐成为热点，利用实际诊疗的中医临床数据，经严格和规范设计、测量和评价，获取高质量的真实世界证据（real-world evidence，RWE），为临床应用提供科学依据。

一、起源

中医临床疗效是中医药的核心竞争力。古代中医临床疗效评价是从患者个体诊疗角度出发的传统研究阶段，并没有上升到群体层次的疗效评价。1061 年《本草图经》中就有通过对照方法来鉴别人参作用的描述，这比西方对照研究的记载早了近千年。但中医学自身并没有形成系统、规范的疗效评价方法和推广应用模式。

随着 20 世纪 60 年代"临床流行病学"的出现，现代医学临床研究发生了革命性的变化。中医学与西医学同步引入临床流行病学，遵循其原理与方法，积极开展了大量临床研究。在设计方法上，强调病证结合，非随机对照研究多见，随机对照研究也逐年增多，产生了一系列研究成果，其中中医药在严重急性呼吸综合征、手足口病、甲型流感等危重疾病防治中所发挥的作用被社会广泛认可，为中医学从经验医学向循证医学的转化奠定了坚实基础。然而实践证明，以随机对照试验为评价药物疗效"金标准"的临床流行病学，解决了"固定干预"对相应群体的临床研究问题，较客观真实地回答了这一干预的临床效果；对于中医已经形成的"专病专方""中药新药"或已经确定的新技术、新方案，用这样的方法来进行临床验证研究是合适的。但它不能解决中医新方药、新技术、新方案在临床中发现并不断优化的问题，不能解决中医普遍应用的辨证论治疗效评价与临床研究的问题。辨证论治作为中医学的基本理念和方法，从张仲景《伤寒杂病论》开始，历代对其都有完善和补充，但其基本方法沿用至今。辨证论治是在医患交互过程中，灵活采取异病同治、同病异治的方法，因人、因时、因地制宜，具有动态、个体化、复杂干预的特点。中医临床疗效评价需要一种能反映中医辨证论治实际诊疗特点的研究方法。

2010 年真实世界研究概念由中医专家引入我国之后得到了快速发展。真实世界研究是指基于医疗实践场景所开展的贴近于现实情况的临床研究，其目的是力求使临床研究的结果更具有实用性，能够影响临床实践，改变医疗决策。与传统的临床试验相比，真实世界临床科研更贴近临床场景，是利用临床诊疗记录所产生的数据开展的科研。而传统的临床试验则要求根据研究目的，人为地通过一定的方法，使研究对象尽量保持高度的一致性，参与研究的医护人员、检验人员都要具有相同的资质，检测设备型号、试剂要一致，访视的时间要定期等，而收集数据的方法通常是用事先确定的、针对研究目标和观察内容的临床观察表进行特别记录。中医辨证论治个体化诊疗特色，只有在真实世界的条件下，才能充分地得到实施和发挥。真实世界临床研究与中医"从临床中来，到临床中去"的自身发展模式相契合，必将使中医临床疗效得到新的提升，服务范围得以扩展。

二、进展

真实世界研究概念自引进我国以来，极大地引起了中医领域研究人员、临床医师、相关学术机构和医药企业的重视，现分三个方面进行简要概述。

1. 理论研究

2013 年，有学者提出"真实世界中医临床科研范式"，该范式强调以人为中心，以数据为导向，以问题为驱动，医疗实践与科学计算交替，从临床中来，到临床中去的理念。通过该范式，临床医疗人员将成为临床研究的主体，临床研究与临床实际脱节、基础研究与临床脱节等问题将得到彻底解决，隐含在辨证论治个体诊疗背后的医学规律、诊疗观点，以及医生间疗效、经验的差异将会展示在人们面前，中医的优势特色将会进一步明确并得到弘扬。

2. 临床应用

真实世界临床研究已广泛用于中医脑病、心血管病、肝病和肾病等疾病领域。比如，利用真实世界研究方法探讨中医药干预措施原有适应证；发现中医药新的适宜病症，剔除不适宜病症；明确并优化中医药干预的临床用法、用量和疗程；研究中医药干预措施和西医治疗措施之间的相互作用，包括相互配伍、合并用药、综合治疗方案等。此外，利用真实世界研究探讨中医药干预措施的临床安全性，发现中医药干预措施偶发或罕见的、迟发的以及过量用药、长期用药、合并用药等情况下发生的药品不良反应及其影响因素，弥补传统临床试验中干预措施安全性难以观察的不足。

3. 政策法规

2015 年以来，中医药相关协会多次举办真实世界研究方法的培训班。中华中医药学会于 2017 年 5 月立项团体标准《中医药真实世界临床研究技术规范》，2020 年 3 月发布《中医真实世界临床研究数据采集操作规范》；中国中药协会于 2020 年 12 月发布《中成药真实世界研究技术指导原则》；国务院于 2021 年 1 月发布的《关于加快中医药特色发展的若干政策措施》中强调："充分利用数据科学等现代技术手段，建立中医药理论、人用经验、临床试验'三结合'的中药注册审评证据体系，积极探索建立中药真实世界研究证据体系。"

三、未来展望

传统的中医临床真实世界研究方式是基于研究中心/医院开展，存在患者入组率低、进程缓慢、人为错误较多和研究时间长等问题。为了解决这些问题，推动临床研究模式的革新，应尝试开展去中心化的远程临床试验。另外，人工智能和机器学习、可穿戴设备等数字化技术的成熟和应用，也为中医临床真实世界的远程研究提供了更多技术支撑和安全保障，尤其是在当前信息融合汇通背景下，探索真实世界研究去中心化、远程化和智能化，具有突破地域空间限制的现实需求意义和数字化转型升级意义。

（靳英辉　刘　岩　熊　俊　邱瑞瑾　牟　玮　陈　昭　胡　晶　李　艳）

参 考 文 献

陈耀龙，2021. GRADE 在系统评价和实践指南中的应用［M］.2 版. 北京：中国协和医科大学出版社.

戴亮，郑颂华，田然，等，2019. 规范中医药临床研究方案内容 2018 声明：建议、说明与详述［J］. 中国中西医结合杂志，39（6）：739-749.

戴泽琦，吴雪，徐思敏，等，2022.WHO 指导手册对中医药卫生技术评估机制制度化建设的启示［J］. 中国中药杂志，47（12）：3161-3165.

丁楠，武晓冬，赵楠琦，等，2021. 中医古籍文献分级和推荐体系的发展现状［J］. 中华中医药杂志，36（10）：6014-6017.

郭继军，2019. 医学文献检索与论文写作［M］.5 版. 北京：人民卫生出版社.

郭莉萍，2020. 叙事医学［M］. 北京：人民卫生出版社.

胡雁，郝玉芳，2018. 循证护理学［M］.2 版. 北京：人民卫生出版社.

赖润民，高铸烨，徐浩，2020. 真实世界研究方法在中医证候研究中的应用现状与思考［J］. 中国中西医结合杂志，40（12）：1524-1526.

李承羽，赵晨，陈耀龙，等，2020. 中医药临床指南/共识中推荐意见分级标准的制定［J］. 中医杂志，61（6）：486-492.

李焕芹，邹忆怀，姚钰宁，等，2018. 古籍循证在中医临床实践指南制定中的应用［J］. 中国循证医学杂志，18（2）：225-229.

李幼平，2018. 实用循证医学［M］. 北京：人民卫生出版社.

丽塔·卡伦，2015. 叙事医学：尊重疾病的故事［M］. 郭莉萍，主译. 北京：北京大学医学出版社.

刘建平，2010. 循证中医药临床研究方法［M］. 北京：人民卫生出版社.

刘卫红，胡晶，张会娜，等，2015. 三伏贴防治小儿反复呼吸道感染的随机对照研究［J］. 中医杂志，56（8）：667-671.

钱静华，郭志丽，2018. 构建适合中医药特征的临床证据评价体系［J］. 中华中医药杂志，33（10）：4302-4304.

邱瑞瑾，孙杨，钟长鸣，等，2021. 中医核心证候指标集的构建思路［J］. 中国循证医学杂志，21（11）：1353-1357.

商洪才，2022. "数智中医" 推动中医药循证研究［N］. 中国中医药报，2022-03-16（3）.

孙鑫，杨克虎，2021. 循证医学［M］.2 版. 北京：人民卫生出版社.

田金徽，李伦，2017. 网状 Meta 分析方法与实践［M］. 北京：中国医药科技出版社.

屠建锋，王丽琼，石广霞，等，2021. 针刺对膝骨关节炎患者膝关节损伤与骨关节炎评分的影响［J］. 中国针灸，41（1）：27-30.

王永炎，王忠，王燕平，2022. 中医临床医学迎接大数据科学时代的刍议［J］. 中医杂志，63（1）：2-4.

吴倩，胡俊，王文辉，2019. 研究者发起临床研究项目信息化管理平台的设计与实践经验［J］. 中国新药杂志，28（24）：2987-2991.

谢雁鸣，廖星，姜俊杰，等，2019. 中成药上市后安全性医院集中监测技术规范［J］. 中国中药杂志，44（14）：2896-2901.

杨丰文，田金徽，张俊华，等，2017. 中医药网状 Meta 分析方法及要点 [J]．中医杂志，58（10）：841-844.

杨克虎，田金徽，2018. 循证医学证据检索与评估 [M]．北京：人民卫生出版社.

张俊华，孙鑫，李幼平，等，2019. 循证中医药学的现在和未来 [J]．中国循证医学杂志，19（5）：515-520.

张霄潇，冯雪，廖星，等，2019. 中医临床实践指南报告清单 [J]．中华中医药杂志，34（9）：4379-4384.

张晓雨，陈诗琪，李承羽，等，2018. 循证中医药学理论研究与应用实践 [J]．中国循证医学杂志，18（1）：86-91.

赵鑫，王阶，陈光，2019. 循证医学理论与传统中医临床疗效评价 [J]．中华中医药杂志，34（8）：3362-3365.

CHEN Y，YANG K，MARUŠIC A，et al，2017. A reporting tool for practice guidelines in health care：the RIGHT statement [J]．Ann Intern Med，166（2）：128-132.

CHENG C W，WU T X，SHANG H C，et al，2017. CONSORT extension for Chinese herbal medicine formulas 2017：recommendations，explanation，and elaboration （Traditional Chinese Version）[J]．Ann Intern Med，167（2）：W7-W20.

DAI L，CHENG C，TIAN R，et al，2019. Standard protocol items for clinical trials with traditional Chinese medicine 2018：recommendations，explanation and elaboration （SPIRIT-TCM extension 2018）[J]．Chin J Integr Med，25（1）：71-79.

DJULBEGOVIC B，GUYATT G H，2017. Progress in evidence-based medicine：a quarter century on [J]．The Lancet，390（10092）：415-423.

DONG Y，ZHANG J，WANG Y，et al，2021. Effect of Ginkgolide in ischemic stroke patients with large artery atherosclerosis：results from a randomized trial [J]．CNS Neurosci Ther，27（12）：1561-1569.

GUYATT G，RENNIE D，MEADE M，et al，2015. Users' guides to the medical literature：a manual for evidence-based clinical practice [M]．3rd edition. Chicago：AMA press.

HUSEREAU D，DRUMMOND M，AUGUSTOVSKI F，et al，2022. Consolidated health economic evaluation reporting standards 2022 （CHEERS 2022） statement：updated reporting guidance for health economic evaluations [J]．Eur J Health Econ，23（8）：1309-1317.

LI J，HU J，ZHAI J，et al，2019. CONSORT extension for reporting N-of-1 trials for traditional Chinese medicine （CENT for TCM）：recommendations，explanation and elaboration [J]．Complement Ther Med，46：180-188.

LI X L，ZHANG J，HUANG J，et al，2013. A multicenter，randomized，double-blind，parallel-group，placebo-controlled study of the effects of Qili Qiangxin capsules in patients with chronic heart failure [J]．Journal of the American College of Cardiology，62（12）：1065-1072.

LIU J，YU P，LV W，et al，2020. The 24-form Tai Chi improves anxiety and depression and upregulates mir-17-92 in coronary heart disease patients after percutaneous coronary intervention [J]．Front Physiol，11：149.

RAJPURKAR P，CHEN E，BANERJEE O，et al，2022. AI in health and medicine [J]．Nat Med，28（1）：31-38.

RILEY R D，JACKSON D，SALANTI G，et al，2017. Multivariate and network meta-analysis of multiple outcomes and multiple treatments：rationale，concepts，and examples [J]．BMJ，358：j3932.

SACKETT D L，ROSENBERG W M C，GRAY J A M，et al，1996. Evidence based medicine：what it is and what it isn't [J]．BMJ，312（7023）：71-72.

SHEN T，LIU Y，SHANG J，et al，2019. Incidence and etiology of drug-induced liver injury in mainland China [J]．Gastroenterology，156（8）：2230-2241.

TIAN G，ZHAO C，ZHANG X，et al，2021. Evidence-based traditional Chinese medicine research：two decades of development，its impact，and breakthrough [J]．J Evid Based Med，14（1）：65-74.

TONG A，FLEMMING K，MCINNES E，et al，2012. Enhancing transparency in reporting the synthesis of qualitative research：ENTREQ [J]．BMC Med Res Methodol，12：181.

WANG X Q，CHEN Y L，LIU Y L，et al，2019. Reporting items for systematic reviews and meta-analyses of acupuncture：the PRISMA for acupuncture checklist［J］. BMC Complement Altern Med，19（1）：208.

ZHANG X，TAN R，LAM W C，et al，2020. PRISMA extension for moxibustion 2020：recommendations，explanation，and elaboration［J］. Syst Rev，9（1）：1-11.

ZHAO C，ZHANG X Y，QIU R J，et al，2021. Application of artificial intelligence in tongue diagnosis of traditional Chinese medicine：a review［J］. TMR Modern Herb Med，4（2）：14.

ZHAO L，LI D，ZHENG H，et al，2019. Acupuncture as adjunctive therapy for chronic stable angina：a randomized clinical trial［J］. JAMA Intern Med，179（10）：1388-1397.

ZHENG R，WANG H，LIU Z，et al，2019. A real-world study on adverse drug reactions to Xuebijing injection：hospital intensive monitoring based on 93 hospitals（31，913 cases）［J］. Ann Transl Med，7（6）：117.